内分泌科疾病临床诊疗

吴耀辉 王驰 李明 主编

中国纺织出版社有限公司

图书在版编目（CIP）数据

内分泌科疾病临床诊疗 / 吴耀辉，王驰，李明主编
. -- 北京：中国纺织出版社有限公司，2023.8
ISBN 978-7-5229-0789-5

Ⅰ.①内⋯　Ⅱ.①吴⋯②王⋯③李⋯　Ⅲ.①内分泌
病－诊疗　Ⅳ.①R58

中国国家版本馆CIP数据核字（2023）第140894号

责任编辑：傅保娣　　责任校对：高　涵　　责任印制：王艳丽

中国纺织出版社有限公司出版发行
地址：北京市朝阳区百子湾东里A407号楼　邮政编码：100124
销售电话：010—67004422　传真：010—87155801
http://www.c-textilep.com
中国纺织出版社天猫旗舰店
官方微博 http://weibo.com/2119887771
三河市宏盛印务有限公司印刷　各地新华书店经销
2023年8月第1版第1次印刷
开本：787×1092　1/16　印张：13.5
字数：310千字　定价：88.00元

凡购本书，如有缺页、倒页、脱页，由本社图书营销中心调换

编　委　会

前 言

随着生活方式的改变、预期寿命的延长等,我国疾病谱发生了巨大的变化,如糖尿病、代谢综合征、骨质疏松症等内分泌代谢性疾病已成流行态势。因此,内分泌学科在临床医学中的地位越来越重要,与此同时,各地医院的内分泌学科也迅速发展,从事内分泌工作的队伍日益壮大,针对各种内分泌疾病的研究蓬勃开展,国际的合作交流也不断增多、加强,可以更加出色地完成内分泌疾病相关的医疗工作。

《内分泌科疾病临床诊疗》详细阐述了内分泌科常见疾病的病因、病理、临床表现、诊断及治疗,主要有下丘脑疾病、垂体疾病、甲状腺疾病、肾上腺疾病、脂质代谢性疾病、高尿酸血症与痛风等相关内容。本书内容具有先进性、科学性,突出实用性,适合各级临床医生尤其是低年资实习医生阅读参考。

本书在编写过程中,由于作者较多,写作方式和文笔风格不一,再加上时间有限,难免存在疏漏和不足之处,望广大读者提出宝贵的意见和建议,谢谢!

编 者
2023 年 4 月

目 录

第一章

内分泌科疾病总论

经典内分泌学是以内分泌腺体疾病为核心研究对象发展起来的。激素是生物细胞分泌的微量活性物质，现代内分泌学已经将激素的定义扩展到了具有调节作用的所有化学信使物质。内分泌科疾病包括经典内分泌腺（下丘脑、垂体、甲状腺、甲状旁腺、肾上腺和性腺）疾病和非内分泌腺（各种组织的神经内分泌细胞，APUD 细胞）内分泌疾病，内分泌功能通过激素调节体内代谢，适应内、外环境的变化，因此环境因素对内分泌系统有重要影响，可造成急性或慢性应激性疾病。另外，心、肺、胃、肠、胰、肝、肾、脂肪组织的神经内分泌细胞功能紊乱也引起内分泌代谢障碍（如巴特综合征、吉特曼综合征、利德尔综合征、慢性肾病—矿物质骨病、高钙尿症、肾石病、肾钙盐沉着症、家族性肾性糖尿病、胃泌素瘤、血管活性肠肽瘤、胰高血糖素瘤、生长抑素瘤、类癌综合征、代谢性胰腺炎、自身免疫性胰腺炎、肠易激综合征等）。本书将这些神经内分泌（APUD）系统疾病统称为非内分泌腺内分泌疾病，神经内分泌细胞肿瘤则表现为异源激素分泌综合征（如伴癌综合征、异源性 CRH/ACTH 分泌综合征、异源性 GHRH/GH 分泌综合征等）。

内分泌科疾病总论主要介绍内分泌科疾病诊断动态试验、激素与内分泌科疾病。

第一节 内分泌科疾病诊断动态试验

动态试验是内分泌科疾病的重要诊断途径之一，但随着激素测定和影像检查水平的不断提高，其在内分泌科疾病诊断中的地位已经下降，有些动态试验已很少使用。

一、动态试验基本要求

（一）动态试验前准备

在动态试验前，应做好必要的准备，确保试验顺利进行，并尽量减少动态试验的干扰因素。

1. 健康教育和心理辅导

进行动态功能试验前，应向患者和（或）其家属详细讲解试验的目的、意义、操作方法、要求及注意事项等。帮助患者消除顾虑，取得其充分配合，确保试验能圆满完成。

2. 试验护理

认真负责、准确无误、熟练轻巧地完成试验，如按规程完成各项操作，正确采集血、尿标本，定时测量体重和血压，保证液体的准时、准量输入等。

3. 操作规程

严格执行查对制度，检查采集的血标本抗凝管是否准确（如肾素和醛固酮标本要分别放入不同的抗凝试管内）；做好环节质量管理，杜绝因工作疏忽而造成的误差。

4. 病情观察

某些激素分泌的动态试验具有特殊的时间要求，但病情又容易出现变化。例如，饥饿试验要认真交代禁食的时间，密切观察，及时发现和处理低血糖反应。又如，在执行下丘脑—垂体功能检查（如禁水—加压素试验）或钙负荷试验时，必须事先做好抢救预案，静脉推注加压素或钙制剂的速度要慢，出现面色苍白、胸闷不适等表现时，要及时处理。

5. 采集标本

避免应激情况的发生，采集皮质醇或儿茶酚胺标本时，要告知患者避免饥饿、紧张、兴奋、体力活动、失眠等应激情况。进行尿儿茶酚胺代谢产物测定前，要指导患者正确收集小便，避免进食咖啡、柑橘、西红柿、香蕉、巧克力等干扰检测结果的食物。采集的血标本要及时送检或放置在适宜容器内，有的标本应放在 4 ℃ 容器中或按照特殊要求送检。

6. 测定方法

20 世纪 50 年代放射免疫法（RIA）逐渐淘汰了化学比色法和生物测定法，后来免疫放射分析法（IRMA）又逐渐取代了 RIA。目前采用的放射受体法（RRA）、酶免疫分析法（EIA）、酶联免疫分析法（ELISA）、化学发光酶免疫分析法（CLEIA）、时间分辨免疫荧光法（TRFIA）、电化学发光免疫分析法（ECLIA）、免疫聚合酶链反应法（IPCR）有了更高的敏感性和特异性。

（二）激素分泌的动态试验类型

激素分泌的动态试验类型见表 1-1。

表 1-1　激素分泌的动态试验

动态试验	检测指标	诊断意义
兴奋试验		
TRH 兴奋试验（少用）	TSH	甲状腺功能亢进症（简称甲亢）/ATD 停药/格雷夫斯眼病/甲状腺功能减退症（简称甲减）定位诊断
	GH	垂体矮小症
	PRL	泌乳素瘤
GnRH 兴奋试验	LH/FSH	性腺功能减低定位诊断
GHRH 刺激试验	GH	下丘脑—垂体性矮小症/异位 GHRH 综合征/肢端肥大症术后评估
CRH 刺激试验	ACTH	腺垂体功能减退症
	皮质醇	继发性垂体性肾上腺皮质功能减退症
ACTH 兴奋试验	血皮质醇/17-OHCS 和 17-KS	原发性肾上腺皮质功能减退症
	醛固酮	糖皮质激素依赖性醛固酮增多症
TSH 兴奋试验（少用）	甲状腺^{131}I 扫描	自主功能性甲状腺结节

续表

动态试验	检测指标	诊断意义
hCG 刺激试验	睾酮	原发性睾丸功能减退症
胰岛素低血糖试验	GH	GH 缺乏症
胰升血糖素刺激试验	血糖	胰岛细胞瘤
	血压	嗜铬细胞瘤
	GH	GH 缺乏症
L-多巴试验（少用）	GH	GH 缺乏症
L-精氨酸试验（少用）	GH	GH 缺乏症
垂体加压素试验	GH	GH 缺乏症
甲氧氯普胺试验	PRL	腺垂体功能减退症
组胺激发试验（少用）	血压	嗜铬细胞瘤
酪胺试验（少用）	血压	嗜铬细胞瘤
氯丙嗪兴奋试验	PRL	泌乳素瘤
氯米芬试验	血 FSH/LH/睾酮	垂体促性腺激素缺乏症/原发性睾丸功能减低症/神经性厌食
滴钙试验（少用）	CT	甲状腺髓样癌
五肽胃泌素刺激试验	CT	甲状腺髓样癌
胰泌素刺激试验	血胃泌素	胃泌素瘤
糖耐量—胰岛素释放试验	血糖/胰岛素（C 肽）	糖尿病分型/胰岛素瘤/低血糖症
烟碱试验（少用）	尿量/尿比重/尿渗透压	中枢性尿崩症
美替拉酮试验（少用）	尿 17-OHCS/17-KS/11-去氧皮质醇	下丘脑 CRH 和垂体 ACTH 鉴别/肾上腺皮质腺瘤与增生鉴别
高渗盐水试验	尿量/尿比重/尿渗透压	中枢性尿崩症
低钙试验	尿钙	甲状旁腺功能评估
甲状旁腺素刺激试验（少用）	尿 cAMP	假性甲状旁腺功能减退症（简称甲旁减）Ⅰ型和伴纤维囊性骨炎的假性甲旁减
立卧位试验	GH/血醛固酮	垂体矮小症/特发性原醛症与醛固酮瘤鉴别
抑制试验		
T$_3$ 抑制试验（少用）	甲状腺摄^{131}I 率	单纯性甲状腺肿与毒性甲状腺肿鉴别/甲亢/格雷夫斯眼病/甲亢
		抗甲状腺药治疗后停药
葡萄糖抑制试验（少用）	GH	生长激素瘤
小剂量 DXM 抑制试验	尿 17-OHCS/17-KS	肥胖与皮质醇增多症鉴别
过夜 DXM 抑制试验	血皮质醇	肥胖与皮质醇增多症鉴别
大剂量 DXM 抑制试验	尿 17-OHCS/17-KS	肾上腺皮质腺瘤与增生鉴别
卡托普利试验	血肾素活性和醛固酮	原发性醛固酮增多症
胰岛素抑制试验（少用）	血 C 肽	胰岛素瘤

续表

动态试验	检测指标	诊断意义
螺内酯试验	血钾/血压/尿钾	原发醛固酮增多症
酚妥拉明试验（少用）	血压	嗜铬细胞瘤
负荷试验		
高钠试验	血钠/钾/氯化物/尿钾钠	原发性醛固酮增多症
钾负荷试验	血钠/钾/氯化物	原发性醛固酮增多症/继发性醛固酮增多症与其他低钾血症鉴别
水负荷试验（立卧位）	立卧4小时尿量	特发性水肿
皮质素—水负荷试验（少用）	尿量（4小时总量）	肾上腺皮质功能减低症
静滴生理盐水试验	血皮质醇/18-羟皮质酮/醛固酮	原发性醛固酮瘤
耐受试验		
口服糖耐量试验	血糖/尿糖	糖尿病/反应性低血糖和胰岛素瘤
静脉葡萄糖耐量试验	血糖/尿糖	糖尿病/反应性低血糖和胰岛素瘤
禁水试验	尿量/尿比重/血尿渗透压	中枢性尿崩症
禁水—垂体加压素试验	尿量/尿比重/血尿渗透压	中枢性尿崩症/完全性与部分性尿崩症鉴别/多尿的鉴别
饥饿试验	血糖与胰岛素	胰岛素瘤
其他试验		
过氯酸钾排泌试验	甲状腺摄^{131}I率	甲状腺碘有机化障碍判断

（三）结果分析

一般根据结果定性为反应阳性或阴性，但是动态试验结果的判断要用定量指标，有反应或无反应均是一种人为判断。因而，确定切割值十分重要。首先，要分析试验本身是否成功，是否存在试验干扰因素及这些因素的权重，应激、感染、肥胖、性腺功能状态和高血糖症等往往会明显影响试验结果，应尽量避免。其次，受试者的性别、年龄、健康状态、药物等也影响结果，故其判断标准可能有所不同。其实，临床医师更应该将动态试验结果作为一种动态可变的辅助依据来协助疾病的鉴别。

二、GnRH/TRH/CRH/GHRH 联合兴奋试验

（一）原理

（1）腺垂体激素受下丘脑和靶腺激素的双重调节。

（2）外源性下丘脑促垂体激素兴奋腺垂体靶细胞，根据其反应程度判断腺垂体的储备功能。

（3）鉴别下丘脑—垂体病变引起的内分泌腺功能减退症。

（4）鉴别内分泌腺功能亢进的病因或判断其对药物的反应性。

（5）评估手术或放疗后的下丘脑—腺垂体功能。

（二）方法

（1）试验前抽血测定靶腺激素基础值（－30分钟和0分钟，取其均值）。

（2）早上7~8时进行试验，相继静脉注射GnRH 100 μg、TRH 200 μg、CRH 1.0 μg/kg和GHRH 1.0 μg/kg（均溶于5.0 mL生理盐水），30秒内注射完毕。

（3）分别在－30分钟、0分钟、15分钟、30分钟、60分钟、90分钟和120分钟抽血测ACTH、皮质醇、TSH、LH、FSH及GH，必要时测定睾酮、T_3、T_4和IGF-1等。

（三）临床意义

1. TRH兴奋试验

①正常人于30分钟时出现TSH峰值（10~30 mU/L）；②TSH无明显升高为无反应（格雷夫斯病或垂体性甲状腺功能减低）；③峰值出现在60分钟后为延迟反应（下丘脑性甲状腺功能减低）。

2. GnRH兴奋试验

①青春期前LH细胞的兴奋程度低，FSH增加0.5~2.0倍；②正常成年男性LH增加4.0~10倍，FSH增加0.5~2.0倍；③正常成年女性卵泡期LH增加3.0~4.0倍，排卵前期增加3.0~5.0倍，黄体期增加8.0~10倍；④正常成年女性FSH增加0.5~2.0倍（与月经周期无关）；⑤兴奋反应的程度达不到以上倍数可诊断为垂体LH/FSH储备功能减退；⑥长期GnRH缺乏使垂体对GnRH的敏感性下降（垂体惰性），单剂GnRH不能鉴别下丘脑性或垂体性性腺功能减退症时，必须进行GnRH静脉滴注兴奋试验或GnRH延长兴奋试验。

3. GnRH静脉滴注兴奋试验

①GnRH 250 μg静滴8小时；②正常人滴注后30~45分钟，LH上升（第一次上升反应），60~90分钟下降，2~4小时内再次上升（第二次上升反应），维持约4小时；③垂体疾病引起的LH/FSH缺乏症无反应，LH/FSH部分缺陷症存在第一次上升反应，但第二次上升反应消失；④下丘脑病变无第一次上升反应，但有第二次升高反应（延迟反应）；⑤垂体惰性者必须进行GnRH延长兴奋试验。

4. GnRH延长兴奋试验

①每日肌内注射GnRH 100 μg（共5日），或每日静脉滴注GnRH 250 μg（8小时滴完，连续5日）；②出现LH分泌反应提示下丘脑病变；③单独进行垂体LH/FSH储备功能检查时，以GnRH延长兴奋试验更可靠。

5. GnRH激动剂刺激试验

①隔夜空腹，次日8时皮下注射曲普瑞林（triptorelin，GnRH激动剂）0.1 mg/m²；②注药前和注药后4小时分别检测LH和FSH；③体质性青春期延迟者刺激后4小时的LH >8.0 mU/mL，FSH显著升高；④低促性腺激素性性腺功能减退症患者刺激后4小时的LH <8.0 mU/mL。

6. CRH兴奋试验

①静脉注射CRH 1.0 μg/kg，正常人ACTH峰值（4.4~22 pmol/L，20~100 pg/mL）增加2.0~4.0倍；②ACTH峰值出现于静脉注射CRH后的30分钟左右，皮质醇峰值发生

于 60 分钟，可达 550 ~ 690 nmol/L（20 ~ 25 μg/dL），或比基础值增加 10 μg/dL；③无 ACTH 和皮质醇兴奋反应或反应很弱提示垂体 ACTH 储备功能不足（腺垂体功能减退症、大部分异位 ACTH 综合征、肾上腺肿瘤所致的库欣综合征）；④ACTH 持续升高伴峰值消失提示下丘脑性腺垂体功能减退症；⑤纳尔逊综合征对 CRH 刺激有增强的 ACTH 分泌反应；⑥垂体 ACTH 瘤可能出现过度反应、正常反应或无反应；⑦术前的下丘脑—垂体—肾上腺皮质功能评价见图 1-1；单独 CRH 兴奋试验的诊断价值有限，一般需进行垂体和肾上腺影像检查。

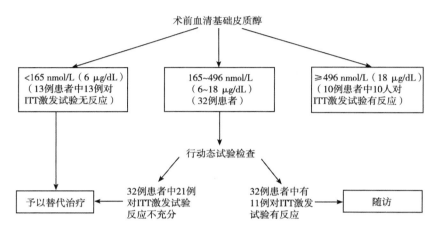

图 1-1 术前下丘脑—垂体—肾上腺皮质功能评价

7. GHRH 延长兴奋试验

①每晚 7 ~ 8 时皮下注射 GHRH 1.0 μg/kg，连续 7 日，于第 8 日晚深睡时抽血测 GH；②正常人 GH 峰值 >7.0 μg/L；③峰值 <5.0 μg/L 者在排除垂体惰性后可诊断为垂体 GH 缺乏症；④ >7.0 μg/L 为延迟反应（下丘脑病变）。

（四）注意事项

（1）患者知情同意。

（2）单一兴奋试验：①用于确定单一靶腺功能减退的病变部位；②单一 CRH 兴奋试验应在下午 4 时后进行，试验前至少禁食 4 小时；③分析结果时，应结合临床资料和影像检查结果综合考虑。

（3）不良反应：①面部发红；②肠鸣音亢进；③血压下降。

三、促甲状腺素释放激素（TRH）兴奋试验

（一）原理

（1）正常情况下，注射 TRH 后 20 分钟，血 TSH 升高，其升高程度反映垂体 TSH 细胞贮备量和对 TRH 的敏感性。

（2）无反应表示 TSH 细胞功能不足或细胞量减少。

（3）反应延迟提示下丘脑病变，TSH 细胞长期得不到 TRH 的足够刺激，故在使用 TRH

开始时反应迟钝，但继之又有正常或高于正常的兴奋反应。

（4）格雷夫斯病由于高浓度 T_3、T_4 对 TSH 细胞的持久抑制，注射 TRH 后不能兴奋 TSH 细胞，血 TSH 无升高反应；由于血清 TSH 测定的敏感性显著提高，本试验已经少用。

（5）目前主要用于鉴别 TSH 升高的病因（原发性甲减、中枢性甲减、TH 抵抗和 TSH 瘤等）。

（二）方法

（1）不必禁食，可自由活动。

（2）迅速静脉注射 TRH 400～500 μg。

（3）于 -20 分钟、0 分钟、20 分钟、60 分钟和 90 分钟采血测 TSH。

（三）正常值

1. 常见正常反应

①注射 TRH 后 20 分钟（或 30 分钟），血 TSH 达高峰（8.5～27.0 mU/L）；②注射后 60 分钟值低于 20 分钟值。

2. 少见正常反应

①于 60 分钟达 TSH 高峰；②TSH 峰值较基础值升高 10～30 mU/L；③女性的 TSH 反应高于男性。

（四）结果

有研究发现，注射 TRH（10 μg/kg）前和注射后 15 分钟、30 分钟、45 分钟、60 分钟、120 分钟、180 分钟采血测定血浆 TSH。根据结构可分为 3 型，其特点是 0 型（TSH 峰值大于 15 μU/mL，3 小时内恢复至正常基础水平）、2 型（TSH 峰值小于 15 μU/mL）和 3 型（TSH 峰值延迟，但反应过度，3 小时内不能恢复至正常基础水平），见图 1-2。中枢性先天性甲减往往伴有多种垂体激素缺乏（MPHD），尽早明确病因和及时给予治疗相当重要。TRH 是筛选中枢性甲减的有效方法，TSH 升高反应延迟，继而升高显著，而下降的速度缓慢提示为中枢性甲减。

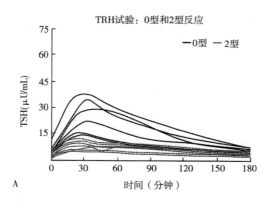

图 1-2

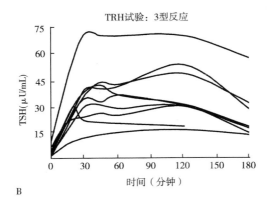

B

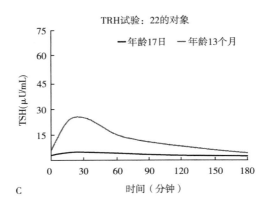

C

图 1-2　TRH 试验结果分型

注　A.0 型反应（黑色），为正常反应；2 型反应（灰色）表现为 TSH 释放障碍，TSH 峰值降低（4.8～11.2 μU/mL），正常 14.0～37.6 μU/mL；B.3 型反应，表现为 TSH 峰值时间延迟，但峰值升高；C. 出生后 17 日为 2 型反应，治疗 13 个月后变为正常反应。

四、促性腺激素释放激素（GnRH）兴奋试验

GnRH 兴奋试验方便、安全，其目的是诊断性发育延迟、鉴别性早熟的病因和评价性早熟抑制治疗疗效。但是，超重和肥胖影响青春期发育。有研究者发现，肥胖的男童容易发生性早熟，GnRH 兴奋后的 LH 水平降低，LH 水平与体重指数（BMI）呈负相关（图1-3、图1-4）。进一步研究发现，BMI 与 LH 峰值呈负相关（$r = -0.539$，$P < 0.001$）。青春期发育者对亮丙瑞林刺激的反应分为两种类型，一般以 LH > 5 mU/mL 作为判断是否有反应的切割值。

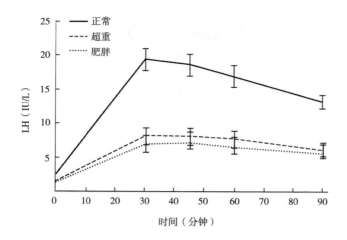

图 1-3　GnRH 兴奋试验

注　正常人超重和肥胖者的 LH 值均明显低于正常人，结果以均数 ± 标准差表示。

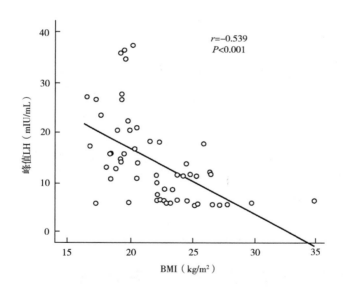

图 1-4　男童 GnRH 兴奋试验 LH 峰值与 BMI 的关系

注　男性性早熟儿童 GnRH 兴奋试验的 LH 峰值与 BMI 呈负相关。

1. 一致性反应（LH > 5 mU/mL）

约半数在刺激后 1 小时的 LH 峰值 > 5 mU/mL（95% *CI* 为 80% ~ 96%），3 小时全部 > 5 mU/mL（95% *CI* 为 94% ~ 100%）。

2. 不一致性反应（LH > 5 mU/mL）

尽管已经进入青春期发育，但约 20% 的儿童 LH < 5 mU/mL（青春期前反应），波动范围 0.9 ~ 4.6 mU/mL；而 FSH 的兴奋反应一般比 LH 强烈。男童的 LH（> 0.1 mU/mL）、睾酮（≥10 ng/dL）、LH/FSH 比值的敏感性和特异性均很高，而女童的 LH（> 0.1 mU/mL）

和 LH/FSH 比值与基础 E_2（$\geqslant 1.5$ ng/dL）的敏感性与特异性较低（表 1-2）。

表 1-2　青春期 LH 和 FSH 测定的诊断意义

项目	敏感性（%）	特异性（%）	PPV（%）	NPV（%）
基础 LH > 0.1 mU/mL（男童）	100	100	100	100
基础 LH > 0.1 mU/mL（女童）	67	100	100	63
基础 $E_2 \geqslant 1.5$ ng/dL	50	94	94	52
基础睾酮 $\geqslant 10$ ng/dL	100	100	100	100
LH（1 小时）$\geqslant 5$ mU/mL	73	100	100	80
LH（3 小时）$\geqslant 5$ mU/mL	83	97	98	74
LH（3 小时）$\geqslant 3$ mU/mL	92	75	88	82
LH（3 小时）$\geqslant 7$ mU/mL	80	100	100	71
基础 LH/FSH > 1（男童）	100	100	100	100
基础 LH/FSH > 1（女童）	10	100	100	39
LH/FSH（1 小时）> 1（男童）	100	100	100	100
LH/FSH（1 小时）> 1（女童）	50	100	100	53
LH/FSH（3 小时）> 1（男童）	100	100	100	100
LH/FSH（3 小时）> 1（女童）	45	100	100	51
LH（1 小时）$\geqslant 5$ mU/mL，基础 LH/FSH > 1	61	100	100	56
LH（3 小时）$\geqslant 5$ mU/mL，基础 LH/FSH > 1	16	100	100	38
LH（3 小时）$\geqslant 5$ mU/mL，LH/FSH（1 小时）> 1	59	100	100	56

五、人绒毛膜促性腺激素（hCG）刺激试验

以前，主要用 hCG 刺激试验判断卵巢反应和预测体外受精（*in vitro* fertilization，IVF）的成功概率。hCG 刺激卵巢雌激素分泌，但由于其敏感性和特异性低，不推荐作为临床常规应用。多数情况下，可用囊肿卵泡计数和抗米勒管激素替代 hCG 刺激试验。

卵巢泡膜细胞的主要功能是生成雄激素。在月经周期中，LH 促进卵巢泡膜细胞分泌雄激素，后者作为合成雌激素的底物，在 FSH 的刺激下，粒层细胞合成雌激素。随着年龄的增长，卵巢卵泡数目逐渐减少，基质细胞增多；30 岁以后，hCG 刺激的卵巢雄激素分泌反应呈进行性下降。

hCG 兴奋后 24 小时，血清类固醇类性激素增加，其中以 17-羟孕酮（17-OHP）升高最为明显。年龄 < 35 岁（$n = 20$）与 $\geqslant 35$ 岁（$n = 60$）的女性的 hCG 兴奋试验结果差异没有显著性（表1-3、表 1-4）。

表1-3 hCG 兴奋试验特点

项目	17-羟孕酮变化（%）	雄烯二酮变化（%）	睾酮变化（%）	E_2 变化（%）
年龄（岁）	0.08（0.4）	0.1（0.4）	0.06（0.5）	-0.1（0.2）
FSH 第3日（U/L）	-0.1（0.1）	0.07（0.5）	0.02（0.8）	-0.2（0.08）
BMI（kg/m²）	0.1（0.2）	0.06（0.6）	-0.07（0.5）	0.2（0.1）
E_2（pg/mL）（hCG 日）	0.2（0.07）	0.2（0.03）	0.09（0.4）	0.1（0.2）
>14 mm 卵泡数（hCG 日）	0.01（0.9）	0.2（0.1）	0.02（0.8）	-0~0.08（0.6）
卵子数	0.03（0.7）	0.06（0.6）	-0.08（0.5）	0.2（0.2）
Ⅱ中期卵子数	0.05（0.6）	-0.2（0.4）	-0.03（0.6）	0.2（0.1）
妊娠卵子数	0.1（0.2）	0.01（0.3）	0.1（0.5）	0.02（0.4）
胚胎数	-0.1（0.3）	-0.03（0.7）	-0.01（0.9）	0.09（0.5）

表1-4 hCG 兴奋试验结果

项目	17-羟孕酮变化（%）			雄烯二酮变化（%）			睾酮变化（%）			E_2 变化（%）		
	T0	T24	%	T0	T24	%	T0	T24	%	T0	T24	%
年龄												
<35 岁（n=20）	0.72±0.4	1.17±0.3	49.09（15/130）	1.97±0.5	2.13±0.6	6.8（-19.1/116）	0.43±0.1	0.48±0.2	7.02（-51/40.5）	33.5±23.5	68.4±20	177.7（-50/700）
≥35 岁（n=60）	0.54±0.2	0.97±0.4	98.7（-25/471）	1.53±0.6	1.86±0.6	9.6（-47.3/86.2）	0.30±0.1	0.36±0.2	5.5（-25/95）	34.5±28.4	53.8±30	92.6（-70/445.4）
P 值	NS			NS						NS		
卵巢反应												
正常反应（n=63）	0.62±0.3	1.1±0.2	97.5（-3.1/530）	1.67±0.6	1.95±0.7	9.7（-30/116）	0.33±0.1	0.38±0.2	9.2（-51/95.1）	33.6±28	36.4±20	150（-70/700）
差反应（n=17）	0.42±0.2	0.7±0.3	52（-25/291.6）	1.61±0.2	1.91±0.4	16.7（-47.3/76.2）	0.38±0.1	0.46±0.1	11.3（11/65.6）	61.3±29.9	46.5±18	35.4（-50/246.6）
P 值	NS			NS						0.03		
妊娠												
妊娠者（n=28）	0.66±0.3	1.14±0.3	92（-3.09/471.4）	1.83±0.5	2.54±0.2	3.9（-30/705）	0.35±0.2	0.39±0.1	8.9（-13.3/978.5）	25.3±15	68.1±18	205（-50/700）
非妊娠者（n=52）	0.48±0.4	0.88±0.8	88（4.1/366.6）	1.50±0.5	1.68±0.7	2.2（-27.7/73）	0.28±0.1	0.30±0.1	1（-34/59.1）	34.5±25.7	49.6±22	36.8（-76/1 040）
P 值	NS			NS			NS			0.02		

六、胰岛素低血糖试验

（一）原理

（1）低血糖促进 GHRH 分泌和抑制生长抑素分泌的作用最强，该试验尚可判断 ACTH 的储备功能，但不能鉴别下丘脑和垂体病变。

（2）精氨酸及 L-多巴促进 GH 释放，可判断是否存在 GH 缺乏症。

（二）方法

（1）隔夜禁食（不禁水），清晨空腹。

（2）放置含肝素抗凝的静脉导管 1 小时后，静脉注射普通胰岛素（或速效胰岛素类似物）0.1～0.15 U/kg（加入 2.0 mL 生理盐水中）。

（3）于 -30 分钟、0 分钟及注射后 30 分钟、45 分钟、60 分钟、90 分钟和 120 分钟抽血测血糖和 GH，必要时测定皮质醇、ACTH 或 PRL。

（4）多数于注射后 30～45 分钟出现低血糖反应，试验中严密观察意识、脉搏及血压变化，>60 岁者需监测心功能。

（5）如未出现低血糖症状或血糖未降到 2.2 mmol/L 以下，应再次试验（胰岛素增加到 0.3 U/kg）。

（三）结果

（1）正常反应：①血皮质醇 >580 nmol/L；②GH >10 μg/L。

（2）反应低下：刺激后的 GH 峰值 <5.0 μg/L 提示 GH 分泌不足。

（四）注意事项

（1）患者知情同意。

（2）试验成功标准：①典型低血糖症状；②血糖 ≤2.2 mmol/L。

（3）低血糖症有一定危险性，需有 50% 葡萄糖液备用。

（4）禁忌证：①上午 8 时血皮质醇 <140 nmol/L（5.0 μg/dL）者；②癫痫患者；③精神异常者；④缺血性心脏病者。

（5）怀疑 ACTH 缺乏但又不能进行此试验者选用 CRH 兴奋试验或美替拉酮（甲吡酮）试验。

七、高渗盐水试验

（一）原理

（1）正常人在静脉滴注高渗盐水后，血渗透压增高，因精氨酸—血管升压素（AVP）分泌而尿量明显减少。

（2）中枢性尿崩症对高渗盐水无反应，仍排出大量低渗尿。

（3）本试验现已少用。

（二）方法

1. 经典高渗盐水试验

①试验前停用影响 AVP 分泌的药物；②试验前 1 日晚 12 时后禁水、禁烟，次晨排空膀

脱；③记录尿量和尿渗透压，每 5 分钟测量血压；④静脉滴注高渗氯化钠液 2 小时（每分钟 0.06 mL/kg），在静脉滴注前和静脉滴注后 30 分钟、60 分钟、90 分钟、120 分钟采血测血渗透压、AVP 和 copeptin（AVP 相关糖肽）。

2. 简化高渗盐水试验

①试验前准备同经典高渗盐水试验；②15 分钟内饮水 1 000 mL；③饮水后每 30 分钟排尿，共 4 次，记录尿量并计算尿量/饮水量之比；④第 2 日重复试验，将饮水改为 1% 氯化钠液。

（三）结果

1. 经典高渗盐水试验

①正常人静脉滴注高渗盐水后，血渗透压升高，>285 mOsm/L 时，血 AVP 开始升高，>295 mOsm/L 时出现口渴；②结果可提供口渴阈值和 AVP 分泌阈值。

2. 简化高渗盐水试验

①正常人饮纯水后 2 小时内尿量 >饮水量的 75%；②如果饮用盐水后 2 小时内的尿量 <饮用盐水量的 25% 可排除尿崩症；③如尿比重 <1.012，2 小时内的尿量 >饮水量的 75% 可诊断为尿崩症。

八、禁水—加压素试验

（一）原理

（1）正常人禁水后，血渗透压上升，刺激 AVP 分泌。

（2）根据尿量和尿渗透压上升的程度评估肾脏对 AVP 的反应性。

（二）方法

（1）禁水前，测体重、血压、脉率、尿比重、尿渗透压及血渗透压。

（2）试验开始后，每 2 小时重测上述指标（血渗透压除外），持续 8~12 小时。

（3）严密监视病情变化，血压下降时中止试验。

（4）患者排尿较多，体重下降 3%~5%，或血压明显下降，或连续 2 次的尿比重相同，或尿渗透压变化 <30 mOsm/L（"平台期"），显示内源性 AVP 分泌达峰。

（5）皮下注射水剂加压素 5.0 U，2 小时后重测上述指标；如患者可耐受，1 小时后再查上述指标，否则中止试验。

（三）结果

1. 正常人

①禁水后尿量减少；②尿比重增加；③尿渗透压升高；④体重、血压、脉率及血渗透压变化不大。

2. 精神性多饮

①长期多饮、多尿者禁水后尿渗透压不能升至正常；②需结合临床作出判断；③必要时，患者适量限水 2~4 周后重复此试验。

3. 中枢性尿崩症

①禁水后反应迟钝，尿量无明显减少；②尿比重和尿渗透压不升高；③体重下降 >3%；④严重者血压下降，脉率加快伴烦躁不安；⑤补充加压素后尿量减少，尿比重和尿渗透压

增加。

4. 部分性尿崩症

①至少 2 次禁饮后的尿比重达 1.012 ~ 1.016，达到尿比重峰值时尿渗透压/血渗透压比 > 1.0，但 < 1.5，血渗透压最高值 < 300 mOsm/L；②注射水剂加压素后尿渗透压继续上升（ > 10%）。

5. 完全性尿崩症

①血渗透压 > 300 mOsm/L，尿渗透压 < 血渗透压；②注射水剂加压素后尿渗透压明显上升。

6. 肾性尿崩症

①禁水后尿液不能浓缩；②注射水剂加压素后无反应。

（四）注意事项

（1）血 AVP 与 copeptin 测定：①禁水后中枢性尿崩症者血 AVP 不升高（正常为 1.0 ~ 5.0 mU/L）；②copeptin 测定更敏感可靠；③正常人血 copeptin 浓度中位数 4.2 pmol/L（1 ~ 13.8 pmol/L），降低有助于中枢性尿崩症的诊断。

（2）加压素可升高血压、诱发心绞痛、腹痛或子宫收缩。

（3）以血渗透压和尿渗透压为主要评价指标。

九、皮质醇昼夜节律测定

（1）正常人的 CRH、ACTH 和皮质醇呈脉冲式分泌，昼夜节律明显。

（2）库欣综合征：①早晨血皮质醇正常或轻度升高；②入睡后进一步升高，与早晨水平相当；③血皮质醇的昼夜节律消失是筛选库欣综合征的简便方法，但受多种因素的影响。

（3）避免假阳性结果：①住院者应在入院 48 小时后，于醒时完成采血；②采血前不影响入睡，午夜未睡眠者的结果不可靠；③心力衰竭、感染、抑郁症可引起血皮质醇轻度升高。

十、小剂量地塞米松抑制试验

（一）原理

（1）地塞米松（DXM）抑制下丘脑—垂体—肾上腺轴（对皮质醇测定的干扰小），血和尿皮质醇降低，尿 17-OHCS 和 17-KS 减少。

（2）库欣综合征的长期高皮质醇血症抑制下丘脑—垂体功能，应用外源性 DXM 不出现反馈抑制。

（3）DXM 对 ACTH 分泌的抑制作用强，试验所需的 DXM 用量小，对皮质醇测定影响不大。

（二）方法

口服 DXM 0.5 mg，每 6 小时 1 次（每日 2.0 mg），持续 48 小时。

（三）结果

1. 正常反应

①应用 DXM 第 2 日，尿 17-OHCS < 6.9 μmol/24h（2.5 mg/24h）；②尿游离皮质醇

（UFC）＜27 nmol/24h（10 μg/24h）；③血皮质醇＜140 nmol/L（5.0 μg/dL）；④ACTH＜2.2 pmol/L（10 pg/mL）；⑤血 DXM 5.0～17 nmol/L（2.0～6.5 ng/mL）。

2. 试验意义

①单纯性肥胖者正常；②库欣病不被抑制。

3. 血皮质醇测定的意义

①验证 17-OHCS 结果；②判断昼夜节律是否消失。

4. 血 ACTH 测定的意义

①协助库欣综合征的病因诊断；②异源性 ACTH 综合征升高，库欣病正常，肾上腺皮质醇瘤下降（甚至检测不到）。

5. 血 DXM 测定的意义

①证实患者已服药；②确定 DXM 的代谢速率是否正常。

十一、午夜小剂量 DXM 抑制试验（午夜 LDDST）

（一）原理

同小剂量 DXM 抑制试验（LDDST）。

（二）方法

（1）先测定上午 8 时的血皮质醇、ACTH 和 24 小时的 UFC。

（2）午夜 1 次口服 DXM 2.0 mg。

（3）次晨再测定上述指标。

（三）结果

（1）用于门诊库欣综合征筛查。

（2）被抑制的血皮质醇＜140 nmol/L（5.0 μg/dL）可排除库欣综合征。

（3）上午 8 时血皮质醇＞275 nmol/L（10 μg/dL），库欣综合征诊断可成立，但应进一步明确病因。

（4）敏感性和特异性：①实验敏感性和假阳性率较高；②若将判定标准升至 200 nmol/L（7.0 μg/dL）时，假阳性率下降 1 倍。

（5）血皮质醇 140～275 nmol/L（5.0～10 μg/dL）时，应做标准 LDDST。

（6）假阳性结果：①苯妥英钠、苯巴比妥、卡马西平（加快 DXM 清除）；②雌激素和口服避孕药（皮质醇结合球蛋白增加）。

（四）注意事项

（1）停服含雌激素的药物、苯妥英钠、苯巴比妥等 6 周后再进行本试验或 LDDST。

（2）经皮雌激素类（皮埋剂、皮贴剂）不必停药。

十二、大剂量 DXM 抑制试验（HDDST）

（一）原理

（1）用于鉴别 ACTH 依赖性库欣综合征的病因。

（2）垂体 ACTH 瘤细胞对糖皮质激素的负反馈抑制作用有一定反应，而异源性 ACTH

瘤无反应。

（二）方法

1. 经典 HDDST

①收集 24 小时尿 3 次，测 17-OHCS 或 UFC；②计算口服 DXM 2.0 mg 第 1 日和第 3 日的抑制率。

2. 改良 HDDST

①抽血测定皮质醇，口服 DXM 2.0 mg，每 6 小时 1 次，共 2 日；②计算服药前后的血皮质醇抑制率。

3. 午夜 HDDST

①利用正常人皮质醇分泌自午夜后上升的昼夜节律特点，在血皮质醇未升高前先口服糖皮质激素以最大抑制 ACTH；②DXM 8.0 mg 午夜顿服；③测定服药前后的血皮质醇；④收集夜 12 点（第 1 夜）起至次夜 12 点（第 2 夜）尿液，测定 17-OHCS 作为对照，第 2 夜 12 点口服 DXM 0.75 mg；⑤收集第 2 夜 12 点起至第 3 夜 12 点的尿，再测 17-OHCS，并测定第 2 日上午 8 时的血皮质醇；⑥第 1 夜 12 点服 DXM 0.75 mg，第 2 日再测血皮质醇；⑦抑制率 > 50% 表示正常，< 50% 提示库欣综合征。

4. DXM 静脉滴注试验

①静脉滴注速度每小时 1.0 mg，持续 5 小时，血皮质醇下降 ≥50% 提示为库欣病；②或静脉滴注 DXM 每小时 1.0 mg，持续 7 小时，血皮质醇 < 190 nmol/L（6.8 μg/dL）提示为库欣病。

（三）结果

（1）库欣病的 17-OHCS 或 UFC 可被抑制到基础值的 50% 以下。

（2）午夜 HDDST 后，相同时间点的血皮质醇抑制率 >50%，或 UFC 抑制率 ≥90%，可诊断为库欣病（特异性 100%，敏感性 80% ~90%）。

（3）假阴性结果（库欣病不被 DXM 抑制）：①DXM 吸收不全；②DXM 清除加速；③患者未服药；④异源性 ACTH 综合征。

十三、ACTH 兴奋试验

（一）原理

（1）外源性 ACTH 对肾上腺皮质有兴奋作用。

（2）用尿和血肾上腺皮质激素及其代谢产物的变化及外周血嗜酸性粒细胞计数降低的程度判定肾上腺皮质的储备功能。

（二）方法

1. 试验有多种方法（肌内注射法、一次快速静脉注射法、静脉滴注法）

①ACTH 的剂量、品种及试验时间各异；②ACTH1-24 的不良反应小、用量低。

2. 常用方法

①连续留 24 小时尿 4 日，测 17-OHCS、17-KS 和血皮质醇（第 1 日和第 2 日留尿作为对照，第 3 日和第 4 日留 24 小时尿，并于晨 8 时取血做嗜酸性粒细胞计数）；②ACTH 25 U（0.125 mg）稀释于 5% 葡萄糖溶液 500 mL 中（艾迪生病可用 5% 葡萄糖盐水或生理盐水稀

释），持续静脉滴注 8 小时；③滴注完毕后，重复检查上述指标。

（三）结果

1. 正常反应

①滴注 ACTH 后，每日尿 17-OHCS 增加 8～16 mg（1.0～2.0 倍）；②尿 17-KS 增加 4.0～8.0 mg；③血皮质醇呈进行性增高；④尿游离皮质醇增加 2.0～5.0 倍；⑤嗜酸性粒细胞减少 80%～90%。

2. 先天性肾上腺皮质增生症

①呈过度反应，尿 17-OHCS、17-KS 增加量 >2.0 倍；②大剂量 ACTH 易造成肾上腺出血，已不常用。

3. 肾上腺皮质腺瘤

①尿 17-OHCS、17-KS 正常或稍增加；②滴注 ACTH 当日增加不明显。

4. 肾上腺皮质癌

①无反应；②尿 17-OHCS 及 17-KS 无变化（自主性分泌）。

5. 原发性肾上腺皮质功能减退症

①尿 17-OHCS 基础值正常或稍低；②滴注 ACTH 后 17-OHCS 不增加，嗜酸性粒细胞无下降；③有诱发急性肾上腺皮质危象风险。

6. 继发性肾上腺皮质功能减退症

①用 72 小时连续滴注法与原发性肾上腺皮质功能减退症鉴别；②继发性者在最初几日内反应低下，5 日后可升至正常水平；③连续滴注 ACTH 3 日，原发性与继发性的重叠率约 20%，滴注 4 日的重叠率约 8%，滴注 5 日可基本消除重叠。

7. 表观盐皮质激素过多（AME）综合征

①ACTH 兴奋后病情恶化；②皮质醇增多，皮质醇/可的松比值升高。

（四）注意事项

1. 长期 ACTH 滴注试验

①持续 48 小时滴注 ACTH（每 12 小时滴注 40 U）；②鉴别原发性肾上腺皮质功能减退与正常者，或鉴别原发性与继发性肾上腺皮质功能减退症。

2. 小剂量 ACTH（1.0 μg 试验）

①代替标准 ACTH（250 μg）兴奋试验，主要适应于继发性肾上腺皮质功能不全者；②怀疑有垂体损伤者不宜做此试验。

3. 肾上腺皮质抑制状况

①每日使用泼尼松 >25 mg，连续 5～30 日，停药后多数于 2 周内逐渐恢复，个别需要数个月才能恢复；②本试验可评价糖皮质激素应用后的肾上腺皮质抑制程度。

4. 血 17-羟孕酮

①非高功能性肾上腺腺瘤者的血 17-羟孕酮常升高；②所有肾上腺肿瘤的基础血 17-羟孕酮正常；③17-羟孕酮升高者伴有皮质醇升高；④迟发型 21-羟化酶缺陷症患者的基础 17-羟孕酮明显升高，ACTH 兴奋后进一步升高；⑤鉴别女性多毛的病因，但对多囊卵巢综合征无诊断价值。

十四、下丘脑—垂体—肾上腺轴的其他兴奋试验

1. 纳洛酮兴奋试验

①纳洛酮促进下丘脑释放 CRH，引起垂体 ACTH 分泌；②应用纳洛酮 65 μg/kg，测血 ACTH，了解垂体的 ACTH 细胞贮备量及肾上腺皮质对垂体和下丘脑的反馈关系；③因特异性不高和不良反应重，本试验目前少用。

2. AVP 兴奋试验

①肌内注射 10 U 的 AVP 后，库欣病的 UFC 排泄量增加；②该试验不能鉴别原发性肾上腺疾病致库欣综合征和异源性 ACTH 综合征；③联合 CRH 和 AVP 试验可增加 ACTH 的升高反应，提高准确性。

3. 去氨加压素（DDAVP）试验

①鉴别 ACTH 依赖性库欣综合征的病因；②阳性为血皮质醇升高≥20%，血 ACTH 升高≥35%；③静脉注射 DDAVP 5.0～10 μg 后，绝大部分库欣病患者的血皮质醇较基值增加 >4.0 倍。

4. 绵羊 CRH（oCRH）/AVP 联合试验

①静脉注射 AVP 10 U 和 oCRH 1.0 μg/kg；②采血测皮质醇和 ACTH；③血皮质醇升高≥20%，血 ACTH 升高≥35% 为阳性；④敏感性和特异性比单独 CRH 兴奋试验高；⑤血管病变者慎做此试验。

5. 血管活性肠肽（VIP）和组氨酸—蛋氨酸肽试验

①诱导皮质醇释放；②对 CRH 刺激有反应的库欣病对 VIP 和组氨酸—蛋氨酸肽也有升高反应；③对 CRH 刺激无反应的库欣病无兴奋作用；④本试验目前少用。

6. GH 释放肽（hexarelin）试验

①hexarelin 的促 ACTH 和皮质醇释放的作用较 CRH 强；②用于库欣病诊断。

7. 胰岛素低血糖试验

①测定垂体功能（血 GH、PRL）；②了解 ACTH 的贮备功能；③怀疑垂体病变时同时测血糖、GH、PRL 和 ACTH；④正常人的血 ACTH 较基础值明显升高，月经周期对试验无干扰；⑤可乐定联合短程 ACTH 兴奋试验可代替胰岛素低血糖试验。

十五、螺内酯试验

（一）原理

（1）螺内酯纠正水盐代谢，降低血压，减轻症状。

（2）尿醛固酮仍明显升高。

（3）因特异性不高和耗时长，本试验目前少用。

（二）方法

（1）服药前，钠、钾定量饮食 7 日。

（2）螺内酯 60～80 mg（微粒），每日 4 次，共 5 日。

（3）服药前 2 日取血测钾、钠、CO_2CP、pH，并测定 24 小时尿钾和尿钠。

（4）服药后第 4 和第 5 日重复检测，与服药前比较。

（三）结果

1. 原醛症

①服用大量螺内酯后尿钾排出减少，尿钠排出增加，血钾上升至正常；②血压有不同程度的下降；③门诊原醛症筛选试验；④不能鉴别原发性与继发性醛固酮增多症。

2. 非特异性螺内酯作用

①拮抗去氧皮质酮、皮质酮和皮质醇等；②螺内酯对失钾性肾病（肾炎或肾盂肾炎）无效。

十六、组胺试验

（一）原理

（1）组胺刺激嗜铬细胞瘤分泌儿茶酚胺。

（2）组胺对正常人无作用，甚至使血管扩张，血压下降。

（3）本试验少用。

（二）方法

（1）受试者平卧休息至血压稳定（或在冷加压试验后恢复至基础水平）。

（2）静脉注射生理盐水 2.0 mL 后再改用组胺注入（避免静脉穿刺对血压的影响）。

（3）组胺 0.025 mg 或 0.05 mg 基质（磷酸组胺 2.75 mg，含组胺基质 1.0 mg）加入生理盐水 2.0 mL 中快速静脉推注（实际注射磷酸组胺 0.07~0.14 mg）。

（4）注射后每半分钟测同侧上臂血压，连续 10 次后每分钟测量血压 1 次，共 5~8 次或至血压恢复到基础水平。

（三）结果

（1）正常人在注入组胺半分钟后血压稍下降。

（2）嗜铬细胞瘤者的血压迅速上升，2 分钟达高峰，并出现基本发作时的其他症状。

（3）阳性结果：①血压上升 80/40 mmHg 以上或较冷加压试验最高血压值再升高 35/20 mmHg 以上；②嗜铬细胞瘤的阳性率约为 75%，假阳性约为 11%。

（4）注入酚妥拉明 5.0 mg 后约 1 分钟症状消失，血压下降。

（5）正常人和原发高血压患者注入组胺后，开始血压稍下降，继而血压升高不超过 35 mmHg。

（四）注意事项

（1）试验前 48 小时禁用镇静剂及麻醉剂。

（2）不良反应：①头痛；②面红；③心悸；④支气管痉挛。

（3）测定血儿茶酚胺更有助于结果判断。

（4）该试验用于阵发性高血压的发作间歇期而收缩期血压 <180 mmHg 者。

（5）组胺刺激嗜铬细胞瘤释放儿茶酚胺，血压突然升高，可诱发心力衰竭及脑血管意外。

十七、酚妥拉明试验

（1）此试验用于收缩血压 >200 mmHg 者。

（2）酚妥拉明阻滞儿茶酚胺的 α 受体效应，对持续性高血压或阵发性高血压发作时的嗜铬细胞瘤患者有明显降压作用。

十八、可乐定抑制试验

（1）口服可乐定 0.3 mg。

（2）非应激状态下，血去甲肾上腺素 ≥2 000 pg/mL 者，可乐定抑制试验的诊断符合率 100%，≤2 000 pg/mL 者的符合率 92%（<500 pg/mL）。

（3）假阴性主要见于血清基础儿茶酚胺升高不明显者。

（4）假阳性主要见于使用利尿剂、β 受体阻滞药和抗抑郁药者。

（5）部分患者对可乐定的反应剧烈，可导致低血压或休克。

（6）评估术中血流动力学稳定性，阳性反应者提示病情不稳定，术中血压波动大。

十九、醛固酮/PRA 比值分析

（1）立位 4 小时后取血检查，如血浆醛固酮升高与 PRA 受抑并存提示原醛症。

（2）正常人的 ARR 比值上限为 17.8，约 89% 的醛固酮瘤和 70% 的特醛症患者超过此上限，通常大于 20。

（3）结果判断：①主要用于原发性醛固酮增多症的筛查和诊断，如将 ARR >50 作为诊断标准，其敏感性为 92%，特异性为 100%；②为增加实验准确性，不限制食盐摄入；③维持血清醛固酮高于 416 pmol/L（15 ng/dL）；如 ARR 比值大于 200 则高度提示醛固酮瘤；④原发性醛固酮增多症患者的 PRA 被抑制（每小时 <1.0 ng/mL，0.8 nmol/L），并在低钠饮食后或在应用排钾性利尿剂后，立位 90～120 分钟的 PRA 无相应升高（>2 ng/mL，1.6 nmol/L）；⑤低肾素型原发性高血压者出现低血钾，尤其在同时伴有醛固酮明显升高时，或 ARR（醛固酮 ng/dL，PRA ng/mL）比值 >20 时，仍高度提示原发性醛固酮增多症。

二十、血醛固酮/肾素浓度比值

（1）血浆醛固酮/肾素比值 ［醛固酮（pmol/L）/肾素（mU/L），ARR］是确定"不适当（自主性）醛固酮分泌"的主要方法。

（2）原醛症的比值介于 105～2 328，且与原发性高血压（2.7～49）或正常人（0.9～71）无重叠。

（3）原发性醛固酮缺乏症的比值明显降低而继发性醛固酮缺乏症和继发性醛固酮增多症的比值正常。

（4）注意事项：①纠正低血钾，同时鼓励进高钠饮食；②停用螺内酯、依普利酮、阿米洛利、螺内酯、依普利酮、氨苯蝶啶、利尿剂、β 受体阻滞剂、中枢性 α₂ 受体激动剂、非甾体抗炎药、血管紧张素受体阻滞剂、二氢吡啶类钙通道阻滞剂和甘草次酸类药物。

（5）非二氢吡啶类钙通道阻滞剂、α 受体阻滞剂对 PAC/PRA 测定无明显影响。

（6）患者血压很高时，应选用不影响测定的药物（如维拉帕米缓解片、肼屈嗪、盐酸哌唑嗪、甲磺酸多沙唑嗪、盐酸特拉唑嗪等）继续降压。

（7）采血日早上不卧床，并体力活动至少 2 小时，采血前取坐位休息 15 分钟，采血时忌用真空负压吸引器或握拳加压，止血带解压后 5 秒再采血，血标本置于室温下，避免置于冰水中，采血后 30 分钟内分离血浆并迅速冰冻。

二十一、男性 GnRH 兴奋试验

（一）原理

（1）参见下丘脑—垂体功能动态试验中的 GnRH 兴奋试验。

（2）评价垂体促性腺激素细胞的储备功能。

（二）方法

（1）禁食过夜，不吸烟。

（2）30 秒内静脉注射 GnRH 100 μg，于 -15 分钟、0 分钟、15 分钟、60 分钟和 120 分钟采血测 LH 和 FSH。

（三）结果

（1）正常男性：①LH 峰值升高 >5.0 倍；②峰值在 30~60 分钟出现；③青春期前儿童呈低弱反应，峰值增高 <3.0 倍。

（2）原发性睾丸功能减退症：①基础值 LH 显著高于正常人；②峰值显著增高；③峰值增高 <3.0 倍表示储备减低。

（3）继发性睾丸功能减退症：①LH 反应的绝对值显著低于正常；②峰值增高 <2.0 倍。

（4）连续 GnRH 静脉滴注试验：①GnRH 500 μg 溶于 5% 葡萄糖注射液 500 mL 中，每日滴注 4 小时，共 7 日；②再做 GnRH 兴奋试验；③下丘脑性睾丸功能减退症的 LH 反应接近正常，垂体病变者无明显变化。

（5）合成的 LRH 激动剂（LRH-A，20 μg）替代 GnRH 的效果更佳。

（6）本试验不能鉴别下丘脑性和垂体性睾丸功能减退症（推荐连续 GnRH 静脉滴注试验）。

二十二、人绒毛膜促性腺激素（hCG）兴奋试验

（一）原理

（1）hCG 的分子结构和生理效能与 LH 相似。

（2）hCG 兴奋睾酮分泌的反应程度可反映睾丸间质细胞（Leydig 细胞）的储备功能。

（二）方法

（1）上午 8~9 时肌内注射 hCG 2 000 U。

（2）分别于注射前 -15 分钟、0 分钟和注射后 24 分钟、48 分钟和 72 小时采血测睾酮（采血时间为上午 8 时）。

（三）结果

1. 正常成年男性

①睾酮峰值多在 48 小时或 72 小时；②最大峰值比对照值增加 >2.0 倍（或 20 nmol/L）。

2. 正常青春期前男性

①反应类似于继发性睾丸功能减退症；②对第 1 次 hCG 注射的反应较低；③反复注射后血睾酮逐渐升高。

3. 睾丸功能减退症

①原发性睾丸功能减退症者反应减低或无反应；②继发性睾丸功能减退症的反应减低，经过多次注射后睾酮分泌逐渐升高；③下丘脑—垂体病变轻者可出现正常反应。

4. 无睾症或 2 型 5α-还原酶缺陷症

①隔日肌内注射 hCG 2 000 U，连续 3 次；②比较肌内注射 hCG 前后的睾酮和 DHT 有助于诊断。

5. hCG 试验敏感性与特征性工作（receiver oparating characteristic，ROC）曲线

一般应用 E_2 增加量的% 预期 E_2 反应不佳的 95% 可信限（confidence interval，CI）；ROC 曲线下面积（AUC_{ROC}）为 0.67，鉴别正常月经反应与反应不佳的阈值为 138（图1-5A）。此外，应用 hCG 试验后 E_2 增加的% 预测 IVF 后妊娠 ROC 曲线与 95% 可信限，其中 AUC_{ROC} =0.75。成功妊娠与妊娠失败的鉴别值为 141（图 1-5B）。

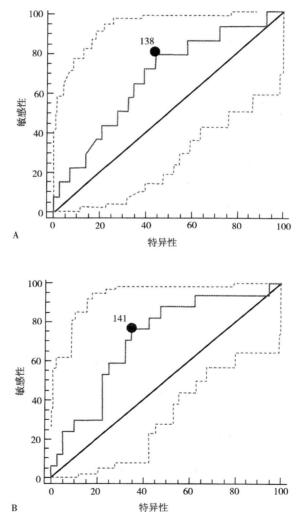

图 1-5　评价 hCG 试验敏感性与特异性的特征工作曲线

（四）注意事项

（1） hCG 的半衰期约 85 小时。

（2） 连续或间隔 2～3 日叠加 hCG，睾酮的最大分泌反应不相加。

二十三、糖皮质激素抑制试验

（一）原理

（1） 糖皮质激素通过影响维生素 D 的代谢而减少肠钙吸收，抑制破骨细胞活化因子（OAF），故非甲状旁腺功能亢进症（简称非甲旁亢）所致的高钙血症可被糖皮质激素抑制而使血钙下降。

（2） 原发性甲状旁腺功能亢进症（简称甲旁亢）者不受影响。

（二）方法

（1） 受试者口服氢化可的松 100～150 mg/d，分次服用 10 日。

（2） 服药前 1 日和服药后第 1 日、第 3 日、第 5 日、第 7 日和第 10 日分别采血测定血钙。

（三）适应证

1. 库欣综合征的病因鉴别

①一般用 DXM 作为内源性皮质醇分泌的抑制剂；②用于高钙血症的病因鉴别时应选用天然制剂。

2. 高钙血症的鉴别

上述检查手段不能确诊时进行本试验。

（四）结果

1. 原发性甲旁亢

①原发性甲旁亢和恶性肿瘤所致的高钙血症有时不易鉴别；②一般高钙血症无明显变化。

2. 其他疾病所致的高钙血症

①血钙可以恢复正常；②异位 PTH 分泌综合征血钙下降，但不一定都能恢复正常。

二十四、口服葡萄糖耐量试验（OGTT）

（一）原理

（1） OGTT 是检查人体血糖调节功能和诊断糖尿病（可同时测定胰岛素和 HbA1c）的一种方法。

（2） 正常人一次食入大量葡萄糖后，血糖浓度不超过 8.88 mmol/L（160 mg/dL），且于 2 小时内恢复正常（耐糖现象）。

（3） 糖代谢异常时，食入大量葡萄糖后，血糖浓度可急剧升高，2 小时内不能恢复到正常（糖耐量减低）。

（二）方法

（1） OGTT 应于空腹施行，空腹时间 8～14 小时（可饮水）。

（2）试验时间应于上午 7 ～ 9 时开始，被试者要尽量注意休息，严禁剧烈体力活动，避免应激性刺激、恶心及呕吐。

（3）空腹（0 分钟）及服糖后 120 分钟采血，有特别需要时应延长试验时间。为排除肾脏因素的影响，每次取血后查尿糖。

（4）有面色苍白、晕厥等严重反应时停止试验。

（三）糖尿病诊断标准

（1）HbA1c≥6.5%，但检测需要用美国糖化血红蛋白标准化计划（NGSP）认证的统一方法，并根据 DCCT 标准化（我国暂时未列为糖尿病诊断标准）。

（2）或空腹血糖（FPG）≥7.0 mmol/L（空腹定义为至少 8 小时没有热量摄入）。

（3）或 OGTT 负荷后 2 小时血糖≥11.1 mmol/L（采用 WHO 方法，相当于 75 g 无水葡萄糖）。

（4）或典型高血糖症状或高血糖危象者的随机血糖≥11.1 mmol/L。

（5）排除特殊类型糖尿病：①胰源性糖尿病；②肝源性糖尿病；③内分泌疾病（肢端肥大症、库欣综合征、胰高血糖素瘤、嗜铬细胞瘤、甲亢、生长抑素瘤、醛固酮瘤）；④药物；⑤应激性高血糖症。

（四）OGTT 的正常变化

（1）服葡萄糖后血糖迅速上升，30 ～ 60 分钟达峰值，比空腹值 >50%，胰岛素分泌增多，肝糖原生成增快，分解减慢，肝糖输出减少，组织糖利用增加。

（2）峰值后血糖迅速下降，在 1.5 ～ 2.0 小时降到基础水平；血糖继续下降，胰岛素分泌逐渐减少。

（3）动—静脉血糖的变化特点：①服糖后动脉血糖上升的数值比静脉高；②30 ～ 40 分钟达血糖高峰时，动脉全血血糖可比静脉高 1.1 ～ 3.9 mmol/L（平均 1.67 mmol/L）；③动、静脉血的差异反映糖的利用率；④动脉血糖恢复到空腹水平（1.5 ～ 3.0 小时）的速度不如静脉血糖迅速；⑤2.5 小时后的动、静脉血糖曲线相互重叠；⑥正常人各时间点的血糖、血胰岛素、C 肽有波动。

（五）影响因素

1. 饮食因素

①试验前 3 日摄入足够热量的碳水化合物（150 g/d），否则易出现假性糖耐量减低（特别是老年人）；②严重营养不良者要延长碳水化合物的饮食准备时间 1 ～ 2 周（额外增加碳水化合物的比例）；③进食脂肪较多者在 OGTT 过程中，C 肽和血糖曲线下面积高于低脂饮食者。

2. 体力活动

①长期体力活动过少或服糖前剧烈体力活动使糖耐量减低；②口服葡萄糖后剧烈体力活动使服糖后的 2.5 ～ 3.0 小时血糖稍低。

3. 精神因素

①情绪激动使血糖升高；②试验期间应注意避免精神刺激。

4. 生理因素

①妊娠期出现生理性胰岛素抵抗和高胰岛素血症；②老年人易出现糖耐量下降；③肠吸

收功能异常者应改为静脉葡萄糖耐量试验。

5. 引起糖耐量减低的药物

①单胺氧化酶抑制剂（OGTT 前一个月停药）；②口服避孕药（OGTT 前一周停药）；③烟酸、水杨酸钠、普萘洛尔、某些利尿剂（OCTT 前 3～4 日停药）；④调脂药、乳化脂肪、大量咖啡。

6. 应激引起的糖耐量减低

①生理性应激（过度兴奋、过度体力活动）；②病理性应激（发热、感染、大出血、创伤、手术、麻醉、昏迷）。

7. 疾病因素

①肝功能减退时，可出现高血糖（肝源性糖尿病）或低血糖反应；②慢性尿毒症常伴糖耐量减退、胰岛素抵抗和胰岛 β 细胞功能障碍；③慢性阻塞性胰腺炎（糖尿病或糖耐量减退）；④囊性纤维化（糖尿病和胰源性糖尿病）；⑤进行性肌萎缩（糖尿病和胰岛素抵抗）；⑥内分泌疾病（肾上腺皮质功能亢进症、肾上腺皮质功能减退症、甲亢、甲减、嗜铬细胞瘤、性腺功能减退症、性早熟、多囊卵巢综合征）；⑦失水、水中毒、电解质平衡紊乱。

（六）OGTT 试验的其他应用

1. 胰岛素释放试验

①在 OGTT 同时采血测胰岛素和 C 肽水平；②计算胰岛 β 细胞胰岛素释放量；③判断胰岛素抵抗（或缺乏）。

2. 心功能评价

①排除糖尿病；②评价心功能及估计预后（如胰岛素抵抗者经皮—腔冠脉成形术后血管再次闭塞的可能性大）。

3. OGTT/GH（PRL）抑制试验

①在进行标准 OGTT 同时测定血催乳素（PRL）和 GH，必要时测睾酮、雌二醇及硫酸去氢异雄酮（DHEAS）；②计算 OGTT 曲线下面积，协助多囊卵巢综合征、肥胖和胰岛素抵抗的诊断。

4. OGTT 延长试验

①早期 2 型糖尿病餐后低血糖及低血糖症的鉴别；②能量代谢评价，计算间接热卡（RQ）；③估计胰岛素抵抗及其原因。

5. 特发性反应性低血糖症

①在 OGTT 150 分钟左右发生低血糖症，血糖高峰和胰岛素分泌量高于正常人；②发生低血糖时，胰高血糖素无升高或升高不明显（61%±15%，正常人 152%±39%）；③高蛋白餐后低血糖症更明显。

6. OGTT/胰高血糖素（胰高血糖素样肽-1）分泌试验

①胰岛仪细胞功能评价；②低血糖的病因鉴别；③协助诊断胰源性糖尿病（OGTT/胰高血糖素样肽 -1 分泌试验）；④诊断 GH/IGF-1/IGFBP 的分泌缺陷或调节障碍（测定血 IGF-1、IGF-2、IGFBP）。

二十五、静脉葡萄糖耐量试验

（一）原理

（1）缺乏肠道刺激因素，不能模拟生理条件。

（2）血糖波动时间短，变动快。

（3）仅用于有胃切除后、吸收不良综合征等特殊患者。

（二）方法

（1）葡萄糖的负荷量 0.5 g/kg，用 25% 或 50% 葡萄糖注射液，在 2~4 分钟内静脉注射完毕。

（2）注射前采血，然后从开始注射时起，每 30 分钟取血 1 次，共 2~3 小时，或以开始注射到注射完毕之间的任何时间作为起点，每 5~10 分钟取血，共 50~60 分钟。

（3）将 10~15 分钟到 50~60 分钟的血糖对数值绘在半对数表上，计算从某一个血糖数值下降到其半数值的时间作为 $t_{1/2}$（如 10~31.5 分钟的血糖从 11.1 mmol/L（200 mg/dL）下降到 5.6 mmol/L（100 mg/dL），则 $t_{1/2}$ 为 31.5 分钟）。

（4）K 值 $[K = 100（\text{In 血糖} - \text{In 血糖}/2）/t_{1/2} = 100（\text{In}2/t_{1/2}）= 69.9/t_{1/2}]$ 代表每分钟血糖下降的百分数，作为糖尿病诊断标准。

（5）每 30 分钟测血糖 1 次，共 2~3 小时，或分别于 3 分钟、5 分钟、10 分钟、20 分钟、30 分钟、45 分钟、60 分钟和 90 分钟测血糖，后一种方法用 K 值代表每分钟血糖下降的百分数作为诊断标准，K 值 >1.5 为正常，$1.0~1.5$ 为可疑糖尿病，<1.0 为糖尿病。

（三）结果

1. 50 岁以下者

①K 值 <0.9 可诊断为糖尿病；②$0.9~1.1$ 为葡萄糖耐量异常（IGT）。

2. 50 岁以上者

①正常血糖高峰（11.1~13.88 mmol/L，200~250 mg/dL）出现于注射完毕时；②2 小时内降至正常范围，血糖 >7.8 mmoL/L 为异常。

3. 垂体瘤术后胰岛素耐量试验

基础血清皮质醇水平可作为垂体手术前后下丘脑—垂体—肾上腺皮质功能的一线评价指标。皮质醇水平极低者不宜进行皮质醇的刺激试验。垂体手术前后的下丘脑—垂体—肾上腺皮质功能评价存在较大争论。一般认为，胰岛素耐受试验（insulin tolerance test，ITT）是评价的金标准，也可用其他刺激物评价下丘脑—垂体—肾上腺皮质功能，如 ACTH、甲吡酮、胰高血糖素或 CRH 等。ITT 有诱发的低血糖风险，需要严密观察病情变化，老年人和存在心血管疾病和癫痫患者不宜使用。术后 1 个月的 ITT 结果显示，52% 恢复正常，14% 发生新的继发性肾上腺皮质功能不全。

术后第 6 日，30% 发生肾上腺皮质功能不全，但在术后 1 个月时，其中 42% 已经完全恢复正常，术后第 6 日的 ITT 阳性预测效率为 69.7%，阴性预测效率为 58%，因此应该选择术后 1 个月的 ITT 作为判断指标。

ROC 分析发现，术后第 2~6 日的血清基础皮质醇发病低于 193 nmol/L（7 μg/dL）、220 nmol/L（8 μg/dL）、193 nmol/L（7 μg/dL）、165 nmol/L（6 μg/dL）、83 nmol/L

（3 μg/dL）容易发生术后肾上腺皮质功能不全。

以上研究说明，垂体瘤术后患者的血清皮质醇水平在 165～496 nmol/L （6～18 μg/dL）时，需要进行胰岛素耐量试验，术后 1 周内的 ITT 对肾上腺皮质功能恢复有一定的预测意义，高度怀疑者应在术后 1 个月时重复试验，确定是否存在肾上腺皮质功能减退症。

二十六、胰岛素/C 肽释放试验

（1）评估胰岛 β 细胞分泌功能、胰岛 β 细胞数量和胰岛素抵抗程度。

（2）试验方法：①同 OGTT；②测血糖同时测胰岛素（或 C 肽）。

（3）结果：①正常人空腹 IRI 5.0～25 μU/mL，葡萄糖刺激后胰岛素分泌增多，其高峰与血糖高峰一致（一般在服糖后 30～60 分钟），为基础值的 5～10 倍，180 分钟恢复到基础水平；②1 型糖尿病服糖刺激后胰岛素分泌不增加或增加甚微，呈低平曲线；③2 型糖尿病可呈现与正常人相似的反应或呈延迟曲线，但胰岛素分泌高峰与血糖高峰不平行，高峰时间延至120～180 分钟；④有些早期 2 型糖尿病患者表现为餐后低血糖症。

（4）胰岛素初期反应指数：①糖负荷后 30 分钟，IRI 净增量（ΔIRI， μU/mL）与血糖净增量（ΔBS，mg/dL）的比值（30 分钟）；②正常参考值 1.49 ± 0.62（OGTT）；③1 型糖尿病 <0.5；④非糖尿病伴糖耐量减低时（甲亢、肝硬化、胃切除术后、脑卒中、服用糖皮质激素）比值不降低；⑤胰岛素瘤 IRI 升高。

（吴耀辉）

第二节　激素与内分泌科疾病

根据激素的数量（浓度，通常指血浓度）、结构（分子基本结构和空间构象）、活性（发挥的生物学作用）和代谢（转运、转换和灭活等）情况，可将内分泌疾病分为 11 类：①激素生成减少（功能减退）；②激素生成过多（多为功能亢进）；③激素生成异常（激素分子结构异常，常导致功能减退）；④激素受体异常（受体病）；⑤激素转运与代谢异常（功能减退或功能亢进）；⑥多激素异常（功能减退、功能亢进或功能减退—亢进综合征）；⑦激素分泌性肿瘤（功能亢进为主，可伴其他激素功能减退症）；⑧激素代偿性分泌增多所致的疾病；⑨激素正常的内分泌疾病；⑩医源性内分泌疾病；⑪非内分泌腺或非内分泌细胞病变引起的内分泌代谢疾病。

临床上这些异常往往是重叠的。例如，肾上腺皮质细胞 21-羟化酶缺陷可导致其他激素分泌过多。此外，在疾病的不同阶段可分别表现为激素分泌过量、减少或异常。

一、激素生成减少

激素生成减少的病因很多，主要病因如下。

（一）胚胎发育异常

由于胚胎发育障碍导致激素分泌细胞缺乏甚至整个内分泌腺体缺失。临床上的主要表现是激素分泌不足，出现相应的内分泌功能减退症。

1. 先天性垂体柄缺陷导致垂体功能减退症

垂体特异性转录因子（pit-1）是垂体特异的转录因子，对腺垂体胚胎期发育及生长激素（GH）、催乳素（PRL）、促甲状腺激素（TSH）基因表达具有决定性的作用。pit-1基因编码的同源结构域蛋白异常可导致垂体发育障碍。pit-1基因的突变可以导致垂体的发育不全，阻碍GH细胞、PRL细胞和TSH细胞的终末分化，引起先天性GH、PRL和TSH分泌缺乏。有些先天性垂体功能减退者的pit-1正常，可能与另一种垂体发育的转录因子Prop-1（pit-1的前体）突变有关，Prop-1基因突变导致pit-1依赖性的GH、PRL和TSH细胞和促性腺激素细胞增殖障碍，垂体细胞凋亡。

垂体同源框（pituitary homeobox）中的Pitx1和Pitx2在包括垂体在内的多种器官的发育中发挥作用。Pitx1基因失活能使促性腺激素细胞和促甲状腺激素细胞的表达减少，而POMC基因的表达增加，POMC基因表达有助于ACTH细胞和MSH细胞的分化；Pitx2基因突变鼠的垂体在 E_1 0.5后不再发育。帕利斯特—霍尔（Pallister-Hall）综合征和梅克尔（Meckel）综合征伴垂体发育不全、蝶鞍畸形、鞍背形态改变伴脊索残余为本综合征的共有特征。普拉德—威利（Prader-Willi）综合征常伴GnRH障碍和嗅觉缺乏，是较常见的下丘脑—垂体发育障碍性内分泌疾病。此外，腺垂体可异位至鞍背、鞍外、咽部黏膜下，有时也出现双垂体。

2. 甲状腺不发育/发育不良导致甲状腺功能减退症

甲状腺不发育左侧多于右侧（3.6：1），女性多于男性（3：1），发育的一侧甲状腺常呈代偿性增生或多结节形成。其他类型的甲状腺发育不良常伴异位甲状腺（舌下、胸腺、纵隔、卵巢等）。甲状腺转录因子（TTF-1、TTF-2）和Pax-8基因异常导致甲状腺组织发育不良，促甲状腺激素受体、甲状腺球蛋白、微粒体过氧化物酶（TPO）、Na^+/I^- 同转运体基因突变及碘活化障碍可导致甲状腺功能减退症。

3. DAX-1突变导致肾上腺发育不良和低促性腺激素性性腺功能减退症

DAX-1是核激素受体（NHR）家族中的成员，DAX-1基因突变常导致先天性肾上腺发育不良症（adrenal hypoplasia congenita，AHC）和促性腺激素缺乏性性腺功能减退症，可伴有宫内发育迟缓（IUGR）、骨干骺发育不良和外生殖器异常；有些患者表现为宫内发育迟缓—骨干骺发育不良—肾上腺发育不良和外生殖器异常综合征（IMAGe）。胆固醇合成障碍可引起史—莱—奥（Smith-Lemli-Opitz）综合征，患者有低血钠、高血钾、醛固酮/肾素比值下降、血胆固醇明显下降、7-脱氢胆固醇明显升高和肾上腺皮质功能不全，常因急性肾上腺危象而死亡。肾上腺融合症者的肾上腺形如"马蹄"或"蝴蝶"，常伴中枢神经系统、肾和生殖器等的发育异常或一侧肾上腺融合而对侧肾上腺异位。但融合了的肾上腺在组织学上是正常的。7号染色体单体综合征可伴先天性肾上腺发育不良及性发育障碍（假两性畸形）。

4. 性发育障碍导致遗传性性腺功能紊乱

性发育障碍（DSD）导致性腺疾病的现象相当常见，如特纳综合征、唐氏综合征、先天性子宫阴道缺如综合征、脾—生殖器融合—肢体缺乏综合征、脑肝肾综合征、睑裂狭小—上睑下垂—内眦赘皮翻转综合征、快乐木偶综合征、希尔施普龙（Hirschsprung）病、性染色体单体病、各种染色体嵌合症、类固醇缺乏综合征、DAX-1基因突变、LH/FSH受体基因突变等均可伴有卵巢发育不良和卵巢功能障碍。导致睾丸发育不良的疾病有克兰费尔特（Klinefelter）综合征、贝—维（Beckwith-Wiedemann）综合征、巴尔德—别德尔（Bardet-Biedl）综合征、威廉姆斯综合征、男性特纳综合征、纯睾丸支持细胞综合征（Sertoli-cell-only syndrome）、范科尼贫血、囊性纤维化、先天性多囊肾、史—莱—奥综合征、各种性染色体单体病、染色体嵌合症、β-氨基己糖苷酶缺乏、DAX-1 基因突变、LH/FSH 受体基因突变、Y 染色体微小缺失症、BLM 基因突变、脾—生殖器融合症和米勒管永存综合征等。

（二）内分泌腺激素合成细胞被破坏

手术切除、炎症（尤其是自身免疫性损伤）、肿瘤侵犯、缺血性坏死或其他理化性损伤均可导致激素合成细胞的减少或凋亡加速。现以甲状腺为例予以说明。

1. 手术切除过多或术后自身免疫反应导致内分泌功能减退

如手术切除甲状腺，放射性碘或放射线治疗后可引起甲减，或者甲亢患者经外科手术或 ^{131}I 治疗后，对碘化物的抑制甲状腺激素合成及释放作用常较敏感，故再服用含碘药物易发生甲减。虽然手术切除的甲状腺组织过多是导致甲状腺手术后甲减的重要原因，但此种情况已越来越少见。甲状腺手术后甲减的更常见的病因是：①甲状腺癌广泛切除；②手术后仍留有足够的甲状腺组织，但因目前仍不清楚的原因，最终发生甲减；③自身免疫性破坏，多见于血 TPOAb、TgAb 和 TSAb 升高者。

2. 自身免疫损伤是许多特发性激素分泌功能衰竭的重要原因

原因不明的特发性甲减患者血清中常有高滴度的抗甲状腺球蛋白抗体和抗甲状腺 TPO-Ab。TSH 受体抗体在甲减的发病中有重要作用，其中 TSH 受体封闭型抗体（thyroid blocking antibody，TBAb）很可能是本病原因之一。依据是某些黏液性水肿患者血清中存在 TBAb，但并无甲状腺肿，并且外源性 TRH 能刺激血清 TSH 浓度增高，而甲状腺激素却降低；另外，TBAb 不仅能对抗 TSH 的促甲状腺作用，而且通过阻止 TSH 的促甲状腺作用，阻滞 TSH 与受体或与受体有关的成分结合，抑制甲状腺滤泡细胞产生 cAMP，阻滞 TSH 受体与 TSH 结合或抑制 TSH 受体抗体的敏感性。

3. 肿瘤/缺血性坏死/理化损伤引起内分泌腺功能减退

甲状腺内广泛病变多见于晚期甲状腺癌和转移性肿瘤，较少见于甲状腺结核、淀粉样变、甲状腺淋巴瘤等，以 ATD 治疗过量、摄入碘化物过多、使用阻碍碘化物进入甲状腺的药物如过氯酸钾、碳酸锂等多见。垂体肿瘤压迫侵犯垂体引起渐进性腺垂体功能减退，临床表现依病变性质和腺垂体功能受损的程度而定。多数患者呈渐进性发展，在疾病晚期，外生殖器由肥大变为萎缩，男性发展成阳痿。女性性欲减退、不孕、月经紊乱、闭经，部分患者有溢乳。性腺功能减退主要是垂体肿瘤压迫致促性腺激素的分泌减少，闭经与肾上腺雄激素分泌增多也有关，溢乳与 GH 大量分泌或垂体柄受损有关。肿瘤压迫鞍隔、硬脑膜或附近的大血管而致眼后部、额部或颞部疼痛。晚期，肿瘤延伸至后上方而累及第三脑室和室间孔，影响脑脊液循环而致颅内压升高，可有全头痛，并伴有恶心、呕吐、视盘水肿等颅内高压表现。突发性剧烈头痛、呕吐、视野缺损、脑神经麻痹、颈项强直提示可能为肿瘤急性出血。

二、激素生成过多和激素生成异常

（一）生理性/病理性代偿反应

原因可以在分泌该激素的细胞、细胞团或腺体本身，也可由靶细胞异常引起。促激素异常可由该激素分泌以外的其他因素引起，多数情况下无激素分泌细胞的形态与数目改变，但长期的激素生成过多常导致激素分泌细胞肿瘤或增生。促激素的过度刺激使靶细胞过度增生，甚至形成高功能性结节或激素依赖性腺瘤或腺癌。激素生成过多也可能是中枢神经功能素乱（如库欣综合征）或自身免疫反应（如格雷夫斯病）等原因所致。

（二）激素—激素受体或其相关分子突变

生长抑素受体-2 或生长抑素受体-5 与 GH 瘤/PRL 瘤的发生有关，GH 瘤和 PRL 瘤表达的生长抑素受体亚型及其比例各不相同，故对不同的生长抑素类似物的反应也有很大差别。此外，G 蛋白仪亚基的突变、Gsp、MEN-1、p53、ras、Rb、nm23 基因的表达均与垂体肿瘤的形成或发展有关。基因突变或基因表达失常引起的垂体瘤往往具有激素分泌功能，引起垂体激素分泌过多症候群。同样，G 蛋白 α 亚基突变也可导致肾上腺、卵巢、甲状腺等腺体的功能亢进。

（三）自身免疫反应

自身免疫反应引起激素分泌过多的现象在内分泌疾病中少见。格雷夫斯病是由于 TSH 受体的兴奋性抗体刺激 TSH 受体所致，胰岛素受体抗体兴奋胰岛素受体可引起自身免疫性低血糖症，LH/hCG 受体异常导致 Leydig 细胞的过度刺激而出现家族性男性性早熟等。

（四）激素过敏感或激素受体非特异性配体引起的激素过多

家族性甲亢与 TSHR 基因的活化性突变有关，此种突变可激活 cAMP 和磷酸肌醇两条通路，导致甲状腺肿和甲亢。2 型 11β-羟类固醇脱氢酶（11β-HSD2）突变使皮质醇不能转化为皮质素，过多的皮质醇与盐皮质激素受体结合，表达出过多盐皮质激素的生物作用（表观盐皮质激素过多，apparent aldosterone excess，AME）。11-去氧皮质酮（DOC）和11-去氧皮质醇不能被进一步转化成皮质酮和皮质醇，皮质醇的合成减少，ACTH 分泌增加刺激肾上腺皮质的束状带增生，产生过量的皮质酮和皮质醇的前体物质。这些前体物质中的一部分通过 17α-羟化酶/17，20 裂链酶转而进入肾上腺性激素合成途径，使钠潴留和血容量增加，进而抑制血浆 PRA（PRA），导致球状带醛固酮分泌减少。

三、激素生成异常

（一）激素基因突变

激素突变导致生物活性降低的例子很多，如 GnRH 基因突变引起低促性腺激素性性腺功能减退症，AVP 基因突变导致尿崩症，CRH 基因突变引起促肾上腺皮质激素不敏感综合征，TRH 基因突变引起促甲状腺激素不敏感综合征与过敏感综合征，TSH 基因突变引起甲状腺功能减退症，胰岛素基因突变引起变异胰岛素血症等。

（二）激素合酶缺陷

一种情况是激素合成和分泌的相关酶缺陷可导致激素原不能裂解生成有活性的激素，如肾上腺类固醇激素的合酶缺陷导致活性激素的前身物堆积或性激素合成过多，皮质醇或醛固酮的合成减少。另一种情况则引起某一激素的效应过高，如 11β-羟类固醇脱氢酶缺陷使皮质醇不能转化为可的松，大量的皮质醇与盐皮质激素受体（盐皮质激素受体和糖皮质激素受体与皮质醇或醛固酮的结合亲和力相同）结合，从而产生醛固酮过多的临床表现，称为表观醛固酮过多（AME），多为 2 型 11β-羟类固醇脱氢酶的基因突变所致，偶尔因摄入中草药引起。

（三）肿瘤合成和分泌的激素

用免疫组化方法可从瘤细胞中鉴定出肾上腺素、间甲—肾上腺素、去甲肾上腺素、间甲—去甲肾上腺素、多巴胺、血清素、乙酰胆碱、脑啡肽、CGRP、CRH、VIP、PACAP、ANP、AM、SS、神经肽Y、P物质和甘丙素等。一般来说，肾上腺嗜铬细胞瘤的多激素分泌特点较肾上腺外嗜铬细胞瘤明显。类癌瘤的病因未明，此类肿瘤来源于APUD细胞，分泌的生物活性物质很多，如5-羟色胺（5-HT）、5-羟色氨酸（5-HTP）、缓激肽、胃泌素、胃泌素释放肽、降钙素、胰多肽、ACTH、CRH、GHRH、生长抑素、胰高血糖素和降钙素基因相关肽、AVP（精氨酸加压素）、神经激动素等。

四、激素受体病

激素受体病又称受体抵抗综合征或激素不敏感综合征。其原因主要是受体缺陷或激素作用异常，可分为遗传性抵抗综合征（如睾丸女性化，XY性发育障碍）和获得性抵抗综合征（如肥胖性胰岛素抵抗综合征）。激素抵抗综合征可分为受体前、受体和受体后3种。在临床上往往是多种抵抗同时并存。受体前抵抗常由于激素异常、拮抗性激素过多、激素抗体或激素受体抗体所致，而受体异常可为先天性或获得性。受体后抵抗的研究较少，受体后级联反应的任何元件及任何步骤异常都将影响激素生物作用的表达。

受体基因突变也可引起某一内分泌功能亢进。例如，有些男性性早熟是由于LH受体突变引起的自主性雄激素分泌亢进，患者的LH分泌降低。但是，同一基因突变又可引起LH抵抗综合征，出现类似睾丸女性化的临床表现。又如，突变基因使雄激素受体的结合区产生1个氨基酸残基缺失，可导致雄激素作用的特异性完全丧失，而对另一些激素却有正常反应，使能与突变受体结合的激素反应亢进。膜受体病是近年来用分子生物学方法鉴定和认识的一类新的内分泌疾病，以受体缺陷和受体后转导物缺陷多见。

（一）膜受体和受体后信号转导物缺陷

膜受体缺陷所致的常见疾病见表1-5，受体后信号转导物缺陷引起多种疾病，目前研究得较多的是G蛋白缺陷，见表1-6。

表1-5 膜受体缺陷性疾病

受体	基因突变后果	疾病
胰岛素	抑制	胰岛素抵抗/矮妖精综合征/脂肪萎缩性糖尿病
GH	抑制	拉龙（Laron）侏儒症
TSH	活化（体细胞）	毒性甲状腺腺瘤
TSH	活化（种系细胞）	毒性甲状腺增生
TSH	抑制	TSH抵抗
LH/hCG	活化	男性性早熟
LH/hCG	抑制	男性假两性畸形
PH/PTHrP	活化	Jansen干骺—软骨发育异常
AVP-V2	抑制	遗传性尿崩症
ACTH	抑制	遗传性单纯性糖皮质激素缺乏症
MSH	活化或抑制	皮肤颜色改变（动物）
Ca^{2+}受体	抑制	家族性低钙尿症性高钙血症/新生儿重症甲旁亢

表 1-6　G 蛋白生成或功能异常性疾病

疾病	蛋白	发病机制	病变部位
信号终止性缺陷（信号过量）			
霍乱	Csα	ADP 中 Arg201 核糖化/抑制 GTP 水解	肠上皮
垂体和甲状腺腺瘤	Gsα	Arg201 或 Gln227 点突变/抑制 GTP 水解	体细胞（散发性）
肾上腺和卵巢腺瘤	Gi2α	Arg179 点突变/抑制 GTP 水解	体细胞（散发性）
遗传性骨营养不良	Gsα	Arg201 点突变/抑制 GTP 水解	嵌合体（胚胎早期突变）
Gα 缺乏或无活性（信号缺乏）			
PHP Ⅰa	Gα	Gβα 等位基因缺乏/PTH 和 TSH 反应性下降	种系细胞/多种组织
PHP Ⅰb	Gsα（?）	Gβα 缺陷致组织对 PTH 反应性下降	种系细胞/多种组织
夜盲	Giα	Gly38Asp 突变	种系细胞
启动信号异常（信号弱或过量）			
百日咳	Giα	ADP 中 Cys 核糖化阻滞激活/信号下降	支气管上皮
PHP Ⅰa	Gsα	Arg385His 点突变/阻滞激活/信号下降	种系细胞
PHP Ⅰb	Gsα	Ala366Ser 突变/GDP 释放加速/34 ℃信号增加（睾丸）/37 ℃被灭活（PHP Ⅰa）	种系细胞
原发性高血压	β_3 受体	β_3 受体活性信号增加	种系细胞

注　ADP，二磷酸腺苷；GTP，三磷酸鸟苷；GDP，二磷酸鸟苷；PHP，假性甲旁减。

（二）G 蛋白功能障碍

1. 假性甲旁减（PHP）

PHP 为 G 蛋白亚基突变所致，PHP Ⅰα 型患者不仅对 PTH 有抵抗，而且也对 TSH、LH、FSH 存在抵抗现象。遗传性骨营养不良（McCune-Albright 综合征）中的一些患者对 PTH 无抵抗（假—假性甲旁减，PPHP），这类 G 蛋白 α 亚基疾病多是由于 7 号外显子的 4bp（热点）缺失所致，少数是由于错义突变所致。但生殖细胞的 G 蛋白突变不能解释激素抵抗程度的可变性，也无法解释基因（兴奋型）的突变相同，而有 PHP 或 PPHP 的不同表现。进一步的分析提示，突变基因来源于父亲时导致 PPHP，而来源于母亲时引起 PHP。具有典型 PHP Ⅰa 型表现的男性患者伴有促性腺激素非依赖性性早熟，突变部位常为 Ala366Ser，这种突变基因表达的 G 蛋白于 37 ℃时被降解，但在 32 ℃（或 34 ℃）时仍可被活化。这说明在低温的睾丸组织中，Gsα 仍被激活，Leydig 细胞形成的 cAMP 增多，故导致性早熟。

2. 肢端肥大症和高功能性甲状腺结节

体细胞 Gsα 突变，由于 GTP 酶的"关闭"功能障碍而导致 Gsα 活化（生长激素瘤形成），类似的情况也见于散发性高功能甲状腺结节、甲状腺腺瘤、肾上腺皮质或卵巢肿瘤。

3. McCune-Albright 综合征（MAS）

生殖细胞 Gsα 突变引起的 MAS 往往不能存活，胚胎早期的体细胞 Gsα 突变（Arg201Cys），许多组织中的 cAMP 生成过多，细胞的分化和增殖过度（主要为内分泌细胞和黑色素细胞）。累及的组织多少、病情的严重程度与突变发生的时期有关。

（三）核受体突变

许多激素的核受体突变可引起相应激素抵抗综合征。例如，雄激素受体功能障碍分为 5 种类型，不同类型的临床表型差别较大。雄激素与 AR 结合障碍时，多数患者表现为完全性睾丸女性化，少数患者表现为不完全性睾丸女性化，极少数仅表现为尿道下裂；雄激素—雄激素受体复合物与 DNA 结合障碍时，多数患者表现为完全性睾丸女性化，部分患者表现为不完全性睾丸女性化或伴有前列腺癌；受体蛋白分子截短多表现为不完全性睾丸女性化，而改变配体的特异性可表现为男性不育或部分性 AIS。AR 后信号转导功能缺陷的患者一般仅有轻度 AR 功能失常的实验室表现不引起完全型雄激素不敏感综合征（AIS），而且在大剂量雄激素的诱导下，可使 AR 功能有所恢复，说明机体自身具有很强的受体功能代偿作用。

（四）激素抵抗和受体后信号传递异常

胰岛素受体以降调节的负反馈方式调节胰岛素浓度的升高。此外，肥胖者的单核细胞和脂肪细胞膜胰岛素受体数目减少，但用药物抑制胰岛素分泌后，这些细胞膜上的受体数目又可恢复正常。同时，肥胖者的胰岛素受体后也有抵抗，表现为胰岛素的生物作用减弱。受体与激素结合后，通过各种反应途径可使其他受体的结合敏感性（亲和力和结合力）下降，这种调节现象称为"受体失敏"，由于激素抵抗或受体后信号传递功能异常，可使"受体失敏"作用持续存在或受体不能致敏，均可导致疾病。

（五）激素专一性丢失

1. 激素受体的特异性改变

激素受体对激素来说是特异的，专一的受体只与专一性激素结合是激素特异性的基础。但在整体的复杂环境下，激素受体的专一性具有多变和可调的特点。大多数受体被激素激活后，通过信息转导途径将激素的信息下传。通常各转导途径的生物作用是不同的，可分别调节细胞的分化、增殖、细胞的可塑性及靶激素的分泌等。但在具体的组织中，不同的细胞类型存在同一激素的受体，这些细胞的信息转导途径可以相同或不同，细胞对同一激素刺激的特异性来源于不同的受体类型和反应类型。由于多种激素共用一条信息传递途径及细胞各种激素信息传导的途径小一，细胞与细胞、受体与受体、转导途径与转导途径之间的交互影响使激素的调节作用变得十分精细而复杂。

2. 受体信号对话

某一细胞或某一细胞团的活动并不能决定该组织的生物反应性，细胞与细胞之间还存在复杂的信息"对话"，即细胞间的耦联或相互作用，这一过程主要是靠局部的细胞因子来完成的。例如，内脏脂肪素（visfatin，52 kD）与胰岛素（6 kD）的分子量相差悬殊，但它们均可与胰岛素受体结合，这也是一种特殊的"对话"现象。

3. 激素—受体的交叉结合

细胞因子的主要作用是调节细胞的分化和增殖。细胞因子有两类受体。Ⅰ类受体的特点是胞外的结合区的同源序列多，这类细胞因子包括白细胞介素、血细胞生成因子、各种生长因子、瘦素、神经营养因子、肿瘤抑制因子 M、白血病抑制因子和心肌生长因子等。干扰素受体的结构较特殊，因而单独称为细胞因子的Ⅱ类受体。由于同类激素、不同激素和细胞因子的综合而复杂的网络性调节作用，在某些情况下，激素—受体结合的专一性和激素生物作用的特异性可部分或完全丧失，称为专一性丢失综合征（specificity spillover syndrome，

SSS）。SSS 发生的机制未完全阐明，由于一些激素家族的结构类似，激素与相关的受体低亲和力—高受体结合力结合，出现激素—受体结构的交叉结合现象。激素—受体专一性丧失综合征的常见原因和临床综合征见表 1-7。

表 1-7　与肽类激素有关的专一性丢失综合征

项目	交叉结合的受体	临床综合征
GH	PRL	肢端肥大症伴乳溢
胰岛素	IGF-1（卵巢）	雄激素增多症伴胰岛素抵抗
胰岛素	IGF-1（?）	糖尿病母亲分娩的巨婴
IGF-2	胰岛素和/或 IGF-1	肿瘤性低血糖症
ACTH	MSH	原发性肾上腺皮质功能减退伴皮肤色素沉着
hCG	TSH	甲亢（TSH 依赖）伴滋养层细胞肿瘤/hCG 相关性甲亢

4. 激素受体专一性丢失综合征

SSS 还可存在于其他疾病中，引起各种内分泌疾病。例如，雄激素受体缺陷除导致男性女性化或女性表型外（部分或完全性睾丸女性化），受体蛋白的单个氨基酸替换有时仅引起受体功能的部分障碍（如仅表现为受体与 DNA 结合后的离解加速）或出现受体的特异性丢失。脊髓—延髓—肌肉萎缩症患者出现受体的谷氨酰胺重复序列，雄激素受体功能减弱。晚期前列腺癌时，肿瘤细胞的雄激素受体活化性突变，这种受体在许多非雄性类固醇物质甚至非类固醇物质的作用下表达出雄激素的生物作用。

雄激素受体点突变的表现型差异显著，轻者可仅有生物作用的部分减弱或仅表现为男性不育症，而重者可导致完全性睾丸女性化，这主要与点突变的部位（配体结合区为突变热点）和突变后的受体空间构象异常程度有关。人们利用肽类激素受体的专一性和专一性丢失现象来开发新的药物，已经取得不少成就。例如，G 蛋白是 G 蛋白偶联受体的效应体，用外源性化学物质来干扰（阻滞或强化）G 蛋白与受体的结合亲和力可研究药物的不良反应，开发 G 蛋白拮抗剂或激动剂。由于各组织的 G 蛋白亚型不同，还可开发出许多选择性 G 蛋白激动剂。

（六）内分泌疾病与自身免疫反应

受体抗体可见于 1 型糖尿病、特发性肾上腺皮质功能减退症、慢性淋巴细胞性甲状腺炎、格雷夫斯病和特发性甲状腺功能减退症等，抗受体抗体和其他自身抗体是相关疾病的诊断标志物。受体抗体对激素来说，可为兴奋性（如 TSAb）或抑制性（如 T_3 受体抗体），或既有兴奋性也有抑制性抗体存在（如 TSH 受体抗体、糖转运体抗体等）。激素或激素受体的自身抗体既可阻滞激素的作用，也可模拟激素的生物作用而引起功能亢进症（如格雷夫斯病、自身免疫性低血糖症等）。

抗受体抗体或受体配体可用来诊断和治疗内分泌疾病、内分泌肿瘤以及激素依赖性肿瘤。铟标记的奥曲肽（^{111}In-Octreotide）可用于生长抑素受体阳性细胞的标记，用于诊断和治疗神经内分泌肿瘤。利用激素受体拮抗性抗体还可治疗各种肿瘤或其他疾病，如用血管内皮细胞生长因子（VEGF）受体-2 抗体可抑制肿瘤的浸润，用雌激素受体调节剂（selective estrogen receptor modulator，SERM）可治疗乳腺癌和骨质疏松症，用血管紧张素-2 受体拮抗剂（氯沙坦）可治疗硬皮症伴肾衰竭危象，用细胞间质黏附分子-1（ICAM-1）抗体和内皮素 A 受体拮抗剂可治疗重症急性胰腺炎等。近 10 多年来，人们又在 SERM 的基础上，开发了选择性雄激素受体调节剂（selective androgen receptor modulator，SARM），使其应用不需要担心对前列腺的不良反应。SARM 分为类固醇和非类固醇两种，后者不以芳香化酶或 5α-还原酶为反应底物，对肌肉和骨组织属于完全性雄激素受体激动剂，而对前列腺有部分刺激作用，有望成为新的促进合成代谢的药物。

五、激素转运与代谢异常

在一般情况下，激素转运和代谢异常可被代偿而不引起明显的临床疾病，但在一些特殊情况下，尤其在肝肾功能障碍时可因激素的降解减慢而导致病变。

（一）甲状腺素结合蛋白突变

T_3、T_4 与甲状腺结合蛋白（TBG）的结合是可逆的。血中 TT_4 浓度受 TBG 的影响最明显，TBG 增加导致 FT_4 下降。TBG 增加主要见于先天性高 TBG 血症、使用外源性雌激素或妊娠时。TBG 降低主要见于雄激素和糖皮质类固醇增多以及蛋白营养不良、肾病综合征、肝硬化、甲亢等情况。TBG 在肝中合成，TBG 基因缺陷可引起 3 种遗传性 TBG 病，即完全性 TBG 缺乏症、部分性 TBG 缺乏症和 TBG 增多症。在 16 种 TBG 变异型中，已有 12 种的原因被查明。甲状腺激素转运蛋白（transthyretin，TTR）异常可被误诊为甲状腺功能减退症或甲亢，确诊的主要指标是血清 TBG、TTR、白蛋白、FT_4 测定及基因分析。

TTR 的基因突变较常见，目前已鉴定出 40 多种突变类型，绝大多数伴有淀粉样物沉着症，突变的最常见位点是 Met30，TTR 突变并不直接导致甲状腺功能异常。

（二）皮质醇结合球蛋白的影响

皮质醇结合球蛋白（CBG）在肝脏合成，主要与皮质醇结合。正常情况下，其他的内源性类固醇极少与 CBG 结合，但妊娠时，孕酮可与 CBG 结合，除了泼尼松（强的松）外，其他人工合成的糖皮质类固醇不与 CBG 结合。高雌激素血症（妊娠、服用雌激素、口服避孕药等）、甲亢、糖尿病等情况时血 CBG 增多。家族性 CBG 缺乏症、甲状腺功能减退症、肝肾功能不全时，血浆 CBG 下降。CBG 基因突变（如 CBG-Lyon）使 CBG 结合亲和力下降。CBG 突变（Leuven 突变、Lyon 突变和无效突变）使 CBG 的结合力明显降低。

（三）生长激素结合蛋白与 GH 抵抗综合征

可溶性受体组分即生长激素结合蛋白（GHBP），GHR 经酶裂解后，游离于血浆中。血浆 GHBP 水平可反映肝组织的 GHR 浓度，但不一定能反映 GHR 的功能。年龄、营养状况、血 GH 水平、胰岛素和性激素对 GHBP 浓度有影响。GH 抵抗综合征（如肝硬化、肾功能不全、糖尿病、甲状腺功能减退症、营养不良症和重症急性疾病等）时，血 GHBP 下降。

（四）维生素 D 结合蛋白多态性与疾病

血液维生素 D 结合蛋白（VDBP）浓度远高于维生素 D。VDBP 参与免疫反应，与补体成分 C5a 一起化学趋化免疫细胞，非唾液酸糖化形式的 VDBP 还可促进巨噬细胞活化。VDBP 基因的某些多态性类型与慢性阻塞性肺疾病、糖尿病、骨质疏松及自发性骨折有关。Pima 印第安人的 VDBP 基因变异（Gclf、Gcls、Gc2）与 2 型糖尿病有关。多发性创伤、多发性骨髓瘤、暴发性肝衰竭时，细胞内的肌动蛋白大量释放入血，严重时可导致多发性器官衰竭，血清 VDBP（Gc 球蛋白）可用于这些患者的预后估计，VDBP 明显下降者的预后不良。

（五）IGFBP 和 IGFBP 相关蛋白异常

体内至少存在 6 种 IGFBP 和 9 种 IGFBP 相关蛋白（IGFBP-rP）。一方面，IGFBP 与 IGF 受体竞争，结合 IGF，故对细胞的生长和代谢有间接影响（IGFBP 的 IGF 依赖性作用）。另一方面，IGFBP 也有其他重要的直接作用（IGFBP 的非 IGF 依赖性作用）。

1. IGFBP-1

GH 通过改变胰岛素对 IGFBP-1 的基因表达而影响其作用，血中的 IGF-1 浓度受 IGFBP-1 的调节。IGFBP-1 过度表达，血浓度升高可导致生长障碍（如宫内发育迟缓和慢性肾衰竭），肥胖和胰岛素抵抗者的 IGFBP-1 升高，因而测量血浆 IGFBP-1 有助于协助这些疾病的诊断。IGFBP-1、IGF、胰岛素、性激素和细胞因子一起调节月经周期、排卵过程和胎儿的生长发育。成年以后，IGFBP-1 调节血液的瘦素浓度，饮酒可降低 IGFBP-1 的生物可用性，口服雌激素使血 IGFBP-1 升高。

2. IGFBP-2

血 IGFBP-2 水平与年龄关系密切，新生儿和老年人较高，青春期发育、未经治疗的 1 型糖尿病、肢端肥大症及使用地塞米松时下降。血清 IGFBP-2 升高主要见于生长激素缺乏、禁食、应用 IGF-1 后、肝衰竭和胰岛素瘤等，慢性肾衰竭、非胰岛细胞瘤性低血糖、白血病时常显著升高。一般 IGFBP-2 和 IGFBP-3 有反变关系，与 IGF-2 为正变关系。IGF-2 可能是血 IGFBP-2 的主要调节物，对 GH/IGF-1 有反馈抑制效应。

3. IGFBP-3

重症疾病时，血 IGF-1 和 IGF-2 下降，IGFBP-3 正常而 IGFBP-1 升高。如病情进一步发展，IGF-1、IGF-2 和 IGFBP-3 均明显降低（IGFBP-1 显著升高）。AIDS 和重症糖尿病时，IGFBP-3 降解加速。晚期肝肾疾病时，儿童的生长发育停滞，此与 GH 抵抗和 GH/IGF-1 的作用减弱有关。GH/IGF-1 和胰岛素为促进细胞分化和个体纵向生长的两个主要调节系统，它们的作用是互相依赖、相互影响的。GH 抵抗时，肝生成 IGF-1 减少，糖尿病时，IGFBP-3 降解增多。经胰岛素治疗后这些异常可被逆转，GH 分泌减少，GH 敏感性增加。如仍不能恢复，可用 IGF-1 和 IGFBP-3 治疗。血 IGF-1 和 IGFBP-3 可作为儿童生长发育和营养状态的评价指标。此外，流行病学资料显示，血 IGF-1 升高，IGFBP-3 下降者发生前列腺癌、乳腺癌、结直肠癌、肺癌的危险性增加。

4. 其他 IGFBP 和 IGFBP-rP

在卵巢和乳腺中，各种 IGFBP 之间的平衡，IGFBP、IGF-1 和 IGF-2 的调节为维持正常功能所必需，调节紊乱可导致多囊卵巢综合征甚至与肿瘤的发生有病因关系。非胰岛素瘤性肿瘤所致的低血糖症主要与 IGF-2 分泌过多有关。血管外皮细胞瘤分泌的 IGF-2 为巨 IGF-2，这种巨 IGF-2 可与 IGFBP-3 形成大分子复合物。在通常情况下，IGFBP-6 为 IGF-2 作用和肿瘤细胞分化的特异性抑制物，肿瘤细胞还可分泌大量的 IGFBP-6，是导致低血糖症的重要病因。

目前已发现至少 9 种 IGFBP-rP。这些 IGFBP-rP 可在内皮细胞、血管平滑肌细胞、骨、软骨、肝、肺及一些肿瘤中表达，与 IGF 或 IGFBP 作用，调节细胞的分化、增殖和凋亡过程，与组织的重建和修复也有密切关系。

（六）性类固醇激素结合球蛋白和 PRL 结合蛋白异常

在血液中，仅少量雄激素和雌激素为游离状态，大部分性腺类固醇激素与血清蛋白结合，主要的结合蛋白为结合球蛋白（SHBG），约38%的睾酮与白蛋白结合，60%与SHBG结合。SHBG来源于肝，雌激素和TH增多、肝硬化时其血浓度增加，应用雄激素、甲状腺功能减退症、GH增多或肥胖时血SHBG降低。血浆中的SHBG是性腺类固醇激素生物可用性的主要调节物。近年来发现，在雄激素和雌激素的靶细胞膜上还存在SHBG的受体。SHBG膜受体可能是G蛋白偶联受体家族中的一种，第二信使为cAMP，并与性激素作用有直接关系。一般认为，在靶细胞中，SHBG/SHBG受体（SHBGR）系统的作用是性腺类固醇激素以外的一种辅助调节因素，抑制或增强二氢睾酮或雌二醇的生物作用。在前列腺，雌二醇可活化SHBG/SHBGR复合物，并促进复合物与雄激素受体的"信号对话"，激活雄激素受体（可能不依赖于二氢睾酮）。在雌激素依赖性乳腺癌组织中，SHBG与SHBG受体结合后，活化cAMP和PKA，可抑制雌激素诱导的癌细胞增殖。因此，SHBG具有抗雌激素和抗细胞增殖作用。

血清PRL结合蛋白有3种分子形式（27 kD、50 kD、160 kD），其中27 kD和50 kD组分分别是免疫球蛋白 G_1（IgG_1）的轻链和重链，在正常人（尤其是孕妇）的血清中，还存在抗PRL自身抗体。GHBP也可与PRL结合，但结合亲和力较低。

（七）激素分泌感受器突变

激素分泌感受器突变可引起甲旁亢（PTH分泌过多）、先天性低血糖症（胰岛素分泌过多）、先天性甲亢（甲状腺激素分泌过多）和先天性睾酮中毒症（雄激素分泌过多），见表1-8。

表1-8　激素分泌感受器突变引起的激素过多分泌综合征

综合征	突变型感受器	配体	不被抑制的分泌激素
家族性低钙尿症性高钙血症	CaR	Ca^{2+}	PTH
新生儿重症甲旁亢	CaR	Ca^{2+}	PTH
婴幼儿持续性低血糖症性	SUR1	葡萄糖	胰岛素
高胰岛素血症（PHHI）	KIR6.2	葡萄糖	胰岛素
高胰岛素血症（PHHI）	GK	葡萄糖	胰岛素
高胰岛素血症（PHHI）	GLUD1	葡萄糖	胰岛素
新生儿甲亢	TSHR	TSH	T_3/T_4
睾酮中毒症	LHR	LH	睾酮

六、其他内分泌代谢疾病

（一）多种激素分泌或代谢异常并存

垂体功能不全时可同时出现LH、FSH、TSH、GH等的缺乏，多发性内分泌肿瘤综合征则表现为多种内分泌激素的分泌增多，而多发性自身免疫性内分泌综合征可表现为多腺体功能减退或功能减退伴功能亢进综合征。但是，激素分泌性内分泌肿瘤单凭临床表现不能确定其激素分泌类型，也不能确定肿瘤的良、恶性。

（二）激素代偿性分泌增多

妊娠期、哺乳期或青春发育期碘需要量增多，甲状腺激素消耗增加，通过 TSH 分泌增多代偿，可引起甲状腺肿大，但甲状腺功能正常。慢性肾衰竭者可继发 PTH 分泌亢进，早期可无明显内分泌功能异常的临床表现，血 PTH 升高，但血钙、磷多正常，晚期则有骨骼的广泛性损害。但是，有些内分泌疾病缺乏激素异常表现，如亚急性甲状腺炎、无功能性甲状腺结节（或肿瘤）、空泡蝶鞍综合征、肾上腺"意外瘤"、原发性骨质疏松症（大部分病例）和类癌瘤等。

（三）医学干预导致的内分泌疾病

手术切除甲状腺过多可引起甲状腺功能减退症，切除甲状旁腺可引起甲旁减，头颈部放疗可引起垂体功能减退，长期应用糖皮质激素可诱发糖尿病、骨质疏松症，服用过量维生素 D 制剂常导致肾石病和肾衰竭，含巯基化合物可诱发自身免疫性低血糖症，用碳酸锂治疗精神分裂症可伴有锂相关性甲状腺功能减退症等。

（四）非内分泌腺或非内分泌细胞病变

由于体内非内分泌腺或非内分泌细胞病变引起的代谢内分泌疾病并不少见。如果不考虑体内器官或组织病变所致的内分泌功能变化，这类疾病主要见于体细胞或生殖细胞内与物质或能量代谢有关的酶类或细胞器的遗传性代谢性疾病。例如，线粒体呼吸链氧化磷酸化（OXPHOS）复合物基因突变性疾病（如线粒体 DNA 重排所致的尿崩症—糖尿病—视神经萎缩—神经性耳聋综合征，即 Wolfram 综合征；线粒体 tRNA 点突变所致的乳酸性酸中毒，即 MELAS 综合征等）以及肾小管上皮细胞电解质转运障碍性疾病等。部分非内分泌腺非内分泌细胞性代谢内分泌疾病属于受体病（受体后缺陷）范围，部分则可统称为代谢性疾病。

（王　驰）

第二章　下丘脑疾病

第一节　下丘脑综合征

一、概述

（一）病因

下丘脑的功能复杂，下丘脑综合征的临床表现多样，本病发病有先天性因素和后天性因素，也有器质性和功能性原因。

1. 先天性损害和遗传性因素

先天性与性发育不全有关的疾病有家族性嗅神经—性发育不全综合征（Kallmann syndrome）、肥胖性生殖无能综合征（Frohlich syndrome）、伴性早熟的骨纤维结构不良症（先天性多骨纤维性增生不良，Albright syndrome）、性幼稚—色素性网膜炎—多指畸形综合征（Laurence-Moon-Biedl syndrome）、主动脉瓣上狭窄综合征等，可引起本综合征。下丘脑分泌激素缺乏性疾病，如下丘脑性甲状腺功能低下、下丘脑性性腺功能低下等均可导致下丘脑综合征。

2. 颅脑感染和炎症性疾病

常见的疾病有病毒性、细菌性脑炎和脑膜炎、脑脊髓膜炎、脑脓肿、天花、麻疹、水痘、狂犬病疫苗接种、组织胞浆病等。坏死性漏斗部—垂体炎（necrotizing infundibulo-hypophysitis）常见于男性，为组织坏死、纤维化及慢性炎症性疾病，也可引起下丘脑综合征，表现为腺垂体功能减退及中枢性尿崩症，对放疗及糖皮质类固醇治疗不敏感。

3. 肿瘤

常见有颅咽管瘤、松果体瘤与异位松果体瘤、神经纤维瘤、神经节细胞瘤、浆细胞瘤、髓母细胞瘤、星形细胞瘤、漏斗瘤、生殖细胞瘤、垂体瘤向鞍上扩展（发展、生长、伸长）、血管瘤、外皮细胞瘤、恶性血管内皮瘤、第三脑室囊肿、脑膜瘤、脂肪瘤、转移性癌肿、白血病、淋巴瘤及错构瘤、畸胎瘤等。

4. 退行性变

结节性硬化、脑软化、神经胶质增生等。

5. 血管性病变

脑动脉硬化、脑栓塞、脑出血、血管炎、垂体卒中、血管瘤、动静脉畸形等。

6. 肉芽肿性损伤

结核瘤、结节病、嗜酸性肉芽肿、网状内皮细胞增生症、慢性多发性黄色瘤等。

7. 脑代谢病

急性间歇发作性血卟啉病、二氧化碳麻醉等。另外，原发性脑脊液压力过低或脑脊液压力增高可伴发溢乳症。胰岛素抵抗与代谢综合征有可能影响下丘脑功能，导致下丘脑综合征。

8. 物理因素

颅脑外伤或脑外科手术使垂体柄断裂或损害下丘脑，头颈部肿瘤的放射治疗引起下丘脑神经组织的坏死。

9. 药物

长期、大量服用氯丙嗪、多潘立酮、利舍平及避孕药等类药物可引起溢乳—闭经综合征。

10. 功能性障碍

精神创伤、环境变化等原因可发生神经源性闭经或阳痿伴有甲状腺功能和（或）肾上腺皮质功能低下。

（二）临床表现

下丘脑的生理功能主要包括以下3个方面：合成和分泌调节垂体功能的释放激素和释放抑制激素、抗利尿激素等；调节交感神经和副交感神经的最高中枢；为人体重要生命活动（如能量平衡和营养物的摄取，觉醒与睡眠，体温调节，情感行为，性行为，生物钟等）的调节中枢之一。因此，下丘脑功能紊乱会出现一组以内分泌代谢障碍，体温及睡眠等调节异常，自主神经功能紊乱等为主要表现的临床综合征。

1. 首发症状

以尿崩症为最多，其次为头痛、视力下降、性功能紊乱（包括性早熟、发育延迟、发育不全及不发育），其次为肥胖和嗜睡，少见的首发症状有发热、智力减退、摄食异常（多食、厌食）、精神或情绪紊乱、昏迷。临床上表现多样，主要包括原发病的症状、神经系统症状及内分泌功能异常。

2. 原发病表现

如为鞍上区肿瘤、第三脑室前部肿瘤，极易侵及下丘脑，可引起尿崩症、视力减退、头痛、呕吐、颅内压增高症；如为结核性脑膜炎，则有低热、盗汗、红细胞沉降率增快、颈项强直、克氏征阳性等脑膜刺激征。

3. 神经系统功能紊乱

下丘脑神经系统症状是下丘脑调节功能受损的表现。不同部位的下丘脑核团神经元受损时，表现不同的调节功能障碍。

（1）睡眠障碍：大多数患者表现为嗜睡，少数表现为失眠。嗜睡的类型包括：①发作性睡眠，患者不分时间和场地可随时睡眠发作，持续数分钟至数小时，最常见，多由脑外伤、脑炎等引起；②深睡眠症，可持续性睡眠数日至数周，睡眠发作期间常可喊醒吃饭、排便等，然后再度入睡；多见于下丘脑后部、脑干上端的疾病；③发作性嗜睡贪食征（Kleine-Levin syndrome），患者睡眠时间持续数小时、数日，于深睡眠醒后暴饮暴食，多肥胖；④睡眠颠倒，白天嗜睡，夜间兴奋，可见于下丘脑后部感染。

（2）摄食障碍：病变累及腹内侧核或结节部附近，患者出现多食，进而肥胖，常伴生殖器发育不良（肥胖生殖无能症）。肥胖以面、颈及躯干部最显著，肢体近端次之，手指纤细，皮肤细腻，骨骼过长，智力减退，性器官发育障碍，可并发尿崩症。病变累及下丘脑外侧、腹外侧核时有厌食、体重下降、皮肤萎缩、毛发脱落、心动过缓、肌肉软弱、怕冷、基础代谢率降低等。

（3）体温调节失常：可表现为低热、体温过低或高热。低热通常在 37.0 ℃左右。体温过低时降至 36.0 ℃以下，见于血管瘤。高热呈弛张型或不规则型，可达 41.0 ℃以上，高热时肢体冰冷，躯干温暖，有些患者甚至心率与呼吸可保持正常，一般退热药无效，但氯丙嗪和大剂量的氨基比林可退热，物理降温可能有效。

（4）精神障碍：腹外核及视前区有病变时，常表现过度兴奋、哭笑无常、激动、定向力障碍、幻觉、抽搐及易激怒等；乳头体受损时，可出现柯萨可夫综合征，又称遗忘综合征，表现为近事遗忘、虚构症和定向障碍，但意识尚清楚；下丘脑前部受损时，还可引起躁狂症，可见于颅脑手术、外伤。

（5）其他：常见有头痛，多汗或汗闭，手足发绀，括约肌功能障碍。下丘脑部畸胎瘤、大脑胶质瘤患者，可发生间脑性癫痫。视交叉受损时，可伴有视力减退、视野缺损或偏盲，血压时高时低，周期性低血压，间歇性发作的直立性低血压、阵发性高血压、阵发性室上性心动过速、窦性心动过速、心动过缓等；下丘脑的自主神经纤维受损时，可引起胃及十二指肠消化性溃疡；间脑神经胶质瘤出现严重的神经胶质增生时，表现腹泻、下肢皮肤病变、低体温、睡眠节律异常。

4. 下丘脑—垂体—靶腺内分泌功能紊乱

下丘脑综合征可引起下丘脑释放（抑制）激素分泌障碍、垂体及靶腺内分泌功能紊乱，表现为完全性下丘脑激素分泌缺乏或单一性下丘脑激素分泌缺乏或亢进症。多种下丘脑释放激素缺乏引起全腺垂体功能减退，造成生长发育障碍（青春发育前），性腺、甲状腺和肾上腺皮质功能减退。促甲状腺素释放激素（TRH）分泌失常引起下丘脑性甲状腺功能亢进症或下丘脑性甲状腺功能低下症；促肾上腺皮质激素释放激素（CRH）分泌失常引起肾上腺皮质增生型皮质醇增多症；生长激素释放激素（GHRH）分泌亢进引起肢端肥大症或巨人症；分泌减退导致身材矮小。催乳素（PRL）释放因子分泌过多发生溢乳症或溢乳—闭经综合征及性功能减退，男子乳房发育征。催性腺激素释放激素（GnRH）分泌过多引起性早熟，减退者在女性引起神经源性闭经、月经失调、不育、性欲减退，在男性引起生殖无能、营养不良症、性功能减退、Kallmann 综合征等。血管升压素（VP）分泌过多者引起抗利尿激素分泌不适当综合征，减退者表现为尿崩症。

（三）辅助检查

1. 脑脊液检查

肿瘤引起本病时，脑脊液中蛋白含量可增高，脑脊液压力可升高，炎症所致者，细胞数可增加，胚组织瘤位于鞍上者，瘤细胞可脱落至脑室及蛛网膜下隙，脑脊液可找到瘤细胞、结核瘤；结核性脑膜炎时，脑脊液中蛋白含量增高，也可能找到抗酸杆菌或脑脊液培养结核杆菌阳性。

2. 垂体及靶腺内分泌功能测定

通过测定血清激素水平，了解有无垂体功能减退及性腺、甲状腺、肾上腺皮质继发性功能减退。

（1）性腺：可测定卵泡刺激素（FSH）、黄体生成素（LH）、睾酮、雌二醇。

（2）甲状腺：可测定促甲状腺素（TSH）、总三碘甲腺原氨酸（TT_3）、总四碘甲腺原氨酸（TT_4）。

（3）肾上腺皮质：可以测定促肾上腺皮质激素（ACTH），血、尿皮质醇，24 小时尿 17-羟皮质类固醇（17-OHCS）及17-酮类固醇（17-KS）。

3. 下丘脑—垂体功能测定

可行 TRH 兴奋试验、LHRH 兴奋试验、CRH 兴奋试验，判断病变在垂体还是在下丘脑。病变在垂体时，对应的垂体和靶腺激素均无升高反应；病变在下丘脑时，均呈延迟升高反应。

4. 影像学检查

影像学检查包括颅骨 X 线摄片、脑血管造影、脑室造影、气脑造影、MRI 检查、CT 扫描、经颅多普勒彩色超声检查等，以探知颅内病变的部位和性质。

（四）诊断

下丘脑综合征应在排除单一靶器官或垂体自身的病变及全身性疾病后才能考虑。

1. 可能的疾病

临床上，遇有下列情况应考虑下丘脑疾病的诊断。

（1）不能用单一的靶腺或单纯垂体损害解释的内分泌症状和体征。

（2）内分泌紊乱症状伴有多食肥胖、消瘦、厌食、嗜睡、精神失常及体温异常而不能用其他疾病解释；或有以下其中 3 项共存时应高度怀疑此病：性功能紊乱、尿崩症、多食肥胖、精神失常。

（3）颅内压增高伴视力下降或视野缩小，合并尿崩症、性功能低下、乳溢者。

（4）生长发育不良、性腺发育不全、嗅觉消失、畸形者。

2. 病因诊断

往往要结合病史、症状、体征、实验室检查及其他辅助检查等综合分析。就发病率而言，以肿瘤居首位，其中最常见的为颅咽管瘤和异位松果体瘤；其次是外伤和先天性疾病；再次是炎症、肉芽肿和物理因素等。先天性病变可有连锁症状，如嗅觉消失、畸形、发育迟滞，可能是 Kallmann 综合征。

3. 功能诊断

下丘脑功能异常与病变的部位密切相关，常见临床表现与病变部位如下。

（1）下丘脑前部：摄食障碍。

（2）视前区受损：自主神经功能障碍。

（3）下丘脑前部视前区受损：高热。

（4）下丘脑前部及视上核、室旁核：尿崩症，特发性高钠血症。

（5）腹外侧区受损：厌食，体重下降。

（6）腹内侧区受损：贪食，肥胖，性格改变。

（7）下丘脑腹内侧延向正中隆起受损：性功能低下，ACTH、GH、PRL 的分泌异常，尿崩症。

（8）下丘脑后部受损：意识改变，嗜睡，低体温，运动功能减退。

（9）垂体柄：尿崩症，部分或全部垂体功能减退。

（10）乳头体：精神失常，记忆障碍。

4. 病理诊断

肿瘤手术或尸检后可有明确的病理诊断。

（五）鉴别诊断

要注意与原发性甲状腺、性腺、肾上腺、神经垂体受损、腺垂体功能低下、神经衰弱、精神分裂症、颞叶癫痫等相鉴别。厌食伴消瘦应注意与慢性消耗性疾病鉴别，肥胖注意与单纯性肥胖、皮质醇增多症相鉴别，发热必须排除其他原因所致发热，情感及精神异常与原发性精神病、甲状腺功能亢进症等应注意区别。

（六）治疗

1. 病因治疗

切除肿瘤、控制炎症、停用致病药物、精神心理治疗等。

2. 纠正内分泌与代谢的障碍

（1）功能亢进：以去除病因最为重要，药物的疗效非常有限。治疗高泌乳素血症、肢端肥大症，有时可用溴隐亭。

（2）功能减退：去除病因，药物替代治疗。①皮质醇减少症，氢化可的松每日 20 ~ 40 mg；②甲状腺功能减退症，甲状腺片每日 15 ~ 60 mg，或左甲状腺素每日 15 ~ 150 μg；③性功能减退，性幼稚者可试用黄体生成素释放激素（LHRH）间歇性治疗；每 60 ~ 90 分钟泵入小量的 LHRH；成年女性用人工周期；成年男性用丙酸睾酮替代治疗；④垂体性侏儒，首先需去除病因，用生长激素 0.1 U/（kg·d），每晚皮下注射，对 10 岁以下的患者疗效较好；⑤全垂体功能减退，先改善肾上腺系统，其次甲状腺系统，最后是性腺系统；⑥尿崩症，轻者可服用氢氯噻嗪 75 mg/d，重者可用加压素治疗。

（3）对症治疗：肥胖者应节食和运动，必要时应用减肥药。发热者用物理降温、氯丙嗪、苯巴比妥，严重者可进行人工冬眠。

（七）预后

根据不同病因和是否早期发现，其预后不一，恶性肿瘤或转移性病灶所致者预后较差。

二、肥胖性生殖无能综合征

肥胖性生殖无能综合征，又称 Frohlich 综合征、Babinski‐Frohlich 综合征、Leaunois‐Cleret 综合征、肥胖性生殖无能性营养不良症、脑性肥胖症，以幼儿、学龄期男童多见，以肥胖—性器官发育不良、尿崩等为其特征。

（一）病因

多在青春期前发病，主要表现为肥胖及性腺不发育，以神经内分泌功能紊乱为特征。最常见的病因为颅咽管瘤，其次为嫌色细胞性腺瘤、结核性脑膜炎脑炎、脑膜瘤、慢性脑积水、胆脂瘤、先天性缺陷小头畸形等，偶尔可为颅底创伤。也可能无明显原因。严重下丘脑受损可引起功能失调，性发育延迟的男性大多没有神经症状，多数性发育延迟的男性无下丘脑的损伤。

（二） 发病机制

肥胖性生殖无能综合征的性功能低下属于下丘脑源性的，多种原因使下丘脑黄体生成素释放激素（LHRH）分泌障碍，导致黄体生成素（LH）及卵泡刺激素（FSH）分泌减少，而继发性腺功能低下。动物实验表明，累及正中隆起时促性腺激素释放激素（GnRH）分泌低下，性功能不全，生殖器萎缩。肥胖发生的原因则不是由于缺乏某种垂体激素而是由于下丘脑的损害。动物实验表明，损坏下丘脑的腹内侧核及正中隆起，患者的饱感丧失而多食、肥胖。累及腹内侧核时，胰岛素分泌亢进，致使食欲亢进，多食而肥胖。

（三） 临床表现

多于青春期前发病，男女发病率相当，具有以下特点。

1. 肥胖

身躯呈不均匀性肥胖，肥胖的特点是躯干及肢体的近端部最为显著。乳房、下腹部和生殖器附近的脂肪组织特别增多，骨盆显得宽大，四肢相对细小，手指尖细。男性患者呈女性体型。

2. 性腺发育不全或性功能减退

（1） 男性：发育期阴茎、阴囊及睾丸仍不发育，呈小睾丸、小阴茎或隐睾，第二性征缺如；面部无胡须生长，音调不改变。

（2） 女性：闭经。青春期前发病者性器官及第二性征发育低下迟缓，发育期才发现无月经来潮，阴道及子宫皆不发育，第二性征推迟或不出现，生育能力丧失。成年后发病者性欲低下，第二性征逐渐减退，生育能力丧失。

3. 原发疾病表现

如原发疾病为肿瘤，则可由于视交叉受压迫而引起两颞侧偏盲；可有头痛、呕吐等症状；到晚期出现颅内压增高、眼底变化、视力减退、视野缩小。X 线检查可显示蝶鞍损坏或扩大。

4. 下丘脑综合征表现

由于下丘脑的损害，可伴有尿崩症、体温不稳定及嗜睡，智力大多正常，也可智力减退。

（四） 诊断

出现以下几点时应考虑本病。

（1） 一般有不匀称的肥胖，性功能减退。

（2） 血、尿液中促性腺激素减少或消失。

（3） 有颅内疾病的表现者，头部 X 线摄片及 CT、MRI 可显示肿瘤。

（五） 鉴别诊断

应与体质性青春期延迟、性腺病变所致的原发性性腺功能减退症伴肥胖及垂体单一性促性腺激素分泌不足（又称选择性垂体性性幼稚）所致的性功能幼稚症相鉴别，单纯性促性腺激素缺乏时 LHRH 兴奋试验无反应。

（六） 治疗

1. 原发病治疗

如为下丘脑或垂体肿瘤、视神经肿瘤，根据其性质，以及是否引起压迫症状考虑放射治疗或外科手术治疗。

2. 内分泌紊乱的治疗

性腺功能减退可用 LHRH、人绒毛膜促性腺激素（hCG）或性激素替代治疗。

（1）雄激素替代治疗：口服甲睾酮制剂 30 mg 或肌内注射丙酮睾酮 25 mg，每周 3 次。或选用肌内注射长效睾酮制剂，如庚酸睾酮，第 1 年，每次 50 mg，1～2 次肌内注射；第 2 年 100 mg，第 3 年 200 mg。女性患者可采用雌激素替代治疗。

（2）促性腺激素治疗：肌内注射 hCG 1 000～1 500 U，每周 3 次。最好的方法是应用人工合成的 GnRH 10 肽脉冲型自动输注泵间歇输注治疗，每次 12.5 mg，间歇 90 分钟自动输注 1 次。

（3）甲状腺功能低下时，以甲状腺激素制剂替代治疗。

（七）预后

取决于原发病的性质及治疗的早晚，早发现、早治疗可以恢复一定的性功能和生育功能。

三、嗅觉丧失—性发育不全综合征

家族性嗅神经—性发育不全综合征（familial olfactory-sexual aplasia syndrome）即嗅神经—性发育不全综合征（anosmia eunuchoidism），又称嗅觉丧失—性发育不全综合征（Kallmann syndrome）、失嗅类无睾综合征、嗅觉生殖器发育障碍综合征等。几乎全部见于男性患者。女性可能是基因携带者。家族中可有多人发病，也可有其他男性性功能正常而嗅觉缺失或失灵者，家族中的女性性功能正常但可有嗅觉失灵者。

（一）病因

嗅觉丧失—性发育不全综合征是一种先天性促性腺激素缺乏引起性腺发育不全，伴嗅觉缺失或减退的遗传性疾病。

（二）发病机制

可为 X-性连锁隐性遗传或为男性—常染色体显性遗传。部分患者脑组织病理检查可发现大脑嗅叶缺损或发育不全，睾丸间质细胞减少或缺如，曲细精管内无精子形成。从临床及病理材料中均未能发现下丘脑、垂体有明确的器质性病损。有学者认为患者促性腺激素缺乏可能为先天性下丘脑垂体功能缺陷。这种选择性促性腺激素分泌不足，致性幼稚症，伴嗅球发育不全致嗅觉缺失或失灵。依促性腺激素缺乏的严重程度可分为完全性或不完全性两型。

（三）临床表现

1. 先天性嗅觉缺失或失灵

对食醋、香水、氨水等芳香挥发性物质无嗅觉或嗅觉十分迟钝。

2. 性幼稚

在儿童期可发现睾丸很小，往往缺乏男孩气质，至青春期前后不出现第二性征，腋毛及阴毛缺如、稀疏或呈女性型分布，阴茎似幼童，睾丸发育不良。

3. 垂体分泌其他促激素的功能

均在正常范围，无甲状腺、肾上腺等功能异常的表现。

（四）辅助检查

1. 化验检查

血浆睾酮、血 FSH、尿 FSH 甚低或测不出。血促黄体生成激素释放激素（LHRH）兴奋试验可无反应。

2. 睾丸活检

可见间质细胞数目减少或完全缺乏，曲细精管内缺乏精子形成。

3. 脑电图检查

可见异常波形。

4. B 超检查

可发现性腺（睾丸或卵巢）和子宫发育不良、隐睾等。

（五）诊断

根据临床嗅觉缺失和性幼稚即可诊断本病。病理检查可见鼻黏膜嗅神经细胞发育不全，睾丸活检有助于诊断。

（六）鉴别诊断

应与其他性幼稚性疾病鉴别，伴有嗅觉的缺失和性染色体正常有助于诊断。

（七）治疗

可用绒毛膜促性腺激素和（或）雄激素治疗，可以出现第二性征发育，血睾酮浓度可升至正常值。嗅觉缺失或失灵无特殊治疗。

四、神经性厌食

神经性厌食是一种主要影响青年女性的慢性神经内分泌疾病，多由于特殊的精神心理变态、挫折及特殊的文化背景的影响而引起，其临床特征为患者因存在评价及其他认知障碍而自行节食减肥、导致体重减轻、严重的营养不良及下丘脑—垂体—性腺轴功能紊乱，是生理、心理、社会综合因素影响的结果。常见于 15～24 岁的青年妇女，一般 <25 岁。普通人群成年妇女中该病的患病率为 1%～2%，男女比例 1 ：9。

（一）病因

神经性厌食的病因多种，包括社会文化因素、心理因素、生物学因素共同作用的后果。多见于发达国家富裕阶层的青年妇女，提示社会文化因素在发病中起重要作用。审美观念、职场的竞争压力与成功期望都是重要发病因素。

神经性厌食患者存在对肥胖恐惧和形体评价障碍，并且存在个性缺陷。同时个体识别功能不全，不少神经性厌食患者尽管已很消瘦，但仍认为自己肥胖而继续节食，患者存在对自我体形持续过度评价的倾向，即存在"体像评价障碍"。患者希望苗条，害怕肥胖，主动节制饮食，甚至对食物产生厌烦感，于是出现体重下降，闭经及多种并发症。家庭与周围环境不协调，加重了病情发展。

（二）发病机制

神经性厌食患者的同胞罹患本病的概率增加约 5%，同卵双生子罹患本病的概率为一般同胞的 4～5 倍，同卵双生子均患本病的概率为 44%，而异卵双生子仅为 12.5%，表明遗传因素参与了神经性厌食的发病。厌食患者存在饱感、体温调节、内分泌功能方面的异常提示下丘脑功能异常。神经性厌食患者存在原发的下丘脑功能紊乱，主要证据有：①约 20% 的患者以闭经为首发症状，并非继发于消瘦，提示存在下丘脑—垂体—性腺轴功能紊乱；②垂体激素储备功能正常，但反应延迟；③AVP 分泌不稳定。易感个体在青春期前后遭遇的生物、心理方面的事件可通过下丘脑神经递质、内分泌或免疫方面的变化，导致神经性厌食心理和行为上的特征性表现。

（三）临床表现

1. 恐惧肥胖、厌食、消瘦

患者多有对肥胖恐惧。多数通过过度限制饮食、过度运动来减肥，有些患者甚至用自我诱吐和导泻来减肥，个别病例甚至拒食，体重丧失 25% 以上，皮下脂肪、体脂与肌肉组织明显减少，部分出现骨量丢失。患者对进食及体重减轻漠不关心，不理睬别人的规劝或安慰，不承认自己有病，享受拒食和极端消瘦，多数患者存在体像评价障碍。

2. 心理与行为异常

除了肥胖恐惧、体像评价障碍外，患者还存在严重的焦虑，情绪不稳定，抑郁，易偏激。感到自己能力不够，部分患者存在认知缺陷，抽象思维欠缺，不在乎饥饿的感受，否认疲乏，情感淡漠。

3. 全身性并发症

（1）因长期频繁呕吐，胃酸腐蚀食管，易并发食管炎、食管糜烂或溃疡，食管疝也常有发生。再进食时偶可致急性胃扩张、胰腺炎、胃肠道梗阻。进食不足可致便秘、结肠炎性肝功能异常。

（2）神经性厌食患者心脏功能异常可高达 87%，最常见的是心动过缓、低血压，由于慢性血容量减少和直立性体位改变，可致头晕、晕厥。有些因患者滥用利尿药、泻药导致电解质紊乱继而可致心律不齐甚至心力衰竭。严重的电解质紊乱偶可致心源性猝死。

（3）可出现肾小球滤过率及肾小管浓缩功能下降、血尿素氮增多、电解质平衡失调、失钾性肾病及水肿等，病情严重者因血浆清蛋白水平下降，导致低血容量性休克。由于神经性厌食患者体内雌激素减少，部分患者可出现尿频、尿急与夜尿增多等尿路刺激症状。

（4）闭经常发生于低体重患者。心理因素影响下丘脑功能，也可引起停经。下丘脑功能障碍是厌食症的突出特点，血浆 LH、FSH 基础水平下降，脉冲性释放减弱致卵巢释放雌激素减少。患者卵巢比正常人要小，当体重恢复正常时，卵巢可恢复正常。女性患者的血清睾酮水平正常，而男性患者则较低。

（5）在严重厌食症患者中可见血细胞数目减少。约 1/3 的患者有轻度贫血和血小板减少，2/3 的患者白细胞减少。

（6）由于雌激素分泌不足、胰岛素样生长因子-1（IGF-1）水平减低、营养不良、低体重和皮质醇分泌过多，患者可导致骨质疏松和病理性骨折。

（7）基础代谢率降低。约 50% 的患者血胆固醇过高，也有葡萄糖代谢的变化，表现为糖耐量减退和糖尿病。体温调节能力下降，特别是随环境温度变化而自动调节体温的能力较差。在寒冷环境中，产热增加不明显。而在炎热环境时，血管舒张不明显，可致体温上升。

（8）厌食症患者睡眠时间减少、早醒，类似于严重抑郁症时的表现。

（四）辅助检查

1. 内分泌功能检测

雌激素及黄体酮水平均低，无 LH 脉冲性分泌，GnRH 刺激后 LH 反应减低，连续注射可使其恢复反应及排卵。CRH 水平升高，皮质醇升高，50% 的患者皮质醇节律消失，地塞米松抑制试验可正常，也可无抑制反应，对 CRH 刺激的反应下降。GH 升高，IGF-1 下降。血浆 IGFBP-2 水平升高且与体重指数（BMI）呈负相关。自由脂肪酸（FFA）水平升高。T_3 下降，T_4 正常，rT_3 升高，TSH 正常但对 TRH 反应延迟，血 1，25（OH）$_2$D$_3$ 减少。血小板单胺氧化酶活性下降，提示存在 5-羟色胺能系统功能障碍。

2. 代谢指数

神经性厌食患者体内血浆天冬酰胺、谷氨酸、甘氨酸、蛋氨酸、苯丙氨酸和组氨酸水平明显升高，而精氨酸和半胱氨酸水平下降。

3. 影像学检查

头部 MRI 检查发现低体重期脑容积减少，尤以灰质为甚，这种灰质容积的减少被认为是不可逆的。

（五）诊断

1. 美国精神病学协会诊断标准

（1）体重低于理想体重的 85%（或体重指数 ≤17.5 kg/m²）。

（2）肥胖恐惧。

（3）对自己体形、体重的认知障碍。

（4）继发性闭经。

2. 中国学者提出的诊断标准

（1）发病年龄 <25 岁（最常见于 14~19 岁），女性占 95% 以上。

（2）厌食，日进食量 <150 g，体重丧失 25% 以上。

（3）对进食及体重持不关心态度，不顾饥饿，也不理睬别人的规劝或安慰，不承认自己有病，对体重丢失及拒食认为是享受，对极端消瘦认为是美观，常有低钾血症及心律失常。

（4）所有女性患者都出现闭经，约 25% 的患者闭经发生于体重大幅下降之前。

（5）没有其他身体上或精神上的疾病，这是诊断本病的先决条件。

（六）鉴别诊断

应与下列疾病鉴别。

1. 腺垂体功能减退症和艾迪生病

可有体重减轻、恶心、呕吐、腹痛、畏寒、闭经等，但内分泌功能异常较神经性厌食者严重，可伴有明显低血容量、低血钠甚至低体温。艾迪生病患者皮肤色素沉着，有皮质功能减退、低血糖、高钾血症；而神经性厌食患者皮肤呈黄色，有皮质功能亢进、高血糖及低钾血症。

2. 克罗恩病、口炎性腹泻

多有腹泻、大便异常等病史，并有相应的特异性临床表现。

3. 结核病

有体重减轻伴午后低热、盗汗等结核中毒症状，以及咳嗽、咳痰、胸痛等呼吸道症状，PPD-IgG、IgM 阳性，甚至发现结核病灶。

（七）治疗

治疗目标是恢复营养状况，治疗各种并发症，并注意纠正导致神经性厌食的心理和环境因素。患者常需要综合治疗，如营养、药物和心理治疗等。治疗开始前需要对患者进行临床评估，以选择营养、药物治疗方案，并提供心理支持。在整个治疗过程中，应鼓励患者主动配合治疗，采取客观、诚实的态度，医师应取得患者的信任，并安排亲属参与治疗计划。

1. 营养治疗

（1）轻度营养不良：如体重为理想体重的 80% 以上，只需要接受营养咨询和心理支持；提供青春期身体发育与饮食之间关系的健康教育，定期随访患者以免病情恶化。

（2）中度营养不良：如体重为理想体重的 65% ~ 80%，需接受营养支持治疗，但一般不需住院。可口服补充全营养配方的食物，在每日能量需要的基础上额外提供 0.10 ~ 2.1 kJ 的热量。

（3）严重营养不良：如体重低于理想体重的 65%，应住院治疗。可口服补充营养，每日额外补充 1.67 ~ 2.5 kJ 的热量，争取每周体重增加 1 ~ 2 kg。部分严重营养不良患者不能耐受鼻饲或拒绝进食，则需要给予胃肠外营养支持。开始热量供给给予每日需要量的一半左右，3 ~ 4 日后逐渐加至每日全部需要量。同时，定期监测电解质、血生化指标及肝、肾功能等。

2. 药物治疗

目前尚未发现十分有效的药物，可采取选择性 5-羟色胺再吸收抑制药氟西汀辅以认知行为疗法，剂量为每日 40 mg；文拉法辛也有类似作用，剂量为每日 75 mg，但仍有待进一步研究。

3. 心理治疗

可用来纠正异常饮食行为，增进心理社会功能。例如，认知行为治疗可有效地恢复体重，家庭治疗因可改善家庭成员之间的关系，长期坚持效果明显。此外，近年来有研究者试用人际心理治疗、家庭成员心理教育等。心理治疗多需辅以药物治疗，以达到更好的疗效。

4. 治疗并发症

多数并发症常可随体重增加而改善，体重恢复正常后月经也可恢复正常。若体重恢复而月经未恢复，可根据卵巢功能状况做人工周期疗法，或启动卵泡发育，诱发排卵。在体重恢复过程中，用小量性激素周期治疗有助于患者树立治疗信心，防止生殖器萎缩。

（八）预后

预后良好。长期追踪发现大多数患者厌食症状可逐渐消失，体重恢复，有精神病变表现者少见。

五、肌张力低下—性功能减退—肥胖综合征

肌张力低下—性功能减退—肥胖综合征（Prader-Willi 综合征），又称 Prader-Labhar-Willi 综合征、肌张力减退—智力减退—性腺功能减退与肥胖综合征。1965 年由 Prader 等

报道。

（一）病因

由于第 15 号染色体长臂近中央关键区微缺失引起。

（二）发病机制

呈非孟德尔遗传。在父源 15q11-13 区域存在 SNRPN、NDN、MAGEL2、MKRN3 印记基因，它们仅在父源等位基因上存在。若这些基因失去功能，便导致 Prader-Willi 综合征。

（三）临床表现

生长发育迟缓，身材矮小，手足小，智力低下，肌张力低下。婴儿期喂养困难，语言发育差。至儿童期食欲旺盛，嗜睡而导致过度肥胖。性腺发育不良，性功能减退。男性隐睾、小阴茎；女性阴唇、阴蒂发育不良，或无阴唇、阴蒂。第二性征发育不良或发育迟缓，促性腺激素水平低。

部分患者呈头小、双额间距狭窄、杏仁形眼裂、上唇薄、嘴角向下、小手和小脚、癫痫、指（趾）弯曲、并指（趾）、白内障、脊柱侧凸等。

（四）辅助检查

检测、分析染色体，或分子遗传学检查显示 15 号染色体长臂微小缺失（deletion-of 15q11-13）。

（五）诊断

目前常用以下诊断标准。

1. 主要标准

（1）新生儿和婴儿出现中枢性肌张力低下，吸吮力差，但随年龄增加会逐渐改善。

（2）婴儿期出现喂养困难，常需要特殊喂养工具；体重增长不满意。

（3）12 个月至 6 岁，体重迅速增加（大于两个标准差）。

（4）婴儿期特征性面容长颅、窄脸、杏仁眼、小嘴、薄上唇、口角向下（应含上述特征超过 3 点）。

（5）各年龄段出现相应的性腺功能减退，生殖器官发育不全，男性有阴囊发育不良，隐睾、小阴茎和（或）小睾丸（小于同龄人第 5 百分位）；女性有生殖器官缺如或严重发育不良，小阴唇和（或）小阴蒂；若不治疗，16 岁后仍有性腺成熟延迟和不完全，同时有青春期性征发育延迟。

（6）6 岁前患儿整体发育延迟，6 岁以后有轻度到中度的神经发育延迟或学习障碍。

（7）摄食过度/强迫摄食。

（8）15q11-13 缺失，通过高分辨染色体分析（>650 带）或其他方法，检测到染色体或基因的异常，包括母源同源二倍体。

2. 次要标准

（1）妊娠期胎动减少；婴儿期无生气或哭声弱小，可随年龄增长有所改善。

（2）特征性行为问题：易怒、猛烈的情感爆发和强迫行为、好争辩、对抗、程序化行为及固执、语言重复、偷窃和撒谎。

（3）睡眠紊乱或睡眠呼吸暂停。

（4）15 岁时身材仍矮小（无遗传背景，未经生长激素干预者）。

（5）色素减退：与家庭其他成员相比，头发、皮肤颜色较浅。

（6）与同龄儿相比手小（小于同龄儿标准第 25 百分位）和（或）足小（小于同龄儿标准第 10 百分位）；上肢尺侧腕部缺乏弧度。

（7）内斜视或近视。

（8）其他如唾液黏稠、语言清晰度欠佳、有白损皮肤现象等。

（六）治疗

Prader-Willi 综合征患者存在多方面问题，需要针对不同个体，制订个体化治疗方案。

1. 新生儿期或婴儿期

首要问题是喂养困难。早期应用大孔眼、少量多次的奶瓶喂养，可解决足够营养摄入问题。若需要可考虑短期鼻饲。

2. 幼儿期

随年龄增长，发育延迟成为主要问题。早期教育干预及语言治疗可以改善认知发育及语言发育落后。1.5 ~ 3 岁可出现摄食过度，应控制饮食治疗。

3. 学龄期或青春前期

肥胖及食物摄取相关的行为问题更加突出。3 ~ 9 岁时严格控制每日能量摄入（每日 2.9 ~ 5.9 kJ）。这一年龄阶段的患者多出现与肥胖相关的社会心理问题及其他行为问题。青春前期的生长激素治疗能改善身高及体重，改善生活质量。行为治疗可改善食物欲、皮肤损害、睡眠紊乱、脾气暴躁和强迫行为。

4. 青春期和成年人

青春前期即应该开始生长激素治疗，以避免身材矮小，特别是青春期、骨龄 < 12 岁的女孩。性激素替代治疗可改善性征，并促进心理成熟，特别在男性患者，可促进男性第二性征发育。脊柱侧弯的 Prader-Willi 综合征患者，可通过手术治疗。

（七）预后

目前对 Prader-Willi 综合征的认识不断深入，并采取合理的个体化治疗方案，其成活率及生活质量均明显提高。

（李　明）

第二节　尿崩症

尿崩症是指排出大量低张、稀释、无味的尿液的疾病。是由于下丘脑—神经垂体功能低下，抗利尿激素（ADH）又称血管升压素，其分泌和释放不足，或者肾脏对 ADH 反应缺陷而引起的一组临床综合征，妊娠期间因血管升压素代谢的加快可出现暂时性尿崩症。主要表现为多尿、烦渴、多饮、低密度尿和低渗透压尿。病变在下丘脑—神经垂体者，称为中枢性尿崩症或垂体性尿崩症；病变在肾脏者，称为肾性尿崩症。

一、病因

（一）中枢性尿崩症

（1）原发性：病因不明者占 1/3 ~ 1/2。主要是下丘脑视上核与室旁核内神经元数目减少，Nissil 颗粒耗尽，ADH 合成酶缺陷，神经垂体缩小。

（2）遗传性：大多数报道的病例表现为常染色体显性遗传，也可为 X - 连锁隐性遗传，或常染色体隐性遗传。缺陷基因常位于生物学上无活性的激素原神经垂体蛋白部分或前激素原信号肽部分。前激素原信号肽切除的干扰、血管升压素神经垂体蛋白前体的异常折叠，均可通过某些尚不明确的机制导致细胞死亡，从而导致儿童期以典型烦渴、多饮、多尿的表现发病。X - 连锁隐性遗传方式者多由女性遗传，男性发病，杂合子女孩可有尿浓缩力差，一般症状轻，可无明显多饮多尿。儿童期可以无症状，这与出生即表现为多尿的家族性肾性尿崩症不同。

（3）继发性：主要是各种原因导致的下丘脑—神经垂体损害。

1）肿瘤及血液系统恶性病。①一些颅脑肿瘤，如颅咽管瘤、鞍膈上的生殖细胞瘤，以及松果体瘤、转移瘤通常合并有尿崩症，不少以尿崩症为首发症状。大部分能够引起尿崩症的下丘脑—垂体区域原发肿瘤生长相对缓慢，如在短时间内迅速生长的肿瘤应考虑转移瘤可能。下丘脑或垂体区的淋巴瘤也可引起尿崩症，白血病尤其是非淋巴细胞性白血病，由于白血病细胞对下丘脑的浸润、血栓形成或感染，也可导致尿崩症。②手术及创伤。颅脑手术过程出现应激状态下，通常会有血管升压素的释放从而可能引起液体潴留，术后可排出潴留的液体。50% ~ 60% 的患者在垂体手术后的 24 小时内产生暂时性的尿崩症状，通常都会完全缓解。如果垂体柄被完全切断，患者可能会出现三阶段尿崩症的表现。③感染性、肉芽肿性疾病，如结核、梅毒、脑炎；浸润性疾病，如结节病、肉芽肿病、组织细胞增生症 X，以及脑血管病变、自身免疫性疾病均可导致发病。大多数由肉芽肿性疾病引起的尿崩症病例可以在身体的其他部位发现该疾病的明显证据。尽管偶有报道称经过恰当的治疗后尿崩症可恢复，但大多数病例的尿崩症是永久的。

2）妊娠期间的尿崩症。在妊娠过程中半胱氨酸氨基肽酶（同时也是血管升压素酶）的活性异常升高，使 ADH 降解灭活加速，表现妊娠血管升压素抵抗性尿崩症；同时妊娠期加速血管升压素的代谢清除，而神经垂体不能满足增加的需求。

（二）肾性尿崩症

肾脏对 ADH 产生反应的各个环节受到损害导致肾性尿崩症，病因有先天性与获得性两种。

（1）先天性：ADH 受体 -2 突变，以及水通道蛋白 -2 突变均可引发该疾病。超过 90% 的先天性肾性尿崩症是见于男性患者的 X 染色体连锁疾病，超过 155 种不同的 ADH 受体 -2 突变可引发该疾病。大部分突变位于受体的跨膜区。呈 X - 连锁隐性遗传方式，由女性遗传，男性发病，多为家族性。肾性尿崩症基因即 C 蛋白耦联的 ADH-V2R 基因已被精确定位于 X 染色体长臂端粒 Xq28 带上。位于 12 号染色体 q12-13 区的水通道蛋白 -2 基因发生突变，产生常染色体隐性遗传疾病。当已知家族中有相同疾病而家族史显示男性和女性均有发病时，应考虑到水通道蛋白 -2 基因突变致病的可能。

（2）获得性：广义的肾性尿崩症包括多种引起肾脏结构破坏的慢性肾脏疾病，如多囊肾、镰形细胞贫血等疾病引起的新生血管造成的肾梗死、肾脏的浸润性疾病等。但大部分学者认为尿崩症仅指血管升压素功能异常所导致的疾病。肾性尿崩症可继发于多种疾病导致的肾小管损害，如慢性肾盂肾炎、阻塞性尿路疾病、肾小管性酸中毒、肾小管坏死、淀粉样变、骨髓瘤、肾移植与氮质血症。代谢紊乱如低钾血症、高钙血症也可导致肾性尿崩症。多种药物可致肾性尿崩症，如庆大霉素、头孢唑林、诺氟沙星、阿米卡星、链霉素、大剂量地塞米松、过期四环素、碳酸锂等。

二、发病机制

ADH 为 9 肽分子，相对分子量 1 084。主要由视上核神经元和室旁核神经元合成分泌，然后沿下行纤维束通路至神经垂体储存，并按需要释放入血。ADH 的释放受血浆渗透压感受器和血浆容量的调节。ADH 随血至肾脏远曲小管和集合管，与细胞膜受体结合，使腺苷环化酶激活，cAMP 增多，激活蛋白激酶，促进管腔上的膜蛋白磷酸化，促进水孔蛋白 -2（AQP-2）表达。水的通透性增加，促进水分的再吸收，使水分顺着渗透压差从管腔进入渗透压较高的肾间质中，然后进入血液，平衡血浆渗透压。某种原因导致血浆渗透压感受器的敏感性受损，或下丘脑视上核、室旁核合成分泌 ADH 和 NPⅡ减少或异常，或视上核、室旁核的神经元到神经垂体的轴突通路受损，以及神经垂体受损时便引起中枢性尿崩症。ADH 的受体是一类 G 蛋白耦联受体，属于加压素/缩宫素受体家族成员。有 V_1aR、V_1bR、V_2R 3 个亚型，其中 V_2R 由 370 个氨基酸残基组成，主要分布于肾小管，参与调节体内水代谢，ADH-V_2R 基因突变便导致肾性尿崩症。近年还发现肾小管上皮细胞膜上的水孔蛋白（aquaporin，AQP）异常与尿崩症的发病有关，较为明确的是 AQP-2 的表达与作用减低参与了尿崩症的发病。

三、临床表现

（一）低渗性多尿

24 小时尿量可达 2.5~20 L，甚至更多，尿密度多在 1.001~1.005。以青壮年多见，男女比例为 2∶1，起病缓慢，少数骤然发病，出现烦渴、多饮、喜食冷饮，多数患者可正常生活、学习和工作。部分患者出现失水、皮肤干燥、心悸、汗液及唾液减少，有些患者有便秘、乏力、头痛、头晕、焦虑、失眠、烦躁、记忆力减退、消瘦，严重者可有电解质紊乱、视力下降。

（二）原发性高钠血症

由于渗透压感受器功能异常，患者感受不到渴感也不去饮水。当血钠升高时，患者并没有血管升压素释放，因此排出大量低张尿。但是对压力感受器的刺激可引起血管升压素的释放和尿液的浓缩，因此仍有血管升压素的合成与储存。水摄入不足及排出过多产生一定程度的脱水及高钠血症，当脱水足以刺激压力感受器时，血管升压素释放，尿液被浓缩，从而使患者保持有轻度脱水的高钠血症的稳态。升高的血钠浓度本身也可引起钠的排出，从而帮助维持新的稳态。这一异常可能与多种对于下丘脑的损伤有关，特别是对于前交通动脉动脉瘤的夹闭。

（三）原发病表现

继发性中枢性尿崩症可有原发病的临床表现，如颅脑外伤或手术所致的头痛、视力减退及其他中枢神经系统受损所致的症状和定位体征，肿瘤所致的中枢性尿崩症多因肿瘤压迫下丘脑、垂体所致，也有头痛、视野缺损或原发肿瘤的临床表现。松果体瘤可有性早熟、眼球活动障碍、共济失调等症状。继发性肾性尿崩症尚有原发肾脏疾病的临床表现，如多饮、多尿、夜尿增多等。

（四）并发症表现

饮水过多、过快时，可发生水中毒，表现为头痛加剧、恶心呕吐、肌肉运动不协调，体温下降，精神错乱、惊厥、昏迷，甚至死亡。患者因失水过多、过分禁饮、高热、昏迷或口渴中枢功能异常或发育不全致渴感消失，可以导致高钠血症、高渗状态。婴幼儿多见急性高渗性脑病，表现为呕吐、发热、呼吸困难、抽搐，重者昏迷死亡，病死率高达 40% 以上。成年患者多慢性高钠血症，表现为淡漠、眩晕、嗜睡、肌张力高、腱反射亢进、抽搐等。

（五）特殊情况的特殊表现

（1）下丘脑或垂体手术可能出现三阶段尿崩症在手术过程的应激状态下，通常会有血管升压素的释放，从而可能引起液体潴留，而潴留的液体在手术后会正常排出。50% ~60% 的患者在垂体手术后的 24 小时内产生暂时性的尿崩症状，通常会缓解，特别是对于将肿瘤切除的范围限定在蝶鞍内的经蝶入路手术。如果垂体柄被完全切断，可能会出现三阶段尿崩症的表现。第 1 阶段：术后 24 小时内出现的尿崩症，是由于轴索休克，以及神经冲动无法由细胞体传至神经垂体的轴突末端，ADH 分泌急性阻断，可维持数小时至数日。第 2 阶段：相对抗利尿期，该阶段是由于轴索在分解过程中无调控地释放其储存在神经垂体的血管升压素导致的。第 3 阶段：当神经垂体所有的 ADH 被释放殆尽时，其尿崩症可能是永久性的，但也可能继续缓解至部分性尿崩症，有的可无明显临床表现；少数患者恢复正常，多数因出血、充血、水肿使 ADH 分泌细胞或血渗透压感受器受压、萎缩，致永久性尿崩症。

（2）妊娠期间：存在两型暂时性尿崩症，它们均是由之前叙述的半胱氨酸氨基肽酶（缩宫素酶）引起的。第 1 型，半胱氨酸氨基肽酶（同时也是血管升压素酶）的活性极度异常升高，这一综合征被称为妊娠 ADH 抵抗性尿崩症，同时可出现的先兆子痫、急性脂肪肝、凝血异常等。第 2 型，ADH 加速代谢清除，可使由轻度尿崩症或部分性下丘脑性尿崩症等血管升压素功能处于临界状态的患者出现尿崩症。ADH 被迅速破坏，而神经垂体又不能满足增加的需求。

四、辅助检查

（一）尿量及尿密度测定

尿量每日多可达 4 ~20 L；尿密度常 <1.005，个别患者有时可达 1.010。

（二）尿、血渗透压测定

尿渗透压多 <300 mOsm/L，严重者 <70 mOsm/L。

（三）简易高渗盐水试验

清晨排空膀胱，然后于 15 分钟内饮入 1% 氯化钠溶液 1 000 mL，记录 2 小时尿量，

如 >650 mL，可诊断为尿崩症。同时，可加测尿密度，如低于 1.012，更支持诊断。

（四）禁水加压素试验

（1）原理：禁水后血浆渗透压逐渐上升，循环血量减少，刺激神经垂体分泌 ADH。补充外源性神经垂体后叶素后可根据尿量减少、尿渗透压上升的程度评估肾对 ADH 的反应性。

（2）方法：禁水前测体重、血压、脉率、尿比重、尿渗透压及血浆渗透压。试验开始后应严密监视，每 2 小时重测上述指标（血浆渗透压除外），持续 8 ~ 12 小时，如患者血压下降、不安等症状加剧，应随时中止试验。如患者排尿较多，体重下降 3% ~ 5% 或血压明显下降，或连续 2 次测尿比重相同或尿渗透压变化 <30 mOsm/（kg·H_2O）（此时有学者称为平台期）时，显示内源性 ADH 分泌已达最大值，此时应查血浆渗透压，然后皮下注射水剂加压素 5 U，2 小时后留尿，重测上述指标（含血浆渗透压），如患者可耐受，1 小时后再次复查上述指标，否则可中止试验。

（3）注意事项：注意加压素有升高血压、诱发心绞痛、腹痛、子宫收缩等不良反应。

（4）临床意义：正常人及精神性多饮患者禁水后尿量减少，尿密度增加，尿渗透压升高，而体重、血压、脉率及血浆渗透压变化不大。尿崩症患者禁水后反应迟钝，尿量多不明显减少，尿密度、尿渗透压不升高，体重下降可 >3%，严重者可有血压下降，脉率加快，伴烦躁不安等精神症状。补充了加压素后尿量减少，尿密度、尿渗透压增加。根据病情轻重可分为部分性尿崩症和完全性尿崩症。部分性尿崩症患者。①经至少 2 次禁饮后尿密度达 1.012 ~ 1.016；②达尿密度峰值的尿渗透压/血浆渗透压比值 >1，且 <1.5；③对加压素试验敏感。肾性尿崩症患者禁水后尿液不能浓缩，注射水剂加压素后也无反应。

（五）血浆 ADH 测定

中枢性尿崩症患者无论是在基础状态还是在禁水或注射高渗盐水所致的高渗状态下，血浆 ADH 都不能升高。肾性尿崩症，基础状态时 ADH 可偏高，高渗状态时血浆 ADH 水平明显升高，但尿渗透压仍低。精神性多饮患者基础状态时血浆 ADH 降低或正常，高渗状态时尿渗透压与血浆 ADH 水平成比例地升高。

（六）影像学检查

继发性中枢性尿崩症患者 X 线检查有时可发现蝶鞍扩大，鞍上占位性病变，钙化区，颅压增高。中枢性尿崩症的 MRI 可表现为神经垂体高信号消失，垂体柄增粗或中断，垂体饱满、上缘轻凸、体积小。特别是神经垂体高信号消失，与神经垂体功能低下、后叶 ADH 分泌颗粒减少有关，是中枢性尿崩症的 MRI 特征。

（七）其他检查

血浆电解质变化一般正常，部分中枢性尿崩症患者血清中存在针对 ADH 细胞的自身抗体，部分患者患尿崩症之前体内即存在抗体，继而才出现尿崩症症状。针对 X 染色体上肾性尿崩症的基因检测可用于遗传性肾性尿崩症母亲妊娠后期的产前诊断，可靠性高。

五、诊断

首先确定是否存在尿崩症，然后确定发病部位和病因。必要时，可进行 ADH 细胞自身抗体检测或突变基因分析。典型的尿崩症诊断不难，凡有烦渴、多饮、多尿及低密度尿者应考虑本病，必要时进行禁水加压素试验及血、尿渗透压测定，多可明确诊断。尿崩症诊断成立后，还可根据临床表现及检查结果区分部分性尿崩症与完全性尿崩症（表2-1）。

表2-1　完全性尿崩症与部分性尿崩症的鉴别

鉴别要点	完全性尿崩症	部分性尿崩症
每日尿量	多为5 L以上	多为2.5~5 L
尿密度	多为1.001~1.005	可达1.010~1.014
禁水实验	尿量无明显减少，尿密度无明显增加，最大尿渗透压不超过血浆渗透压	尿量可减少，尿密度可增加，但多不超过1.016，最大尿渗透压可超过血渗透压，尿渗透压/血浆渗透压>1，且<1.5
注射加压素后反应	尿量显著减少，尿密度明显上升，尿渗透压增高50%以上	尿量进一步减少，尿密度进一步增加，尿渗透压可增加9%~50%

六、鉴别诊断

（一）精神性烦渴

中枢性尿崩症、肾性尿崩症与精神性烦渴的鉴别见表2-2。

表2-2　中枢性尿崩症、肾性尿崩症与精神性烦渴的鉴别

鉴别要点	中枢性尿崩症	肾性尿崩症	精神性烦渴
发病年龄	多为20岁以下	多于出生后即有症状	成年人
性别比例	男女无差别	男性多于女性	女性多于男性
症状	多尿→多饮	较中枢性尿崩症轻	多饮→多尿
自然病程	持续性多饮多尿	成年后症状减轻	间歇性多饮多尿
病因	下丘脑、垂体损害	家族遗传史	癔症、神经衰弱
禁水后血浆渗透压	增高	增高	正常或轻度升高
禁水后尿渗透压	低	低	增高
对ADH反应	好	无反应	不好，有时症状加重
对高渗盐水反应	无反应	无反应	好

（二）糖尿病

常有多饮、多尿、多食、消瘦症状，血糖升高，尿糖阳性。

（三）高钾尿症

见于原发性醛固酮增多症、失钾性肾病、肾小管性酸中毒、范科尼（Fanconi）综合征、利德尔（Liddle）综合征、巴特（Bartter）综合征等。

（四）肾病变引起的低渗性多尿

尿密度<1.006，尿渗透压<280 mOsm/L。见于肾功能减退、失钾性肾病。

（五）高钙尿症

见于甲状旁腺功能亢进症、结节病、维生素D中毒、多发性骨髓瘤、癌肿骨转移等。

七、治疗

（一）中枢性尿崩症

针对具体病因积极治疗相关疾病，以改善继发于此类疾病的尿崩症病情。轻度尿崩症患者仅需多饮水，如长期多尿，每日尿量 >4 000 mL 时因可能造成肾损害而致肾性尿崩症，则需要药物治疗。

1. 抗利尿激素制剂

（1）1-脱氨-8-右旋精氨酸血管加压素（DDAVP）：为治疗尿崩症的首选药物，可由鼻黏膜吸入，每日 2 次，每次 10～20 μg（儿童患者为每日 2 次，每次 5 μg；或每日 1 次，每次 10～15 μg），肌内注射制剂每毫升含 4 μg，每日 1～2 次，每次 1～4 μg（儿童患者每次 0.2～1 μg）。口服制剂，如去氨加压素，为第 1 个肽类激素口服制剂，剂量为每 8 小时 1 次，每次 0.1～0.4 mg。去氨加压素安全性较好，部分病例应用 DDAVP 后因过分的水负荷，可在完全无症状的情况下表现为血渗透压下降，过剩的水排出延迟，严重者致水中毒，故建议每日剂量分 2～3 次给予，忌 1 次大剂量。保持每日 2 000 mL 以上的稀释尿。

（2）长效加压素（鞣酸加压素油剂）：每毫升油剂注射液含 5 U，从 0.1 mL 开始肌内注射，必要时可加至 0.2～0.5 mL，疗效持续 5～7 日，长期应用可产生抗体而减效，过量可引起水潴留致水中毒。应从小剂量开始，逐渐调整用药剂量与间隔时间。

（3）粉剂加压素：每次吸入 20～50 mg，每 4～6 小时 1 次。长期应用可致萎缩性鼻炎。

（4）神经垂体素水剂：皮下注射，每次 5～10 U，每日 2～3 次，作用时间短，适用于一般尿崩症。

（5）神经垂体素喷雾剂：赖氨酸血管加压素与精氨酸血管加压素均有此制剂，疗效与粉剂相当，久用可致萎缩性鼻炎。

2. 其他药物

（1）氢氯噻嗪（双氢克尿塞）：其作用机制可能系利钠大于利水，血容量减少而刺激 ADH 分泌与释放，肾小球滤过率减少，适用于轻型或部分性尿崩症及肾性尿崩症，长期服用可能会损害肾小管浓缩功能，需长期补钾，易引起胃肠道反应、血糖、血尿酸水平升高。小儿每日 2 mg/kg，成年人每次 25～50 mg，每日 3 次，服药过程中应限制钠盐摄入，同时应补充钾。

（2）氯磺丙脲：其作用机制可能是增加远曲小管 cAMP 的形成，刺激下丘脑视上核或神经垂体促进 ADH 的合成与释放。每次 0.125～0.25 g，每日 1～2 次。服药 24 小时后开始起作用，4 日后出现最大作用，单次服药 72 小时后恢复治疗前情况。

（3）氯贝丁酯：为降血脂药物，其抗尿崩作用可能是兴奋下丘脑分泌释放 ADH 或可能延缓 ADH 降解。用量为每次 0.5～0.75 g，每日 3 次，24～48 小时迅速起效，可使尿量下降，尿渗透压上升。与 DDAVP 合用，可对抗耐药，长期应用有时可致肝损害、肌炎及胃肠道反应。

（4）卡马西平：为抗癫痫药物，其抗尿崩作用机制大致同氯磺丙脲，用量每次 0.1 g，每日 3 次，作用迅速，尿量可减至 2 000～3 000 mL，不良反应有头痛、恶心、疲乏、眩晕、肝损害与白细胞减少等。

（5）吲达帕胺：为利尿、降压药物，其抗尿崩作用机制类似于氢氯噻嗪（双氢克尿塞），用量为每次 2.5 ~ 5 mg，每日 1 ~ 2 次。用药期间应监测血钾变化。

（二）肾性尿崩症

继发性者病因治疗就可以恢复正常。如果为家族性的，可限制钠盐摄入，应用噻嗪类利尿药，前列腺素合成酶抑制药，如吲哚美辛，可将尿量减少约 80%。

八、预后

特发性中枢性尿崩症患者，通过充分饮水和适当的抗利尿治疗，可维持正常生活，女性患者妊娠和分娩也不受影响，DDAVP 在妊娠期应用，也未观察到对胎儿有明显损害。继发于颅脑肿瘤或全身性疾病，往往预后不良。少数患者存在渴觉减退或缺乏，易发生严重脱水，引起低血容量性休克或中枢神经系统损害，预后不良。

（王　慧）

第一节　垂体瘤

垂体瘤（pituitary tumor）又称垂体腺瘤（pituitary adenomas），是一组来源于腺垂体和后叶及胚胎期颅咽管囊残余鳞状上皮细胞的肿瘤。垂体瘤是常见的鞍区肿瘤，占颅内肿瘤的10%～20%，在普通人群中，无论是尸检还是利用高分辨率CT或MRI证实垂体瘤的患病率为20%～25%。垂体瘤可起源于垂体内部的各种细胞，故临床表现多样化。

一、发病机制

目前并不完全清楚。垂体瘤的发病过程可分为起始和促进两个阶段。在疾病起始阶段，细胞出现单克隆基因异常；在促进阶段，下丘脑调控等因素发挥主要作用。某一垂体细胞发生突变，导致癌基因激活和（或）抑癌基因失活，然后在体内外因素的促进下，单克隆的突变细胞不断增殖，逐渐发展为垂体瘤。

（一）细胞的单克隆异常

（1）近年来，在基因学和遗传学研究中，利用重组DNA技术追踪X-染色体灭活分析法作为一种细胞体系的指标来研究，发现大多数垂体瘤如生长激素（GH）瘤、催乳素（PRL）瘤、促肾上腺皮质激素（ACTH）瘤及NFPA源于某个单一突变细胞的无限制增殖。单克隆扩增的其他佐证为：肿瘤切除后复发率甚低；大部分垂体瘤患者的下丘脑促激素或神经递质水平不高，甚而下降。另外，如一组细胞受外部促发因素（生长因子、下丘脑促激素）的刺激而增生，则形成克隆来源的垂体瘤。因此，基因突变可能是肿瘤形成的最根本原因。已查明的主要原癌基因有gsp、gip2、ras、hst及垂体瘤转化基因（PTTG）等，抑癌基因有MEN-1、p53、nm23及CDKN2A等。

（2）gsp基因及gip2基因的激活使内源性GTP酶活性受到抑制，于是Gs蛋白及G12蛋白的α-亚基持续活化，从而激活腺苷酸环化酶，使肿瘤细胞的cAMP含量升高，进而通过cAMP/PKA途径使肿瘤细胞大量分泌生长激素（GH），并促使其细胞增生。PTTG是一种肿瘤转化基因，能诱发肿瘤形成，现认为PTTG是垂体瘤是否具有侵袭性的一种生物学标记。

（3）抑癌基因MEN-1基因位于11号染色体长臂13区（11q13）。在散发性垂体瘤中约有20%的肿瘤组织中存在11q13位点上的杂合子状态缺失，提示11q13区内的抑癌基因失活可能是MEN-1有关的遗传性和散发性内分泌肿瘤发生的原因。另外，视网膜母细胞瘤（Rb）基因、嘌呤结合蛋白（nm23）基因在垂体瘤发生中也发挥着重要作用。

（二）旁分泌与自分泌功能紊乱

下丘脑的促垂体激素和垂体内的旁分泌或自分泌激素可能在垂体瘤形成的促进阶段起一定作用。生长激素释放激素（GHRH）有促进 GH 分泌和 GH 细胞有丝分裂的作用，长期的 GHRH 可以导致垂体 GH 细胞增生和肥大。有研究发现，正常垂体本身或垂体瘤患者的垂体在局部释放 GHRH，且局部的 GHRH 可能促进肿瘤的生长速度。植入 GHRH 基因的动物可导致 GH 细胞增生，进而诱发垂体瘤。以上研究表明 GHRH 增多可以诱导垂体瘤形成。某些生长因子如胰岛素样生长因子（insulin growth factor，IGF）1 和 2、转化生长因子（transforming growth factor，TGF）α 和 β、PTH 相关肽（PTHrP）等在不同垂体瘤中有较高的表达。它们可能以自分泌或旁分泌的方式促进垂体瘤细胞的生长和分化。TGF-α 作为一种膜蛋白在正常垂体细胞和垂体瘤细胞表达，利用 PRL 启动子定向过度表达 TGF-α 可以导致 PRL 瘤的形成，提示TGF-α 在 PRL 瘤形成中的作用。

（三）下丘脑调节功能紊乱

下丘脑抑制因子的作用减弱对肿瘤的发生可能也有促进作用。研究发现，在深入 PRL 细胞群而生长的新生血管中，多巴胺的浓度很低，因此，作为抑制因子的多巴胺作用不足可能与 PRL 瘤发病有关。肾上腺性库欣综合征患者做肾上腺切除术后，皮质醇对下丘脑促肾上腺皮质激素释放激素（CRH）分泌的负反馈抑制减弱，CRH 分泌增多，患者很快出现 ACTH 瘤。慢性原发性甲状腺功能减退症患者也常发生垂体促甲状腺素（TSH）瘤。这些足以说明缺乏正常的靶腺激素负反馈调节机制及随后的下丘脑调节功能紊乱对垂体瘤可以起促进作用。

二、分类

（一）按功能分类

根据肿瘤细胞有无合成和分泌具有生物活性激素的功能，将垂体瘤分为功能性垂体瘤和无功能性垂体瘤（non-functioning pituitary adenomas，NFPA）。功能性垂体瘤分泌相应的激素，使其血浆水平升高，导致靶腺功能亢进或出现激素过多的临床表现，以 PRL 瘤多见，占 50% ~55%，女性患者可出现闭经、泌乳、不孕，男性患者可出现性功能减退等表现；其次为 GH 瘤，占 20% ~23%，患者可出现肢端肥大症、糖尿病与高血压；ACTH 瘤占 5% ~8%，患者可出现库欣综合征表现，TSH 瘤与 LH/FSH 瘤较少见。

（二）按形态学分类

根据垂体瘤的生长解剖和影像学特点，将垂体瘤分为微腺瘤（肿瘤直径 <1 cm）和大腺瘤（肿瘤直径 >1 cm）。根据瘤体大小和与周围组织的关系，将垂体分为以下 5 级。Ⅰ级：垂体内微腺瘤，鞍区结构未受侵犯；Ⅱ级：垂体内微腺瘤，瘤体与蝶鞍接触，鞍壁局限性凸起；Ⅲ级：垂体内大腺瘤，蝶鞍弥漫性扩大，对周围结构无侵犯；Ⅳ级：大腺瘤，以及对周围结构的局限性侵犯和破坏；Ⅴ级：大腺瘤，以及对周围结构广泛侵犯。

（三）按术后病理学分类

此分类是目前公认的比较合理的分类方法，该方法将垂体瘤分为 GH 瘤、泌乳生长细胞瘤（包括 PRL 和 GH 混合腺瘤）、PRL 瘤、嗜酸干细胞瘤、TSH 瘤、ACTH 瘤、GnRH 瘤、零位细胞瘤（包括嗜酸细胞瘤）及多激素腺瘤 9 种。

三、临床表现

主要包括 3 方面：①肿瘤向鞍外扩展压迫邻近组织结构的表现；②因肿瘤周围正常垂体组织受压或破坏，引起不同程度的腺垂体功能减退的表现；③一种或几种垂体激素分泌亢进的临床表现。

（一）压迫症状

（1）头痛：见于 1/3 ~ 2/3 的患者，胀痛为主，间歇性加重。头痛部位多在两颞部、额部、眼球后或鼻根部。引起头痛的主要原因是鞍膈与周围硬脑膜因肿瘤向上生长而受到牵连所致。肿瘤穿破鞍膈后，疼痛可减轻或消失。肿瘤压迫邻近的痛觉敏感组织如硬脑膜、大血管壁等，可引起剧烈疼痛，呈弥漫性，常伴有呕吐。垂体瘤梗死可出现剧烈头痛，伴恶心、呕吐及意识改变。

（2）视神经通路受压：垂体肿瘤可引起以下 5 种类型视野缺损及视力减退。①双颞侧偏盲，最常见的视野缺损类型，约占 80%，因垂体肿瘤压迫视交叉的前缘，损害了来自视网膜鼻侧下方、继而鼻侧上方的神经纤维。患者视力一般不受影响。②双颞侧中心视野暗点，占 10% ~ 15%，由于垂体瘤压迫视交叉后部，损害了黄斑神经纤维。③同向偏盲，较少见，因肿瘤向后上方扩展或由于患者为前置型视交叉导致一侧视束受压所致。患者视力正常。④单眼失明，见于垂体瘤向前上方扩展或患者为后置型视交叉变异，扩展的肿瘤压迫一侧视神经引起该侧中央视力下降甚至失明，对侧视野和视力正常。⑤一侧视力下降，对侧颞侧上部视野缺损，由于向上扩展的肿瘤压迫一侧视神经近端与视交叉结合的部位。

视神经受压，血液循环障碍，视神经逐渐萎缩，导致视力减退。视力减退与视野缺损的出现时间及病情程度不一定平行。

（二）垂体激素分泌减少的表现

（1）表现一般较轻，进展缓慢，直到腺体有 3/4 被破坏后，临床才出现明显的腺垂体功能减退症状。但在儿童患者中，垂体激素减少的症状可能较为突出，表现为身材矮小和性发育不全，有时肿瘤影响到下丘脑和神经垂体，血管升压素的合成和排泌障碍引起尿崩症。

（2）出现腺垂体功能减退症时，性腺功能减退约见于 3/4 的患者，其次为甲状腺功能减退症，但以亚临床型甲状腺功能减退症较为多见，如不出现严重应激，肾上腺皮质功能通常正常，但在严重应激时，由于垂体 ACTH 储备不足，可能出现急性肾上腺功能减退。

（3）通常面色苍白，皮肤色素较浅，腋毛、阴毛稀少，毛发稀疏、细柔，男性患者的阴毛可呈女性分布。女性患者闭经或月经稀少，性欲减退；男性除性欲减退、性功能障碍外，还可出现生殖器官萎缩、睾丸较软等症状。

（4）垂体瘤尤其是大腺瘤易发生瘤内出血，诱发因素多为外伤、放射治疗等。垂体瘤有时可因出血、梗死而发生垂体卒中，其发生率为 5% ~ 10%。垂体卒中起病急骤，表现为额部或一侧眶后剧痛，可放射至面部，并迅速出现不同程度的视力减退，严重者可在数小时内双目失明，常伴眼外肌麻痹，尤以第Ⅲ对脑神经受累最为多见，也可累及第Ⅳ、第Ⅵ对脑神经。严重者可出现意识模糊、定向力障碍、颈项强直，甚至昏迷。有的患者出现急性肾上腺皮质功能衰竭的表现。CT 或 MRI 示蝶鞍扩大。

（三）垂体激素分泌增多的表现

由于不同功能腺瘤分泌的激素不同，临床表现各异。

（四）其他症状

肿瘤向蝶鞍两侧扩展压迫海绵窦可引起海绵窦综合征（第Ⅲ、第Ⅳ、第Ⅴ及第Ⅵ对脑神经损害）。损害位于其内侧的眼球运动神经时，可出现复视。一般单侧眼球运动神经麻痹较少见，如发生则提示有浸润性肿瘤侵犯海绵窦可能。第Ⅵ对脑神经因受颈内动脉保护，受损的机会较少。若肿瘤侵犯下丘脑，可出现尿崩症、嗜睡、体温调节紊乱等一系列症状。如肿瘤压迫第三脑室，阻塞室间孔，则引起脑积水和颅内压增高，头痛加剧。

四、辅助检查

（一）实验室检查

可根据患者的临床表现选择相应的垂体激素基础值和动态试验。一般应检查 6 种腺垂体激素，当某一激素水平变化时应检查相应的靶腺或靶器官、靶组织的激素水平。

（二）影像学检查

高分辨率 CT 和 MRI 可显示直径 > 2 mm 的微腺瘤。极少数高度怀疑垂体瘤而 CT 和 MRI 阴性的病例，可以于岩下窦取血进行肿瘤相对定位。CT 的优点是对骨质显像清楚，能观察周围骨质受肿瘤侵犯和破坏的情况，也能发现肿瘤是否有钙化灶。CT 显示垂体瘤呈等密度或低密度表现，等密度肿瘤通常显影不佳，与正常垂体组织分界不清。MRI 对软组织显影良好，其能更好地显示肿瘤及其与周围组织的解剖关系，是垂体瘤影像学检查的首选。垂体微腺瘤在 MRI 检查 T_1 加权像多表现低信号或等信号，在 T_2 加权像为高信号，直接征象为垂体内小结节，间接征象为垂体上缘隆起，垂体高度增加，垂体柄偏斜，鞍底塌陷。垂体大腺瘤在 T_1 加权像多为等信号，T_2 加权像呈等信号或高信号，向上生长的肿瘤可有明显的鞍膈切迹，肿瘤向上生长可压迫视交叉和垂体柄，向后上方可压迫脑干，向下可使蝶鞍加深、蝶窦受侵犯，向侧方压迫可浸润海绵窦，大腺瘤内可出现出血或坏死，T_1 加权像呈高信号改变，与周围等信号或低信号形成鲜明对比。

（三）视力、视野检查

可以了解肿瘤向鞍上扩展的程度。

五、诊断

诊断一般并不困难。根据临床表现、内分泌功能实验室检查和影像学改变一般可作出诊断。但部分微腺瘤，激素分泌增多不显著，激素检测值高出正常范围上限不多，可能较难作出诊断。

六、鉴别诊断

（一）颅咽管瘤

最常见的先天性肿瘤，可发生于任何年龄，以儿童和青少年多见，视野缺损不对称，往往先出现颞侧下象限缺损。诉头痛，可出现发育迟缓，性功能障碍，女性可有闭经，男性可有性欲减退。下丘脑损害者伴多种下丘脑功能紊乱的表现，如尿崩症、多食、发热、肥胖等。头颅 MRI 呈多种不同信号强度，实质性者 T_1 加权像为等信号而 T_2 加权像为高信号。

（二）淋巴细胞性垂体炎

多见于妊娠或产后妇女，病因未明，可能是病毒引起的自身免疫性疾病。临床表现有垂体功能减退症和垂体肿块。确诊要进行病理组织检查。

（三）视神经胶质瘤

多见于儿童，尤以女童多见，视力改变常先发生于一侧，视力丧失发展较快，无内分泌功能障碍。

（四）异位松果体瘤

多见于儿童及青少年，患者可出现视力减退、双颞侧偏盲、渴感消失、慢性高钠血症等下丘脑功能紊乱的表现。

（五）其他

垂体腺瘤还需和另一些伴蝶鞍增大的疾病相鉴别，如空泡蝶鞍综合征、鞍上生殖细胞瘤、垂体转移癌等。

七、治疗

根据患者的年龄、一般情况、肿瘤的性质和大小、扩展和压迫的情况及以往的治疗、对生育和发育的影响进行综合考虑，并需要多学科包括神经外科、内分泌科、肿瘤外科等协作。主要目的：①尽可能去除肿瘤组织；②缓解肿瘤引起的占位效应；③纠正肿瘤自主性的高分泌功能，缓解临床表现；④尽可能保持垂体的固有功能，恢复受到影响的激素分泌紊乱，恢复下丘脑—垂体—靶腺之间的自身调节功能；⑤防治肿瘤复发和临床、生化检查无复发。治疗手段主要包括手术治疗、药物治疗和放射治疗 3 种。除了泌乳素瘤（PRL 瘤），垂体肿瘤以经蝶手术治疗为主。垂体大腺瘤和侵袭性肿瘤若手术不能完全切除干净，需辅助放疗和药物治疗。

（一）手术治疗

主要为经蝶手术切除，手术的优点是创伤小，并发症少而且轻，住院时间短，术后恢复快，可迅速减轻或解除由肿瘤压迫引起的临床症状。经额手术仅用于少数对经蝶手术有禁忌证的患者。经蝶手术的主要指征为鞍内肿瘤、伴脑脊液漏的肿瘤、垂体卒中、向蝶窦扩张的肿瘤、向鞍上轻度扩张的肿瘤、囊性肿瘤放液后向鞍内塌陷者。手术并发症较少见，包括一过性尿崩症、垂体激素分泌不足、脑脊液漏、术后出血、脑膜炎和永久性尿崩症。

（二）放射治疗

主要用于手术辅助治疗。

（1）主要指征：①手术后肿瘤残余比较大，药物不能控制；②肿瘤于术后复发；③鞍上病变，患者拒绝经额手术；④影像学检查阴性，但临床表现和生化检查明显异常者。根据患者的病情，目前有多种放射治疗方法可供不同医疗单位进行选择。

（2）常规放射治疗法：使用钴－60（^{60}Co）治疗机或直线加速器给予垂体肿瘤位置以适当剂量的外照射。该种类高能射线装置完全取代了传统的深部 X 线治疗机。适用于手术或药物治疗后的辅助治疗及复发病例。标准的设野是等中心三野照射，分割剂量为每次180~200 cGy，总剂量 45~50 Gy。上述条件下脑坏死及视神经损伤发生率相对较低。对PRL 腺瘤药物治疗后和 GH 腺瘤、ACTH 腺瘤及无功能垂体腺瘤术后放射治疗均显示出良好控制效果。对放疗后复发再次放疗病例总剂量应控制在 100 Gy 以下并间隔 1 年以上。

（3）重粒子放射治疗：治疗装置包括 α 粒子、负 π 介子、快中子及质子束等回旋加速器。质子束治疗总剂量为 35~100 Gy，12 次照射，2 周内完成。该类装置价格昂贵，国外应用较多。

（4）立体定向放射外科：γ 刀技术将现代影像学、立体定向聚焦和放射治疗巧妙地结合为一体，实现了对病灶的单次大剂量照射。主要适应证：①直径 < 10 mm 的垂体微腺瘤；②直径 > 10 mm 的大腺瘤，但视力、视野无明显受损，MRI 检查肿瘤和视交叉之间应有3 mm 以上的距离；③手术残留或肿瘤复发患者；④高龄，身体状况不能耐受手术者。微腺瘤和中小垂体瘤周边剂量应控制在 30 Gy 以内，以免治疗后出现视神经损伤及垂体功能低下。垂体大腺瘤，瘤体靠近视交叉者，应确保视神经吸收剂量 < 10 Gy，一般可采取降低视神经周围覆盖曲线，重点治疗远离视交叉的瘤组织。

（5）放射治疗主要并发症：部分或全垂体功能低下。据报道，约 50% 的放疗患者发生全垂体功能低下。有研究发现，35%~45% 的患者出现 ACTH 缺乏，40%~50% 的患者出现GnRH 缺乏，5%~20% 出现 TSH 缺乏。在放疗前应充分评估垂体功能，在放疗后应密切随访，如果发生垂体功能不全，应及早给予替代治疗。其他的并发症包括视神经和视交叉的放射性损伤，大脑皮质放射性损伤，放射诱发肿瘤等。

（三）药物治疗

最常用的药物是多巴胺激动药（溴隐亭、卡麦角林）和生长抑素类似物。前者可在PRL 瘤、GH 瘤、ACTH 瘤，以及 GnRH 瘤中使用，但在 PRL 瘤和 GH 瘤中使用最多，特别是对 PRL 瘤，多巴胺激动药卡麦角林是 2011 年内分泌学会分会临床实践指南（GCS）治疗PRL 瘤的首选药物；后者主要用于 GH 瘤、TSH 瘤及 GnRH 瘤。药物治疗是 PRL 瘤和 GH 瘤的主要治疗方法，其他肿瘤仅作为辅助治疗。

八、预后

绝大部分为良性肿瘤，预后良好，垂体癌罕见。

（刘华伟）

第二节　肢端肥大症与巨人症

肢端肥大症和巨人症是生长激素（GH）持续过度分泌引起的内分泌代谢疾病。其主要原因是垂体 GH 瘤或 GH 细胞增生，其他病因有异位 GH 分泌瘤、GH 释放激素（GHRH）分泌瘤等。在儿童青少年骨骺融合前则导致巨人症，在成年人骨骺融合后发生者表现为肢端肥大症。在骨骺融合前发病并持续至骨骺融合后的患者两者兼有，称为肢端肥大性巨人症。

美国肢端肥大症的患病率为（40~60）/100 万，每年发病率为（3~4）/100 万。我国尚无流行病学资料，临床上巨人症罕见，而肢端肥大症相对多见，临床起病隐匿，不少患者发病后经 7~10 年方被确诊，肢端肥大症常合并高血压、糖尿病、心脏病及睡眠呼吸暂停低通气综合征等，死亡率明显高于正常人，也有学者观察发现肢端肥大症与肿瘤的发生相关。因此，早期诊断及治疗对预后极为重要。

一、病因与发病机制

主要有垂体性和垂体以外的原因。垂体性约占98％，主要为分泌GH的垂体腺瘤或GH细胞增生。前者可为单一GH分泌腺瘤，多见的为多种腺垂体激素分泌瘤，偶可为多内分泌腺瘤Ⅰ型的组成部分。后者多因下丘脑GHRH分泌过多或生长抑素（SS）分泌减少所导致。垂体外的原因包括异位GH分泌瘤、GHRH分泌瘤（下丘脑错构瘤、胰岛细胞瘤、支气管类癌等）。

生长激素瘤不同亚型对诊断及预测预后有重要作用，约90％生长激素瘤为单克隆良性腺瘤，分泌致密颗粒的GH腺瘤生长缓慢，而分泌稀疏颗粒的GH腺瘤生长迅速，易发生局部浸润。部分GH腺瘤同时分泌泌乳素，称为GH和PRL混合细胞腺瘤，恶性病变可向鞍外浸润或远处转移。

二、临床表现

起病缓慢，半数患者的病程在5年以上才被确诊，临床表现因性别、发病年龄、肿瘤大小、激素分泌等不同而异，可因各种临床表现在其他科就诊多年而未确诊。

（一）一般状况

多起病于幼儿，食量增大，生长过度，身高超过同龄儿，超过正常范围的2个标准差以上；至青少年期身材高大；未及时诊治的患者进入成年期后可合并肢端肥大症表现。生长高峰过后逐渐出现萎靡不振、乏力、体力下降等。一般至青春期发育完成后，达到1.8 m（女性）及2.0 m以上。

（二）皮肤、软组织增生肥大

开始表现为面部、手足等部位的软组织增厚。最初，患者自觉鞋、帽、手套小，手足粗大，皮肤粗糙。随后全身皮肤及软组织增生肥大，皮肤变厚变粗。真皮结缔组织及皮下组织增多。脸皮增厚多皱纹，鼻、唇和耳垂增大、增厚，鼻内组织增生可引起呼吸困难，舌肥大而致言语不清、音调低沉、扁桃体、声带肥厚可导致睡眠鼾声及睡眠呼吸暂停低通气综合征，外耳及鼓膜肥厚可导致咽鼓管阻塞，伴耳鸣、耳聋等。

（三）骨骼增生肥大

额骨增生肥厚、额窦增大、眉弓突出，颧骨增大突出，枕骨结节明显，下颌增大、前伸；咬合时，下门齿处于上门齿之前；胸骨突出，肋骨延长，胸廓呈桶状，脊柱侧弯或后弯畸形，椎间孔变小可压迫神经根导致腰腿痛。骨盆增宽，四肢骨骼变粗，手足骨骼增大。

（四）心血管系统

心肌肥大，间质纤维化，心脏扩大，左室功能减退，心力衰竭，冠心病，动脉粥样硬化，血压升高。心血管系统疾病是肢端肥大症患者的主要死亡原因。

（五）呼吸系统

肺功能异常，肺活量降低，总肺量增加，可有上呼吸道和小气道狭窄，从而增加呼吸道感染、喘鸣和呼吸困难，可有睡眠呼吸暂停综合征，增加患者死亡率。

（六）神经系统

精神状态不稳定，暴躁易怒，多汗，神经紧张，全身肌无力，肌肉酸痛，神经根痛，腕部软组织增生压迫正中神经引起腕管综合征。

（七）生殖系统

在疾病早期，外生殖器肥大，男性性欲可增强，但以后多逐渐减退，发展成阳痿。女性性欲减退，可有不孕、月经紊乱、闭经等。

（八）周围组织压迫症状

肿瘤侵入下丘脑、第三脑室，阻塞室间孔可引起剧烈头痛，并伴有恶心、呕吐、视盘水肿等。视野缺损，最常见为双眼颞侧偏盲。当肿瘤向外上发展累及海绵窦时可压迫第Ⅳ、第Ⅵ、第Ⅴ对脑神经的1、2支，会出现复视、斜视、眼睑下垂、瞳孔散大、对光反射迟钝、眼球运动障碍等。

（九）内分泌代谢紊乱

如垂体瘤可同时分泌 PRL，女性患者常有闭经溢乳，男性患者溢乳较少见。甲状腺可呈结节性或弥漫性肿大，甚至可发生甲状腺功能亢进症。约 1/3 患者出现继发性糖尿病，半数患者有糖耐量异常。有的肢端肥大症患者可伴多发性内分泌腺肿瘤Ⅰ型（MEN-1）。

（十）肿瘤风险

长期高 GH 血症可能增加肿瘤发生的风险。其中，结肠息肉、胃肠肿瘤及腺癌与肢端肥大症的关系最密切，机制可能与 GH 和胰岛素样生长因子-1（IGF-1）促进细胞有丝分裂有关。但也有研究未发现肢端肥大症与肿瘤风险相关。

三、辅助检查

（一）激素水平测定

（1）血 GH 测定：正常 GH 分泌具有昼夜节律，在运动、应激、急性低血糖时 GH 可明显升高。巨人症和肢端肥大症患者 GH 分泌增多，失去昼夜节律，24 小时 GH 总水平较正常人升高 10～15 倍，分泌脉冲增加 2～3 倍，但随机 GH 水平和正常人 GH 峰值有重叠，另外糖尿病病情未控制，肾功能不全、营养不良、应激或睡眠时 GH 水平也可增高，随机 GH 对巨人症或肢端肥大症诊断意义不大。

（2）血 IGF-1 测定：可反映 24 小时 GH 分泌总体水平，IGF-1 在疾病活动期升高，成功治疗后恢复正常，可作为筛选和疾病活动性指标，也可作为肢端肥大症治疗是否有效的指标。IGF-1 半衰期长，随机 IGF-1 较随机 GH 更能反映整体 GH 水平。但不同性别、年龄血 IGF-1 正常范围不同，另外糖尿病、营养不良、饥饿、肝功能异常、妊娠等均影响 IGF-1 水平，在诊断时需排除影响因素。

（3）血 IGF 结合蛋白-3（IGFBP-3）的测定：IGFBP-3 是由 GH 通过 IGF-1 诱导产生的，在肢端肥大症活动期，ICFBP-3 升高。在判断疾病是否处于活动期，以及手术疗效方面，血 ICFBP-3 比 IGF-1 更有价值。做葡萄糖抑制试验时，有的患者虽血清 GH 及 IGF-1 被抑制，但 IGFBP-3 仍升高。

（4）血 GH 结合蛋白（GHBP）测定：持续的血 GHBP 降低提示肢端肥大症处于活动期。尿 GH 和 IGF-1 肢端肥大症患者 24 小时尿 GH 和 IGF-1 排泄量明显升高。

（二）激素分泌动态试验

（1）口服葡萄糖抑制试验：为临床确诊肢端肥大症和巨人症最常用的试验和金标准，口服 82.5 g 葡萄糖（75 g 无水葡萄糖），于服糖前 30 分钟，服糖后 30 分钟，60 分钟，90 分钟和 120 分钟采血测 GH 浓度，多数巨人症或肢端肥大症患者口服葡萄糖后 GH 不能降低到正常值，甚至升高，诊断标准是口服葡萄糖后 GH 不能被抑制到 1 μg/L 以下，这个标准也用于评价疾病的活动性。以下动态试验对诊断肢端肥大症有一定效果，但临床意义均不如口服葡萄糖抑制试验。

（2）生长激素释放激素（GHRH）兴奋试验：静脉滴注 GHRH 100 μg，分别于注射前 15 分钟和注射后 0 分钟、15 分钟、30 分钟、45 分钟、60 分钟、75 分钟、90 分钟、105 分钟及 120 分钟测血 GH。一般将血 GH 高于其基础值 2 倍作为阳性依据。

（3）促甲状腺素释放激素（TRH）试验：正常人对静脉注射 TRH 200～500 μg 无 GH 分泌反应，但肢端肥大症患者多有反应。患者的 GH 分泌能被 TRH 兴奋，表明有残留肿瘤组织，故可用来预测手术后复发的可能性。

（4）多巴胺抑制试验：每分钟静脉滴注多巴胺 5 μg/kg，持续 120 分钟，于 0 分钟、15 分钟、30 分钟、60 分钟、90 分钟、120 分钟采血测 GH，GH 瘤患者最大抑制率平均可达 70%。

（5）精氨酸抑制试验：试验前 1 日晚餐后禁食，次日晨在空腹休息时静脉滴注精氨酸 0.5 g/kg（溶于 250 mL 盐水中）持续滴注 30 分钟，于 0 分钟、30 分钟、60 分钟、90 分钟、120 分钟采血测 GH，肢端肥大症活动期可表现为无反应。

（6）左旋多巴试验：试验前一日晚餐后禁食，次日晨口服左旋多巴 500 mg，于 0 分钟、30 分钟、60 分钟、90 分钟、120 分钟采血测 GH，如出现抑制作用，可能提示为肢端肥大症。

（7）其他：肢端肥大症活动期的血钙轻度升高，如血钙显著升高要考虑 MEN-1 可能，同时测定血清甲状旁腺激素（PTH）有助于鉴别。尿钙排泄增多和血磷升高是病情活动的重要指标。活动期患者血清碱性磷酸酶升高，常伴糖耐量减退或糖尿病。发现低血糖时，应高度怀疑为 MEN-1（伴胰岛素瘤）。血 PRL 升高提示肿瘤同时分泌 PRL（GH/PRL 瘤）或肿瘤压迫垂体柄。

（三）影像学检查

（1）X 线检查：显示蝶鞍增大，骨壁变薄，前床突及鞍背骨质受侵蚀。头颅骨板增厚，下颌骨增长，牙齿稀疏。全身骨骼均匀性增长变粗，二次骨化中心出现及愈合均可延迟。末节指骨骨丛增生呈花簇状为其特征，可合并手指骨增粗、骨皮质增厚、关节间隙增宽、掌骨与近侧指骨头部小的外生骨疣。跟垫软组织增厚（＞23 mm），椎体增大，椎体后缘呈贝壳样变形，胸椎体楔形变及脊柱后凸畸形。

（2）CT 或 MRI 检查：能直接显示瘤体的大小及其与邻近组织的关系。

（3）其他：必要时可用 [111]In 或 [123]I 标记的奥曲肽扫描，或 PET 等协助诊断和观察疗效。

四、诊断

详细病史和体格检查是诊断的基本依据，实验室检查和特殊检查有助于确定疑难病例的诊断，为防止漏诊非典型病例，对所有的垂体瘤患者都要行 PRL、GH 和 IGF-1 测定。典型病例的诊断并不困难，一般根据患者的特征性外貌及其他典型临床表现，结合血 GH 和 IGF-1 测定结果，即可确立诊断。肢端肥大症/巨人症的诊断应包括：①明确是单一的垂体 GH 瘤，或 GH/PRL 瘤，或其他导致 GH 分泌过多的病变（如 GHRH 分泌异常等）；②判断 GH 瘤的良、恶性特征，以及肿瘤的活动性；③是否存在垂体功能减退、继发性糖尿病、视力障碍、肿瘤等并发症；④排除多发性内分泌腺肿瘤（MEN）和 G 蛋白病（如 McCune-Albright综合征）可能。

五、鉴别诊断

（一）体质性巨人和身材过长

引起生长过度和身材过高的非 GH 因素很多，其中较常见的原因有 3 个方面。①胎儿生长过度：主要见于糖尿病母亲分娩的巨大胎儿、Soto 综合征、Weaver 综合征等；②产后生长过度：主要见于家族性高身材、肥胖、McCune-Albright 综合征伴 GH 过度分泌、性早熟、马方综合征、Klinefelter 综合征等；③产后生长过度持续至成年期：主要见于家族性高身材、男性雌激素/雄激素缺乏症或抵抗综合征、马方综合征或 Klinefelter 综合征等。

（二）青春期发育提前

特征是生长发育迅速，身高超过正常标准，性发育提前，过早出现第二性征，女性乳腺发育与月经初潮均提前。无内分泌及神经系统病征，最终身高与正常人相近或降低。

（三）McCune-Albright 综合征

可出现肢端肥大、性早熟、溢乳等。鉴别要点是多发性骨病及皮肤色素沉着。

（四）皮肤骨膜肥厚症

有家族史，面部及手足皮肤粗厚类似肢端肥大症，踝、腕关节肥大，无蝶鞍扩大及 GH 过多。

（五）其他原因引起的 GH 分泌增多

忧虑、饥饿、营养不良、急性疾病、肝硬化、神经性厌食和 1 型糖尿病等可伴血中 GH 水平增高，但无 GH 过多的临床表现。

（六）异源 GH 分泌肿瘤或异源 GHRH 分泌肿瘤

可见于肺癌、类癌、胰腺胰岛细胞癌等。下列情况需考虑本病：垂体外肿瘤伴 GH 分泌过多的临床表现；有肢端肥大症的临床表现及生化特征，而影像学检查显示垂体正常或弥漫性增大或增生。

六、治疗

治疗原则：①去除或破坏肿瘤或抑制其生长，消除压迫症状；②使 GH 和 IGF-1 值降至正常，恢复对 TRH 和 GHRH 的正常反应；③减轻症状、体征及代谢改变；④消除并发症，预防肿瘤复发。

（一）手术治疗

对肿瘤伴有视力下降、视野缺损或垂体卒中或伴脑积水、颅内压增高者，应及时手术治疗。可经蝶窦手术或经颅底手术。大多数患者可经蝶窦手术；瘤体较大，尤其是肿瘤向鞍上或鞍外生长，引起视神经严重受压和视力、视野改变等压迫症状时，选择经颅底手术。对伴有继发性肾上腺皮质功能低下的患者，手术前后应给予应激剂量的肾上腺皮质激素。术后基础血浆 GH < 5 μg/L，葡萄糖负荷后血浆 GH < 2 μg/L 可作为治愈标准。

（二）放射治疗

多用于身体状况不适合手术及手术未能将肿瘤全部切除的患者。放疗时配合奥曲肽治疗可提高疗效。

（三）药物治疗

（1）多巴胺受体激动药：常用的多巴胺受体激动药有溴隐亭、长效溴隐亭、培高利特、麦角乙胺、卡麦角林。抑制 GH 分泌所需剂量大于抑制 PRL，因此治疗肢端肥大症所需剂量大于催乳素瘤，并且对 GH 及 PRL 水平同时增高者疗效较好。如溴隐亭每日总剂量可达 60 mg，培高利特每日剂量可达 3.0 mg。如与奥曲肽联合应用，治疗效果更好。多数患者血 GH 下降 50%，随之症状消失，出汗减少，软组织肿胀症状减轻，性功能可有所改善，糖耐量好转。部分患者的 GH 瘤体积缩小。溴隐亭只抑制 GH 的分泌，不破坏肿瘤，停药后 GH 可迅速上升，肿瘤增大，故建议应用溴隐亭治疗的同时给予放射治疗，每年停药一段时间，观察 GH 是否反跳，如无反跳出现，可考虑停药，然后继续观察。

（2）生长抑素类似物：奥曲肽，皮下注射的常用剂量为 50 ~ 200 μg，每日 3 次，以后根据血 GH 浓度、临床症状、患者耐受性逐渐增加剂量，一般每 4 周增加 50 ~ 100 μg，最大总剂量不超过每日 1.5 mg。治疗 1 周后大多数患者的多汗、头痛、关节痛、疲乏无力及感觉异常等症状有不同程度缓解。皮肤增厚、软组织肿胀、肢端肥大也可改善，垂体大腺瘤可缩小。长效制剂可确保奥曲肽浓度持续维持在较高水平。每 4 周肌内注射 20 mg 或 30 mg。一般肌内注射 2 ~ 3 次后，血 GH 达到稳态。

（3）生长抑素类似物缓释药：生长抑素类似物缓释药兰乐肽较奥曲肽对 GH 有更高的选择性抑制作用，很适合肢端肥大症和巨人症。1 次注射完后，起作用可维持 2 周。一般每 2 周肌内注射 30 ~ 90 mg，根据血 GH 和 IGF-1 调整剂量。注射后药物释放速率和血药浓度恒定，停药后无反跳现象。醋酸奥曲肽是近年来应用于临床的更长效生长抑素类似物，可以每 4 周注射 1 次，起始量可用 20 mg，治疗 3 个月后剂量应当根据血清 GH 和生长因子 C（IGF-1）的浓度，以及临床症状和体征决定。如果 3 个月后临床症状和体征，以及生化参数（GH 和 IGF-1）尚未完全控制（GH > 2.5 μg/L），剂量应当增至 30 mg，每隔 4 周给药 1 次。如 GH≤2.5 μg/L，则继续使用 20 mg 治疗，每 4 周给药 1 次。如果使用 20 mg 治疗 3 个月后，GH 的浓度持续低于 1 μg/L，IGF-1 的浓度正常，以及临床上肢端肥大症的可逆症状和体征消失，本品的剂量可降至 10 mg。鉴于如此低的剂量，要密切观察监测血清 GH 和 IGF-1 的浓度，以及临床症状和体征。有研究对比醋酸奥曲肽比兰乐肽的患者耐受性好，但两者在缩小肿瘤体积和降低生长激素分泌方面没有显著差异。随着长效生长抑素类似物的研究不断深入，有学者建议将生长激素类似物作为肢端肥大症的首选治疗。

对于不适合外科手术、放疗、多巴胺激动药治疗或治疗无效的患者，或在放疗发挥充分疗效前病情处于潜在反应阶段的患者，建议在开始使用醋酸奥曲肽注射液治疗前，先短期使用皮下注射本品以评估奥曲肽治疗的耐受性和疗效。

（4）衰退期并发腺垂体功能减退，可用激素替代治疗。

七、预防

目前最佳的疾病控制定义为 IGF-1 水平在年龄矫正后的正常范围，以及随机 GH 水平 < 1.0 μg/L（采用超敏检测法），肢端肥大症在手术切除 GH 分泌瘤后，口服葡萄糖抑制试验 GH 最低水平 <0.4 μg/L 时可确定为疾病得到控制。

八、预后

手术和放射治疗可获得满意的临床疗效，女性患者甚至可恢复生殖能力。各种治疗可以改善患者的症状和生活质量，但骨骼变化是不可逆的。未得到治疗的肢端肥大症患者的寿命较正常人短。患者常死于心脑血管病、糖尿病并发症及垂体功能衰竭。

（许　雪）

第三节　垂体性侏儒症

垂体性侏儒症又称为垂体性矮小症或生长激素缺乏性侏儒症（GHD），指自儿童期发病的腺垂体生长激素（GH）缺乏而导致的生长发育障碍。其病因可分为特发性和继发性两类，可由垂体本身疾病所致，也可由下丘脑功能障碍引起，某些患者可同时伴有腺垂体其他激素缺乏。GH 抵抗综合征是 GH 分泌正常，但 GH 受体缺陷或受体后缺陷而不能发挥正常的生理作用。特发性 GHD 少数尸检病例发现有垂体缺如、垂体发育不全伴嗜酸细胞缺乏或减少，垂体萎缩或纤维化等。

一、病因与发病机制

GHD 的病因包括下丘脑生长激素释放激素（GHRH）缺乏、垂体病变（如垂体先天缺如、肿瘤、外伤、放射损伤等）、中枢神经系统感染及遗传异常。

（一）遗传性 GHD

GH 基因位于 17 号染色体长臂，含 5 个外显子和 4 个内含子，多数家族性 GHD 为常染色体隐性遗传，少数为常染色体显性或伴性遗传，可表现为单纯 GH 缺乏或多种垂体激素缺乏。

（二）特发性 GHD

临床上无明显疾病，病史中无出生时窒息、缺氧，无脑炎、脑膜炎等。腺垂体细胞受影响较后叶严重，GHRH 激发试验可发现大部分患者病变位于垂体以上，影像学检查可有垂体柄中断、垂体萎缩等。

（三）继发性 GHD

也称为获得性 GHD，由明确病因引起的 GHD，病因包括下丘脑—垂体及附近的占位病变：颅咽管瘤、垂体瘤、松果体瘤等，头颅外伤、放射损伤等，颅内感染及肉芽肿病变等。儿童期长时间大剂量使用肾上腺皮质激素也可导致垂体性侏儒症。

二、临床表现

（一）生长迟缓

躯体生长迟缓，但生长并不完全停止，每年长高不足 5 cm，成年后身高一般不超过 130 cm。骨龄延迟 2 年以上，长骨骨骺融合较晚。部分患者牙齿成熟延迟，身体各部分的比例较其年龄为幼稚、四肢略短小，下颌骨也相对较小，体态相对匀称。矮身材指在相似的生活环境下，同种族、同年龄和性别的个体身高低于正常人群平均身高 2 个标准差者（ − 2SD），或低于第 3 百分位数（ − 1.88SD）者，其中部分属正常生理变异。

（二）体格、性征等发育差

GH 有促进脂肪分解作用，因而单一性 GH 缺乏者往往体态匀称、体脂丰满、皮肤细腻、面部圆形，呈"娃娃脸"面容；青春前期男孩睾丸、阴囊、阴茎发育差，小阴茎是重要诊断特征；女孩原发性闭经、乳房不发育等。到 20 岁左右才有青春期第二性征发育。至成年期，皮肤弹性减退而起皱，但面容仍不成熟，呈"老小孩"样面容。

（三）智力发育

一般正常。

（四）糖代谢紊乱

在口服葡萄糖耐量试验中，不少患者口服葡萄糖后 2 小时、3 小时血糖偏低。有的患者可发生低血糖症，部分患者可表现为糖耐量减退。

（五）继发性者

可有原发病的各种症状，由下丘脑—垂体肿瘤引起者可有视力下降、视野缺损，严重者可有颅内高压的表现，以及嗜睡、抽搐等症状。

三、辅助检查

（一）血 GH 测定

基值明显降低或测不出，由于正常人体内 GH 的释放呈脉冲式，正常基值为 $0 \sim 5$ μg/L，因此不能根据单次随机血清 GH 测定值诊断，可结合 GH 兴奋试验明确。

（二）GH 兴奋试验

口服或注射激发药物之前，以及用药后 30 分钟、60 分钟、90 分钟及 120 分钟抽血测 GH。常用激发药物有左旋多巴 10 mg/kg（最大量 500 mg）口服、可乐定 $0.075 \sim 0.15$ mg/m² 口服、盐酸精氨酸 0.5 g/kg（最高不超过 30 g）用生理盐水稀释为 10% 浓度静脉滴注（不短于 30 分钟滴完）和胰岛素 $0.1 \sim 0.15$ U/kg 静脉注射。诊断 GH 分泌不足需要进行至少两种激发试验。若激发峰值均低于 5 μg/L 为缺乏，$5 \sim 10$ μg/L 为部分缺乏，超过 10 μg/L 为可排除此病。由于任何一种刺激试验都有 15% 左右的假阳性率（指 GH 分泌低下），因此必须在两项刺激试验结果都不正常时，方能确诊 GHD。目前多主张选择作用方式不同的两种药物试验，一种抑制生长抑素的药物（胰岛素、精氨酸、溴吡斯的明）与一种兴奋生长激素释放激素的药物组合，可以分 2 日进行，也可 1 次同时给予。胰岛素试验不仅可靠，而且可以同时测定下丘脑—垂体—肾上腺轴功能。生长激素释放激素试验主要用于区别病变部位位于下丘脑或垂体。

（三）胰岛素样生长因子-1（IGF-1）和胰岛素样生长因子结合蛋白 3（IGFBP-3）测定

血清浓度随年龄增长和发育进程而增高，且与营养等因素相关，各实验室应建立自己的参考数据。

（四）腺垂体其他激素及相应靶腺激素测定

可明确孤立性生长激素缺乏性侏儒症或伴其他腺垂体激素缺乏。

（五）影像学检查

X 线检查可发现骨龄落后。行蝶鞍 X 线检查、头颅 CT 或 MRT 检查了解有无垂体瘤。

四、诊断

首先，确定儿童实际身高，测量从头顶至足底的长度；若低于同年龄、同性别正常儿童身长的最低限度者，可视为身材矮小；身高低于同年龄、性别、种族儿童身高的第 3 百分位或低于 2 个标准差时可考虑为矮小症。其次，根据临床特点和血 GH 明显降低作出诊断，必要时应做 GH 兴奋试验。

五、鉴别诊断

根据病史、体检等资料分析，对营养不良、精神心理性、家族性特发性矮身材、小于胎龄儿、慢性系统性疾病等因素造成的非生长激素缺乏的矮身材比较容易识别。对常见的导致矮身材的病因应予以鉴别。

（一）全身性疾病所致的矮小症

在儿童时期患有心、肝、肾、胃、肠等慢性疾病或各种慢性感染，如结核病、血吸虫病、钩虫病等都可因生长发育障碍而致身材矮小。

（二）呆小病（克汀病）

甲状腺功能减退症发病于胎儿或新生儿，可引起患者的生长发育障碍。患者除身材矮小外，常伴甲状腺功能低下症表现及智力低下，具特殊面容。

（三）特纳综合征

特纳综合征为性染色体异常所致的女性分化异常，其性染色体核型常为 45，XO。除身材矮小外，伴有生殖器官发育不全，原发性闭经，还可有颈蹼、肘外翻、盾形胸等畸形，患者血 GH 正常。

（四）青春期延迟

生长发育较同龄儿童延迟，常到 16 岁以后才开始第二性征发育，智力正常，无内分泌系统或慢性疾病依据。一旦开始发育，骨骼生长迅速，性成熟良好，最终身高可达正常人标准。

六、治疗

(一) 药物治疗

(1) GH：基因重组人生长激素（rh-GH）治疗生长激素缺乏症可获得较好疗效的指征如下。①完全性 GHD 者至少 2 项 GH 兴奋试验的 GH 峰值≤5~7 µg/L；②部分性 GHD 生长速度慢，兴奋试验中血 GH 峰值在 5~7 µg/L 或 7~10 µg/L，但须注意有些属于正常身材矮小儿童的兴奋试验结果可能也在此范围内；③有头颅放射治疗或中枢神经系统受损病史者虽兴奋后的血 GH 峰正常，但夜间 GH 分泌低于正常；④慢性肾衰竭所致生长障碍。rh-GH 除被 FDA 批准用于生长激素缺乏症外，还批准用于肾衰竭、先天性卵巢发育不全、Prader-Willi 综合征、小于胎龄儿和特发性矮身材。

rh-GH 水剂的增长效应稍好于粉剂。rh-GH 剂量范围较大，应根据需要和观察的疗效进行个体化调整。生长激素缺乏症的常用剂量是每日 0.1~0.15 U/kg，对青春发育期、特纳综合征、小于胎龄、特发性矮身材和某些部分性生长激素缺乏症患儿的应用剂量为每日 0.15~0.2 U/kg。每周 6~7 次，于每晚睡前皮下注射效果较好。治疗剂量应个体化，疗程一般不短于 1 年。

rh-GH 常见不良反应有：甲状腺功能减退症，可用 L-甲状腺素片纠正；胰岛素抵抗、血糖和胰岛素水平升高，一般不超过正常范围，停药后可恢复；特发性良性颅内压升高，可暂停 GH 治疗，加用小剂量脱水药降低颅内压；抗体产生，比较少见；股骨头滑脱、坏死、膝关节、髋关节疼痛，可暂停 GH 治疗并补充维生素 D 和钙片治疗；注射局部红、肿或皮疹，较罕见，通常数日内消失。诱发肿瘤的可能性，大量流行病学资料分析显示，GH 不增加无肿瘤风险存在的儿童的白血病和肿瘤复发的危险，但对曾有肿瘤、肿瘤家族史、畸形综合征、长期超生理剂量应用 GH 时需谨慎。治疗过程中密切监测血清 IGF-1 水平，超过正常参考值 2 个标准差者时应暂停使用。

(2) GHRH：目前认为，GHRH 治疗仅用于 GH 分泌障碍较轻的下丘脑性 GHD，但其剂量、用药途径尚未确定。

(3) IGF-1：对 GH 激素不敏感的患者有效。

(4) 同化激素：人工合成的同化激素有较强的促进蛋白质合成作用，而雄激素作用较弱，因此同化激素促进生长、促进骨骼提早融合的作用则较弱。临床上常用苯丙酸诺龙，在患儿 12 岁后小量间歇应用，10~12.5 mg 肌内注射，每周 1 次，疗程 1 年。

(5) 人绒毛膜促性腺素（hCG）：可促使黄体的形成与分泌，促进睾丸间质分泌睾酮，适用于已达青春发育期、经上述治疗身高不再增长者。每次 500~1 000 U，肌内注射，每周 2~3 次，每 2~3 个月为 1 个疗程，间歇 2~3 个月，可反复应用 1~2 年。使用时注意过早应用可致骨骺融合，影响生长，男孩乳腺发育。

(6) 其他下丘脑垂体激素补充治疗：部分 GHD 患者可有多发性垂体激素缺乏。GH 治疗可使潜在的下丘脑垂体性甲状腺功能低下症病情加重。若患者对 GH 反应不理想，或血清 T_4 水平降至正常值以下，应及时补充甲状腺素。确有肾上腺皮质功能减退者应长期补充皮质激素。

(7) 治疗期间应注意钙、维生素、微量元素及营养补充，以促进骨骼和身体的成长。

（二）病因治疗

对于下丘脑—垂体区肿瘤、感染、创伤引起的继发性生长激素缺乏性侏儒症者，须针对不同病因行抗感染、外科手术及放化疗等治疗。

七、预后

目前临床应用的 rh-GH 和人 GH 结构完全相同，rh-GH 的成功应用使 GHD 儿童能够基本达到正常身高。未经治疗的 GHD 患者至成年后遗留永久性身材矮小，但智力正常。继发性 GHD 由颅中窝瘤、颅咽管瘤、垂体瘤或颅内感染与肉芽肿病变引起，其预后不佳。成年人型 GHD 易并发高血压、肥胖、血脂谱异常、性功能减退症和代谢综合征。

（李煜淇）

第四章　甲状腺疾病

第一节　甲状腺功能亢进症

甲状腺功能亢进症（简称甲亢）是一种十分常见的内分泌疾病。它是由于体内甲状腺激素（TH）合成或分泌过多而引起的以神经、循环、消化等系统兴奋性增高和代谢亢进为主要表现的一组疾病的总称。甲状腺功能亢进不是一种单一的疾病，许多疾病都可以引起甲状腺功能亢进，具体病因见表4-1。

表4-1　引起甲状腺功能亢进的疾病

1. 甲状腺性甲状腺功能亢进	3.2　hCG 相关性甲状腺功能亢进（绒毛膜癌、葡萄胎、多胎妊娠等）
1.1　弥漫性甲状腺肿伴甲状腺功能亢进（格雷夫斯病）	4. 卵巢甲状腺肿伴甲状腺功能亢进
1.2　多结节性甲状腺肿伴甲状腺功能亢进	5. 医源性甲状腺功能亢进（服用较多甲状腺激素）
1.3　毒性甲状腺腺瘤	6. 暂时性甲状腺功能亢进
1.4　多发性自身免疫性内分泌综合征伴甲状腺功能亢进	6.1　亚急性甲状腺炎
1.5　甲状腺癌（滤泡性腺癌）	6.1.1　亚急性肉芽肿性甲状腺炎
1.6　新生儿甲状腺功能亢进	6.1.2　亚急性淋巴细胞性甲状腺炎（产后、药物所致，如干扰素 $-\alpha$、白介素 -2）
1.7　碘甲状腺功能亢进	6.1.3　亚急性损伤性甲状腺炎（手术、活检）
1.8　TSH 受体基因突变致甲状腺功能亢进	6.1.4　亚急性放射性甲状腺炎
2. 垂体性甲状腺功能亢进	6.2　慢性淋巴细胞性甲状腺炎
2.1　垂体 TSH 瘤	
2.2　选择性垂体甲状腺激素抵抗综合征	
3. 伴瘤综合征和（或）hCG 相关性甲状腺功能亢进	
3.1　恶性肿瘤伴甲状腺功能亢进（分泌 TSH 类似物）	

临床上以弥漫性甲状腺肿伴甲状腺功能亢进（格雷夫斯病，GD）最常见，约占所有甲状腺功能亢进患者的85%，其次为结节性甲状腺肿伴甲状腺功能亢进（也称毒性结节性甲状腺肿）和亚急性甲状腺炎。本节主要讨论格雷夫斯病。

格雷夫斯病又称毒性弥漫性甲状腺肿，是一种伴有 TH 分泌增多的器官特异性自身免疫性疾病。

该病以女性多发，估计其发病率占女性人群的1.9%，男女比为1：（4~6），以20~40岁多见。典型的 GD 除有甲状腺肿大和高代谢症群外，还有眼球突出。一般认为25%~50%的 GD 患者伴有不同程度的眼病。少数患者可有皮肤病变（胫前黏液性水肿及指端粗厚等）。不典型者可仅有1~2项表现，如甲状腺功能亢进不伴有突眼或有严重突眼而临床无甲状腺功能亢进表现。

一、病因与发病机制

（一）免疫功能异常

GD 的确切病因目前还不完全清楚，但近年来的研究提示该病为一种器官特异性自身免疫性疾病。GD 患者体内免疫功能紊乱，致使机体产生了针对自身甲状腺成分——甲状腺刺激素受体（thyrotropin receptor，TSHR）的抗体 TRAb（thyrotropin receptor antibody）。该抗体与 TSHR 结合后，和 TSH 一样具有刺激和兴奋甲状腺的作用，引起甲状腺组织增生和功能亢进，TH 产生和分泌增多。目前认为，自身抗体的产生主要与存在基因缺陷的抑制性 T 淋巴细胞（Ts）的功能降低有关。Ts 功能缺陷导致辅助性 T 淋巴细胞（Th）的不适当致敏，并在 IL-1、IL-2 等细胞因子的参与下，使 B 细胞产生抗自身甲状腺的抗体。

GD 的发病与 TRAb 的关系十分密切。TRAb 是一组多克隆抗体，作用在 TSH 受体的不同结合位点。TRAb 可分为兴奋型和封闭型两类。兴奋型中有一类与 TSH 受体结合后，刺激甲状腺组织增生及 TH 的合成和分泌增多，称为甲状腺刺激抗体（thyroid-stimulating antibody，TSAb），为 GD 的主要自身抗体；另一类与 TSH 受体结合后，仅促进甲状腺肿大，但不促进 TH 的合成和释放，称为甲状腺生长刺激免疫球蛋白（thyroid growth immunoglobulin，TGI）。封闭型自身抗体与 TSH 受体结合后，阻断和抑制甲状腺功能，因此称为甲状腺刺激阻断抗体（thyroid stimulating blocking antibody，TSBAb）。

（二）细胞免疫异常

GD 患者外周血活化 T 淋巴细胞数量增多，甲状腺内的抑制性调节环路不能发挥正常的免疫抑制功能，致使自身反应性器官特异性 Th 细胞得以活化、增殖，产生各种细胞因子，作用于甲状腺组织、单核细胞，诱导 B 淋巴细胞活化，产生抗甲状腺的自身抗体，最终引起甲状腺结构与功能的病理变化及出现临床特征。另外，GD 患者甲状腺和眼球后组织均有明显的淋巴细胞浸润，甲状腺的淋巴细胞通过细胞间黏附分子、白细胞功能相关抗原，介导淋巴细胞与 GD 患者甲状腺细胞相互黏附，引起甲状腺细胞增生及甲状腺肿大。

（三）遗传因素

部分 GD 有家族史，同卵双生相继发生 GD 者达 30%～60%；异卵双生仅为 3%～9%。流行病学调查也发现，GD 亲属中患另一自身免疫性甲状腺病，如桥本甲状腺炎的比率和 TSAb 的检出率均高于一般人群。这些说明 GD 具有遗传倾向。通过对人类白细胞膜上组织相容性抗原（HLA）的研究发现，高加索人中的 HLA-B8、日本人中的 HLA-B35、中国人中的 HLA-BW46 为本病的相对危险因子。Chen 等发现，非洲后裔的美国人 GD 的易感基因为 DQA*0501，定位于 HLA 抗原 DR-B3 而非 DR-B1。但 GD 究竟是以单基因遗传，还是以多基因遗传，以及以何种方式遗传目前仍不清楚。

（四）环境因素

感染、应激及刺激等均可能为本病的诱发因素。尤以精神因素为重要，强烈的精神刺激常可诱发甲状腺功能亢进的发病。精神应激可能使患者血中肾上腺皮质激素升高，进而改变 Ts 或 Th 细胞的功能，引起异常免疫反应，从而引发甲状腺功能亢进。

二、病理

（一）甲状腺

GD 的甲状腺呈对称性、弥漫性增大，甲状腺内血管增生，血供丰富，使甲状腺外观为红色。滤泡细胞增生肥大，细胞呈立方或柱状，滤泡细胞由于过度增生而形成乳头状折叠凸入滤泡腔内，细胞高尔基体肥大，附近有许多囊泡，内质网发育良好，有很多核糖体，线粒体数目增多。滤泡腔内胶质减少甚至消失。甲状腺内可有淋巴细胞浸润或形成淋巴滤泡或出现淋巴组织生发中心。经治疗后甲状腺的形态结构可发生相应的变化。短期使用大剂量碘剂后，甲状腺可迅速缩小，腺泡中胶质含量增多，滤泡细胞变为矮立方状或扁平状，乳头状结构消失，血管减少。长时间使用硫脲类抗甲状腺药物后，可使甲状腺组织呈退行性改变，滤泡增大富含胶质，大部分滤泡细胞呈扁平状或矮立方状，少部分滤泡细胞仍肥大，或可见到上皮峰及短小乳头状结构。此时活检标本不易与甲状腺肿鉴别。

（二）眼

GD 仅有良性眼病时常无异常病理改变。在浸润性突眼患者中，球后组织中脂肪组织及纤维组织增多，黏多糖沉积与透明质酸增多，淋巴细胞及浆细胞浸润；眼肌纤维增粗，纹理模糊，脂肪增多，肌纤维透明变性，断裂及破坏，肌细胞内黏多糖及透明质酸也增多。可出现球结膜充血、水肿。早期的病变以炎症细胞浸润和脂肪增多为主，后期可出现纤维组织增生和纤维化。

（三）胫前黏液性水肿

光镜下病变皮肤可见黏蛋白样透明质酸沉积，伴肥大细胞、吞噬细胞和内质网粗大的成纤维细胞浸润，皮层增厚及淋巴细胞浸润；电镜下见大量微纤维伴糖蛋白及酸性葡聚糖沉积，与重度甲状腺功能减退（黏液性水肿）的皮下组织黏多糖浸润的组织学相似。

（四）其他

心脏可扩大，心肌变性。肝、脾、胸腺和淋巴结可增生肿大，外周血淋巴细胞可增多。重度甲状腺功能亢进未予有效治疗者可出现局灶性或弥漫性肝坏死，有的发展为肝萎缩，甚至肝硬化。甲状腺功能亢进时破骨细胞活性增强，骨吸收多于骨形成，可引起骨质疏松。

三、病理生理

TH 分泌增多的病理生理作用是多方面的。TH 可促进氧化磷酸化，主要通过刺激细胞膜上的钠钾 ATP 酶，促进 Na^+ 的主动运输，维持细胞内外 Na^+-K^+ 的梯度。在此过程中需要消耗大量的能量，以致 ATP 水解增多，从而促进线粒体氧化磷酸化反应，使耗氧量及产热增加，引起患者怕热、多汗等症状。高水平 TH 可增加基础代谢率，加速多种营养物质的消耗，肌肉也易被消耗，出现消瘦、乏力等。TH 与儿茶酚胺协同作用，可加强儿茶酚胺对神经、心血管及胃肠道等的兴奋和刺激；TH 对肝、心肌及肠道还具有直接的兴奋作用，使神经、心血管与消化等系统的症状更为突出。

四、临床表现

GD 可以发生于任何年龄，但高峰发病年龄在 20～40 岁。女性多于男性，男女发病比例为 1 ：（4~6）。多数患者起病缓慢，多在起病后 6 个月到 1 年就诊。

（一）一般表现

GD 的临床表现与患者发病时的年龄、病程和 TH 分泌增多的程度有关。一般患者有神经质、怕热多汗、皮肤潮湿、心悸、乏力和体重减轻等。部分患者有发热，但一般为低热。

（二）甲状腺

不少患者以甲状腺肿大为主诉，甲状腺呈弥漫性、对称性肿大，质软，吞咽时上下移动，少数患者的甲状腺肿大不对称或肿大不明显。甲状腺的血流量增多，故在上、下极外侧可听到连续性或以收缩期为主的吹风样血管杂音，可扪及震颤（以腺体上部较明显）。杂音明显时可在整个甲状腺区听到，但以上、下极明显，杂音较轻时仅在上极或下极听到。触到震颤时往往可以听到杂音，但杂音较弱时可触不到震颤。杂音和震颤的发现对诊断本病具有重要意义，因为其他甲状腺疾病罕有出现此体征者。

（三）眼

甲状腺功能亢进引起的眼部改变大致分为非浸润性突眼和浸润性突眼两种类型。①非浸润性突眼：是由于交感神经兴奋眼外肌群和上睑肌所致，临床无明显自觉症状。体征有：上眼睑挛缩；眼裂增宽（Dalrymple 征）；上眼睑移动滞缓（von Graefe 征），即眼睛向下看时上眼睑不能及时随眼球向下移动，可在角膜上缘看到白色巩膜；瞬目减少和凝视（Stellwag 征）；向上看时，前额皮肤不能皱起（Joffroy 征）；两眼看近物时，辐辏不良（Mobius 征）。甲状腺功能亢进控制后可完全恢复正常。②浸润性突眼：为 GD 所特有，是眶内和球后组织体积增加、淋巴细胞浸润和水肿所致。浸润性突眼患者常有明显的自觉症状，如畏光、流泪、复视、视力减退、眼部胀痛、刺痛、异物感等。突眼度一般在 18 mm 以上。眼球高度突出，使眼不能闭合，结膜、角膜外露而引起充血、水肿、角膜溃疡等。重者可出现全眼球炎，甚至失明。浸润性突眼的轻重程度与甲状腺功能亢进的程度无明显关系。在所有眼病中，约 5% 的患者仅有浸润性突眼而临床无甲状腺功能亢进表现，将此称为甲状腺功能正常的 GD 眼病（Euthyroid Grave's Ophthalmopathy，EGO）。该类患者尽管临床上无甲状腺功能亢进表现，但多有亚临床甲状腺功能亢进，TSH 水平降低。

（四）心血管系统

甲状腺功能亢进时由于 TH 对心血管系统的作用，以及交感神经兴奋性增高等，患者常有明显的临床表现，心悸、气促是大部分甲状腺功能亢进患者的突出主诉。

（1）心动过速：是心血管系统最早、最突出的表现。绝大多数为窦性心动过速，心率多在 90~120 次/分。心动过速为持续性，在睡眠和休息时有所降低，但仍高于正常。

（2）心律失常：房性期前收缩最常见，其次为阵发性或持续性心房颤动（简称房颤）。也可见室性或交界性期前收缩，偶见房室传导阻滞。有些患者可仅表现为原因不明的阵发性或持续性心房纤颤，尤以老年人多见。

（3）心音改变：由于心肌收缩力加强，心搏增强，心尖部第一心音亢进，常有收缩期杂音，偶在心尖部可听到舒张期杂音。

（4）心脏扩大：多见于久病及老年患者。心脏负荷加重、合并感染或应用 β 受体阻滞药可诱发充血性心力衰竭。持久的房颤也可诱发慢性充血性心力衰竭。出现心脏扩大和心脏杂音可能是长期高排出量使左心室流出道扩张所致。

（5）收缩压升高、舒张压下降和脉压增大：有时可出现毛细血管搏动、水冲脉等周围血管征。发生原因系由于心脏收缩力加强，心排血量增加和外周血管扩张、阻力降低所致。

（6）甲状腺功能亢进性心脏病：甲状腺功能亢进伴有明显心律失常、心脏扩大和心力衰竭者称为甲状腺功能亢进性心脏病。以老年甲状腺功能亢进和病史较久未能良好控制者多见。其特点为甲状腺功能亢进完全控制后心脏功能可恢复正常。

（五）消化系统

食欲亢进是甲状腺功能亢进的突出表现之一。但少数老年患者可出现厌食，甚至恶病质。也有少数患者呈顽固性恶心、呕吐，以致体重在短期内迅速下降。由于过多 TH 的作用，肠蠕动增加，从而使大便溏稀、次数增加，甚至呈顽固性腹泻或脂肪痢。TH 对肝脏也可有直接毒性作用，致肝大，甲状腺功能亢进引起明显肝脏受损者少见，少数可出现肝功能异常，转氨酶升高，甚至黄疸。

（六）血液和造血系统

周围血液中白细胞总数偏低、淋巴细胞百分比和绝对值及单核细胞增多，血小板寿命缩短，有时可出现皮肤紫癜。消耗增加、营养不良和铁的利用障碍偶可引起贫血。

（七）肌肉骨骼系统

甲状腺功能亢进时多数表现为肌无力和肌肉萎缩。神经肌肉兴奋性增高，可出现细震颤、腱反射活跃和反射时间缩短等。部分患者可出现如下特殊的肌肉病变。

（1）慢性甲状腺功能亢进性肌病：相对多见。起病缓，主要累及近端肌群和肩胛、骨盆带肌群。表现为进行性肌肉萎缩和无力。患者在登楼、蹲位起立和梳头等动作时有困难。类似于多发性肌炎表现，但肌活检正常或仅有肌肉萎缩、变性等改变。

（2）甲状腺功能亢进性周期性瘫：主要见于东方国家的青年男性患者，日本和中国较常见。发作时血钾显著降低。周期性瘫多与甲状腺功能亢进同时存在，或发生于甲状腺功能亢进起病之后。也有部分患者以周期性瘫为首发症状就诊才发现甲状腺功能亢进。多在夜间发作，可反复出现，甲状腺功能亢进控制后症状可缓解。周期性麻痹的发生机制可能与过多 TH 促进钠钾 ATP 酶活性，使 K^+ 向细胞内的不适当转移有关。

（3）甲状腺功能亢进伴重症肌无力：甲状腺功能亢进伴重症肌无力的发生率约为 1%，远高于一般人群的发生率。重症肌无力主要累及眼肌，表现为眼睑下垂、眼外肌运动麻痹、复视和眼球固定等。少数也可表现为全身肌肉无力、吞咽困难、构音不清及呼吸浅短等。甲状腺功能亢进控制后重症肌无力可减轻或缓解。

（八）生殖系统

约 20% 的女性患者有月经稀少，周期延长，甚至闭经。男性多阳痿，偶见乳腺发育，与雄激素转化为雌激素增加有关。

（九）皮肤、毛发及肢端

皮肤光滑细腻，缺乏皱纹，触之温暖湿润。年轻患者可有颜面潮红，部分患者面部和颈部可呈红斑样改变，压之褪色，尤以男性多见。多数患者皮肤色素正常，少数可出现色素加深，以暴露部位明显，但口腔、乳晕无色素加深。也有部分患者色素减退，出现白癜风。甲状腺功能亢进时可出现毛发稀疏脱落，少数患者可出现斑秃。

约 5% 的 GD 患者可有典型局限性黏液性水肿，常与浸润性突眼同时或之后发生，有时不伴甲状腺功能亢进而单独存在，是本病的特异性表现之一。多见于小腿胫前下 1/3 部位，有时可延及足背和膝部，也可见于面部上肢等。初起时呈暗紫红色皮损，皮肤粗厚，以后呈片状或结节状隆起，最后呈树皮状，可伴继发感染和色素沉着。在少数患者中尚可见到指端软组织肿胀，呈杵状，掌指骨骨膜下新骨形成，以及指（趾）甲的邻近游离边缘部分和甲床分离（Plummer 甲），也为 GD 的特征性表现之一。

（十）甲状腺危象

甲状腺危象是甲状腺功能亢进的一种严重表现，可危及生命。主要诱因为精神刺激、感染、甲状腺手术前准备不充分等。早期表现为患者原有的甲状腺功能亢进症状加剧，伴中等发热，体重锐减，恶心、呕吐，以后发热可达 40 ℃ 以上，心动过速，心率常在 160 次/分以上，大汗、腹痛、腹泻，甚而谵妄、昏迷。死亡原因多为高热虚脱、心力衰竭、肺水肿和严重水、电解质代谢紊乱等。

五、特殊类型的甲状腺功能亢进

（一）淡漠型甲状腺功能亢进

该型特点为：①发病较隐匿；②以老年人多见，尤其是 60 岁以上者；③临床表现不典型，常以某一系统的表现为突出（尤其是心血管和胃肠道症状），由于年迈伴有其他心脏病，不少患者合并心绞痛，有的甚至发生心肌梗死，心律失常和心力衰竭的发生率可达 50% 以上。患者食欲减退伴腹泻较多，肌肉萎缩，肌无力；④眼病和高代谢症群表现较少，多数甲状腺无明显肿大；⑤全身情况差，体重减轻较明显，甚至出现全身衰竭、恶病质；⑥血清总四碘甲腺原氨酸（TT_4）可以正常，游离三碘甲腺原氨酸（FT_3）、游离四碘甲腺原氨酸（FT_4）常增高，TSH 下降或测不出，但 [131]I 摄取率增高。

（二）亚临床型甲状腺功能亢进

该型特点是血 T_3、T_4 正常，TSH 显著降低。本症可能是 GD 早期、GD 经手术或放射碘治疗后、各种甲状腺炎恢复期的暂时性临床现象；但也可持续存在，少数可进展为临床型甲状腺功能亢进。患者无症状或有消瘦、失眠、轻度心悸等症状，并可导致心血管系统或骨代谢的异常。排除下丘脑—垂体疾病、非甲状腺疾病所致的 TSH 降低后可诊断为本症，并需作出相应的病因诊断。亚临床型甲状腺功能亢进一般无须治疗，但应定期追踪病情变化。对于老年患者，已有轻度甲状腺功能亢进表现的患者以及具有心血管和骨骼系统病变危险因素者，宜采用适当的抗甲状腺治疗。

（三）新生儿甲状腺功能亢进

新生儿甲状腺功能亢进分为暂时型和持续型两种，前者较为常见，多由于母亲妊娠时患 GD，母体内的促甲状腺激素受体刺激性抗体（TSAb）通过胎盘到达胎儿使其发生甲状腺功能亢进，故出生时已有甲状腺功能亢进表现，出生后 1~3 个月自行缓解，血中 TSAb 也随之消失。临床表现为多动、易兴奋、多汗、呕吐、腹泻和发热等。哺乳量增加而体重不增加，可出现呼吸衰竭、心动过速、心律失常，易发生心力衰竭。实验室检查显示 FT_4 升高，T_3 显著升高，TSH 通常低下（与正常新生儿出生时 TSH 水平增高相反）。

持续型新生儿甲状腺功能亢进较罕见，是 TSH 受体（TSHR）突变所致。其特点是：①常有阳性家族史，为常染色体显性遗传，但母亲在妊娠时未必一定有甲状腺功能亢进；②男女比例约为 1 : 2，明显高于成年人 GD 甲状腺功能亢进；③缺乏眼征；④缺乏甲状腺免疫学异常的证据（血中无抗甲状腺抗体）；⑤大部分病例在开始为甲状腺肿，逐渐出现甲状腺功能亢进的其他表现；⑥甲状腺功能亢进不能自行缓解，患者常有颅骨缝早期融合、前囟突出及智力障碍等后遗症。

新生儿甲状腺功能亢进主要根据血 T_3、T_4 和 TSH 值进行判断。T_3、T_4 升高，TSH 降低即可作出甲状腺功能亢进的诊断。对于持续型新生儿甲状腺功能亢进可作 TSHR 基因分析，以查明病因。

（四）妊娠期甲状腺功能亢进

妊娠期甲状腺功能亢进主要包括以下两种情况。

（1）妊娠合并甲状腺功能亢进：正常妊娠时由于腺垂体生理性肥大和胎盘激素分泌，可以有高代谢症群表现，如心率可增至 100 次/分，甲状腺稍增大，基础代谢率在妊娠 3 个月后较前增加可达 20%～30%，此时由于雌激素水平增高，血中甲状腺素结合球蛋白（thyroxine-binding globulin，TBG）较妊娠前增高，故血清 TT_3、TT_4 也较正常增高，因此易与甲状腺功能亢进混淆。体重不随妊娠月份而相应增加，或四肢近端肌肉消瘦，或休息时心率在 100 次/分以上者，应疑及甲状腺功能亢进。如血 FT_3、FT_4 升高，TSH < 0.5 mU/L 可诊断为甲状腺功能亢进。同时伴有眼征、弥漫性甲状腺肿、甲状腺区震颤或血管杂音、血 TSAb 阳性即可确定 GD 的诊断。

（2）hCG 相关性甲状腺功能亢进：hCG 与 TSH 的 α-亚基相同；两者的受体分子又十分类似，故 hCG 和 TSH 与 TSH 受体结合存在交叉反应。当 hCG 分泌显著增多（如绒毛膜癌、葡萄胎、妊娠剧吐、多胎妊娠等）时，可因大量 hCG 刺激 TSH 受体而出现甲状腺功能亢进。患者的甲状腺功能亢进症状轻重不一，血 FT_3、FT_4 升高，TSH 降低或测不出，但 TSAb 和其他甲状腺自身抗体阴性，血 hCG 显著升高。hCG 相关性甲状腺功能亢进往往随血 hCG 浓度的变化而消长，属一过性，中止妊娠或分娩后消失。

六、辅助检查

（一）血清 TH 测定

（1）血清 FT_3、FT_4：血清中 FT_3、FT_4 不受血中 TBG 变化的影响，直接反映甲状腺功能状态。成人正常参考值：RIA 法，FT_3 3～9 pmol/L（0.19～0.58 ng/dL），FT_4 9～25 pmol/L（0.7～1.9 ng/dL）；ICMA 法，FT_3 2.1～5.4 pmol/L（0.14～0.35 ng/dL），FT_4 9.0～23.9 pmol/L（0.7～1.8 ng/dL）。

（2）血清 TT_3、TT_4：血清中 TT_3、TT_4 与蛋白结合达 99.5% 以上，故 TT_3、TT_4 水平受 TBG 的影响。TT_3 浓度的变化常与 TT_4 的改变平行。TT_3、TT_4 测定方法稳定，在无影响血中 TBG 浓度变化的因素存在时是反映甲状腺功能的良好指标。引起 TBG 升高的主要因素为妊娠、使用雌激素等，故妊娠时血中 TT_3、TT_4 常升高，但 FT_3、FT_4 正常。成年人正常参考值：RIA 法，TT_3 1.8～2.9 nmol/L（115～190 ng/dL），TT_4 65～156 nmol/L（5～12 μg/dL）；ICMA 法，TT_3 0.7～2.1 nmol/L（44.5～136.1 ng/dL），TT_4 58.1～154.8 nmol/L（4.5～

11. 9 μg/dL)。

（二）TSH 测定

TSH 是反映甲状腺功能十分敏感的指标，轻度甲状腺功能异常，T_3、T_4 尚在正常范围内变化时 TSH 就会出现异常。原发性甲状腺功能减退时升高，甲状腺功能亢进时降低。普通 TSH 测定不能反映降低，现在大部分实验室测定的为敏感 TSH（sensitive TSH，sTSH）或超敏感 TSH（ultrasensitive TSH，uTSH），两者特异性、敏感性均很高。

（三）TSH 受体抗体（TRAb）测定

TRAb 又称 TSAb，其测定方法较多，易出现假阴性和假阳性结果。TRAb 的常规测定方法是用放射受体法来测定 TSH 的结合抑制活性（猪的 TSH 受体被包被为固相），第二代 TRAb 测定法用重组的人 TSH 受体代替猪 TSH 受体，其敏感性从 70% 提高到 86.7%，但仍有假阳性。所测结果为总 TRAb，不能反映 TRAb 的多寡。生物学方法可测定 TRAb，一般采用培养的大鼠甲状腺细胞（FTRL-5）或表达人 TSHR 的中国仓鼠卵细胞（Chinese hamster ovary，CHO）与患者的血清孵育，通过检测 cAMP 的生成量来判定。未经治疗的 GD 患者，血 TSAb 阳性检出率可达 80% ~ 100%。TRAb 测定对于 GD 早期诊断、判断病情活动及预测复发等具有较高价值，还可作为治疗后停药的重要指标。

（四）^{131}I 摄取率

本法虽然诊断甲状腺功能亢进的符合率达 90%，但不能反映病情严重程度与治疗中的病情变化。可用于鉴别不同病因的甲状腺功能亢进，如 ^{131}I 摄取率降低可能为亚急性甲状腺炎、桥本甲状腺炎的一过性甲状腺功能亢进、碘甲状腺功能亢进或外源 TH 引起的甲状腺功能亢进等。应注意本方法受含碘食物和药物的影响。正常参考值：3 小时及 24 小时值分别为 5% ~ 25% 和 20% ~ 45%，高峰在 24 小时。格雷夫斯甲状腺功能亢进时甲状腺 ^{131}I 摄取率升高，且高峰前移。由于 T_3、T_4 和 TSH 测定方法的不断改善，敏感性与特异性进一步提高，目前已很少用甲状腺 ^{131}I 摄取率来诊断甲状腺功能亢进。

（五）影像学检查

（1）超声检查：GD 患者甲状腺呈弥漫性、对称性、均匀性增大（可增大 2 ~ 3 倍），边缘多规则，内部回声多呈密集、增强光点，分布不均匀，部分有低回声小结节状改变。多普勒彩色血流显像示患者甲状腺腺内血流丰富，血流速度增快，同时可见显著低阻力的动脉频谱和湍流频谱。甲状腺上、下动脉管径明显增宽。眼球后 B 超有助于 GD 眼病的诊断。

（2）CT 或 MRI 检查：主要用于评估甲状腺功能亢进眼病眼外肌受累的情况，也可以排除其他原因所致的突眼。

七、诊断

典型病例经详细询问病史，依靠临床表现即可诊断。不典型病例，尤其是小儿、老年人或伴有其他疾病的轻型甲状腺功能亢进或亚临床型甲状腺功能亢进病例易被误诊或漏诊，需进行相关检验检查确定诊断。在临床上，对不明原因的体重下降、低热、腹泻、手抖、心动过速、心房纤颤、肌无力等均应考虑甲状腺功能亢进的可能。

（一）功能诊断

血 FT_3、FT_4（或 TT_3、TT_4）增高及 TSH 降低（<0.1 mU/L）者符合甲状腺功能亢进；

仅 FT_3 或 TT_3 增高而 FT_4、TT_4 正常可考虑为 T_3 型甲状腺功能亢进；血 TSH 降低，FT_3、FT_4 正常为亚临床型甲状腺功能亢进。

（二）病因诊断

在确诊甲状腺功能亢进后应进一步确定引起甲状腺功能亢进的病因。患者有眼征、弥漫性甲状腺肿、血 TRAb 阳性等，可诊断为 GD。有结节者需与自主性高功能甲状腺结节、多结节性甲状腺肿伴甲状腺功能亢进、毒性腺瘤、甲状腺癌等相鉴别。多结节毒性甲状腺肿和毒性腺瘤患者一般无突眼，甲状腺功能亢进症状较轻，甲状腺扫描为"热"结节，结节周围甲状腺组织的摄碘功能受抑制。亚急性甲状腺炎伴甲状腺功能亢进症状者，甲状腺 ^{131}I 摄取率明显降低。碘甲状腺功能亢进者有过量碘摄入史，甲状腺 ^{131}I 摄取率降低，停止摄入碘后甲状腺功能亢进症状可逐渐改善。

八、鉴别诊断

（一）与非甲状腺性疾病的鉴别

（1）神经官能症：此类患者有许多症状与甲状腺功能亢进类似，如焦虑、心动过速、过分敏感、易兴奋失眠、体重减轻、乏力等。但无甲状腺肿及突眼。甲状腺功能检查正常。

（2）更年期综合征：更年期妇女有情绪不稳定、烦躁失眠、阵发性出汗、血压波动及月经不调等症状，但甲状腺不大，甲状腺功能检查正常。

（3）单侧突眼需注意与眶内肿瘤、炎性假瘤等鉴别，眼球后超声检查或 CT 检查即可明确诊断。

（4）抑郁症：老年人甲状腺功能亢进多为隐匿起病，表现为体虚乏力、精神忧郁、表情淡漠、原因不明的消瘦、食欲缺乏、恶心、呕吐等表现，与抑郁症类似，测定甲状腺功能可帮助鉴别。忧郁症患者甲状腺功能正常。

（5）心血管疾病：少数甲亢患者（常为中老年人）以心血管表现为突出表现，因此，不明原因的心悸、气促、心动过速，或伴有房颤者，应查找是否存在甲状腺功能亢进。

（6）消化系统疾病：甲状腺功能亢进可致肠蠕动加快，消化吸收不良，大便次数增多，临床常被误诊为慢性结肠炎。但甲状腺功能亢进少有腹痛、里急后重等肠炎表现，粪便镜检无红细胞、白细胞。有些患者消化道症状明显，可有恶心、呕吐，甚至出现恶病质。对这些患者在进一步检查排除消化道器质性病变的同时应进行甲状腺功能检测。

（7）慢性甲状腺功能亢进性肌病：突出表现为骨骼肌受累，通常发生于严重甲状腺毒症患者，表现为肌无力、肌萎缩，应与多发性肌炎、进行性肌萎缩和重症肌无力鉴别。

（二）与其他甲状腺功能亢进的鉴别（病因鉴别）

引起甲状腺功能亢进的病因很多（表4-1），临床上应先排除非 GD 性甲状腺功能亢进后，GD 的诊断才能成立。

（1）亚急性甲状腺炎：该病以女性多见，发病前常有上呼吸道感染病史，随后甲状腺肿大并伴有甲状腺疼痛，疼痛可放射至下颌、耳后、颞枕等部位。可出现甲状腺功能亢进的症状，如心悸、气短、消瘦、食欲亢进、易激动和大便次数增加等，多有发热，体温在 38 ℃左右。白细胞计数轻度升高，中性粒细胞数正常或稍高。甲状腺 ^{131}I 摄取率降低，与 TT_3、TT_4，FT_3、FT_4 升高呈背离现象。甲状腺扫描发现甲状腺双侧或单侧不显影。

（2）慢性淋巴细胞性甲状腺炎伴甲状腺功能亢进：该病以中年女性多见，由于起病缓慢，多无症状，常因甲状腺肿大而就诊。甲状腺弥漫性肿大、质韧或有表面不平的结节；甲状腺扫描放射性分布不均匀，有不规则浓聚及稀疏区；60%~70% 患者甲状腺球蛋白抗体（TGAb）阳性，95% 的患者甲状腺微粒体抗体（TMAb）或甲状腺过氧化物酶抗体（TPO-Ab）阳性。部分患者在疾病初期由于甲状腺滤泡细胞的破坏、TH 的释放增加而出现甲状腺功能亢进症状，通常为一过性，随疾病进展 T_3、T_4 水平逐渐下降。有学者称为"桥本一过性甲状腺功能亢进"。

（3）无痛性甲状腺炎：女性发病率约为男性的 2 倍，以青、中年居多。部分患者在产后发病，故临床可分为产后型无痛性甲状腺炎和散发型无痛性甲状腺炎。其特征为甲状腺无痛性肿大伴暂时性甲状腺功能异常。该病一般分为 3 个阶段：甲状腺功能亢进阶段、甲状腺功能减低阶段和恢复阶段。甲状腺功能检查因临床所处的发病阶段不同而不同。约 85% 患者 TPOAb 阳性，细胞学检查为淋巴细胞性甲状腺炎。

（4）垂体性甲状腺功能亢进：由于垂体因素导致 TSH 的持续分泌过多引起的甲状腺功能亢进，很少见。包括垂体 TSH 分泌瘤和选择性垂体甲状腺激素抵抗综合征（PRTH）两种类型。临床表现轻重程度不一，一般都有甲状腺肿大，可有血管杂音，如系垂体瘤引起的甲状腺功能亢进，CT 或 MRI 可发现垂体占位病变。实验室检查特点为血清 T_3、T_4 水平升高，TSH 正常或升高。

九、治疗

（一）一般治疗

应予适当休息。合理安排饮食，给予高热量、高蛋白质、高维生素和低碘饮食。精神紧张、不安或失眠较重者，可给予安定类镇静药。

（二）药物治疗

（1）抗甲状腺药物及作用机制：抗甲状腺药物包括硫脲类的丙硫氧嘧啶（PTU），以及咪唑类的甲巯咪唑（MM）和卡比马唑（CMZ）。PTU 和 MM 是目前治疗甲状腺功能亢进的两种最主要的抗甲状腺药物。MM 与 PTU 的药理等效比为 1∶10，但 MM 的半衰期明显长于PTU，且实际效能也强于 PTU，故 MM 可使甲状腺功能较快恢复正常。在维持治疗阶段较小剂量的 MM 每日 1 次服药即可将甲状腺功能维持在良好状态。它们的作用机制相同，主要为抑制甲状腺内的过氧化酶系统，使被摄入甲状腺细胞内的碘化物不能氧化成活性碘，使酪氨酸不能被碘化，同时使一碘酪氨酸和二碘酪氨酸的缩合过程受阻而抑制 TH 的合成。

（2）适应证和优缺点：抗甲状腺药物适应于甲状腺功能亢进病情较轻，病程短，甲状腺较小者。儿童、青少年甲状腺功能亢进及甲状腺功能亢进伴有妊娠者也宜首选抗甲状腺药物治疗。其优点包括：疗效较肯定；不会导致永久性甲状腺功能减低；方便，经济，使用较安全。其缺点包括：疗程长，一般需 2 年以上；停药后复发率较高；可引起肝损害或粒细胞缺乏等。

（3）剂量与疗程：一般情况下，抗甲状腺药物的初始剂量为，PTU 每日 300~450 mg，MM 或 CMZ 每日 30~45 mg，分 3 次口服。至症状缓解、血 TH 恢复正常后逐渐减量。每4~8 周减量 1 次，PTU 每次减 50~100 mg，MM 或 CMZ 每次减 5~10 mg。减量至能够维持甲状腺功能正常的最小剂量后维持治疗 1.5 ~ 2 年。维持治疗期间每 3 ~ 5 个月化验甲状腺功能，根据结果适当调整抗甲状腺药物的剂量，将甲状腺功能维持在完全正常状态（即 TSH 在正常范围）。

（4）不良反应：抗甲状腺药物发生率相对较高且较严重的不良反应为粒细胞缺乏，其发生率约为 0.4%。大部分粒细胞缺乏发生在抗甲状腺药物大剂量治疗的最初 3 个月内或再次用药的 1 个月内。因此，为了防止粒细胞缺乏的发生，在早期应每 1 ~ 2 周查白细胞 1 次，当白细胞少于 $2.5 \times 10^9/L$、中性粒细胞少于 $1.5 \times 10^9/L$ 时应考虑停药观察。甲状腺功能亢进本身可有白细胞减少。因此，治疗之前白细胞的多少并不影响抗甲状腺药物的治疗。一旦发生粒细胞缺乏应立即停用抗甲状腺药物，由于抗甲状腺药物之间可能有交叉反应，故禁止使用其他抗甲状腺药物。抗甲状腺药物可引起肝损害，MM 引起的肝损害以胆汁淤积为主，而 PTU 引起者多为免疫性肝细胞损害，肝酶升高较明显，且预后较差。临床观察发现，PTU 可诱发机体产生抗中性粒细胞胞浆抗体（ANCA），多数患者无临床表现，仅部分呈 ANCA 相关性小血管炎，有多系统受累表现，如发热、肌肉关节疼痛及肺和肾损害等。

（5）停药与复发：抗甲状腺药物治疗 GD 最主要的缺点是复发率高。为了降低复发率，在停药之前还应认真评估后再决定是否停药。如果甲状腺不大、TRAb 阴性或最后阶段抗甲状腺药物维持剂量很小时停药后复发率低。反之，复发率较高，延长疗程可提高治愈率。抗甲状腺药物治疗停药后复发率较高，故停药后还应定期检测甲状腺功能，如有复发迹象即再次给予治疗。

（6）其他药物治疗。

1）复方碘溶液：大剂量碘可减少甲状腺充血、阻抑 TH 释放，也可抑制 TH 合成及外周 T_4 向 T_3 转换，但属暂时性，于给药后 2 ~ 3 周内症状渐减轻，之后甲状腺功能亢进症状加重。碘的使用减弱抗甲状腺药物的疗效并延长抗甲状腺药物控制甲状腺功能亢进症状所需的时间。临床仅用于术前准备和甲状腺危象的治疗。

2）β 受体阻滞药：不仅可阻断 TH 对心脏的兴奋作用，还可抑制外周组织 T_4 转换为 T_3。主要在甲状腺功能亢进治疗的初期使用，以较快改善症状。可与碘剂一起使用进行术前准备，也可用于 ^{131}I 治疗前后及甲状腺功能亢进危象时。有支气管哮喘或喘息型支气管炎者宜选用选择性 β 受体阻滞药，如阿替洛尔、美托洛尔等。

（三）放射性 ^{131}I 治疗

（1）作用机制：利用甲状腺高度摄取和浓集碘的能力及 ^{131}I 释放出的 β 射线对甲状腺的生物效应，破坏甲状腺滤泡上皮，达到治疗目的（β 射线在组织内的射程约 2 mm，故电离辐射仅限于甲状腺局部而不累及毗邻组织）。此外，^{131}I 可损伤甲状腺内淋巴细胞使抗体生成减少，也具有治疗作用。放射性碘治疗具有迅速、简便、安全、疗效明显等优点。

（2）适应证：①中度甲状腺功能亢进，年龄 >25 岁者；②对抗甲状腺药物过敏，或长期治疗无效；③合并心、肝、肾疾病等不宜手术，或术后复发，或不愿手术者；④自主性高功能结节或腺瘤。

（3）禁忌证：①绝对禁忌证为妊娠、哺乳期妇女（^{131}I 可透过胎盘，进入乳汁）；②甲状腺功能亢进危象；③年龄 <25 岁，严重心、肝、肾衰竭等为相对禁忌证；④甲状腺摄碘低下者不适宜 ^{131}I 治疗。

治疗后 2 ~ 4 周症状减轻，甲状腺缩小。如 6 个月后仍未缓解可进行第 2 次治疗。

（4）并发症：①甲状腺功能减退，国内报道第 1 年发生率 4.6% ~ 5.4%，以后每年递增 1% ~ 2%，早期是由于腺体破坏，后期则可能由于自身免疫反应参与，一旦发生需用 TH 替代治疗；②放射性甲状腺炎，见于治疗后 7 ~ 10 日，个别可因炎症破坏和 TH 的释放而诱发危象，故重症甲状腺功能亢进必须在 ^{131}I 治疗前用抗甲状腺药物治疗，一般不需要处理，如有明显不适或疼痛可短期使用糖皮质激素；③放射性碘治疗不会导致浸润性突眼的发生，也不会使稳定的浸润性突眼恶化，但可使活动性浸润性突眼病情加重，故活动性浸润性突眼患者一般不宜采用放射性碘治疗，如确需放射性碘治疗者应同时短期使用糖皮质激素预防其恶化。

（四）手术治疗

（1）适应证：①中、重度甲状腺功能亢进，长期服药无效，停药后复发，或不愿长期服药者；②甲状腺巨大，有压迫症状者；③胸骨后甲状腺肿伴甲状腺功能亢进者；④结节性甲状腺肿伴甲状腺功能亢进者。

（2）禁忌证：①浸润性突眼；②甲状腺功能亢进合并较重心、肝、肾、肺疾病，全身状况差不能耐受手术者；③妊娠早期（第 3 个月前）及晚期（第 6 个月后）。

（3）术前准备：术前先用抗甲状腺药物充分治疗至症状控制，心率 < 80 次/分，T_3、T_4 在正常后，在加用复方碘溶液，每次 5 滴，每日 3 次，3 日后增加至每次 10 滴，每日 3 次。使用碘剂 7 ~ 10 日后进行手术。

（4）复发及术后并发症：手术治疗 GD 治愈率可达 90% 左右。6% ~ 12% 的患者术后可再次复发，复发者可再次手术，但一般情况下以 ^{131}I 治疗较好。许多观察表明，复发与遗留甲状腺组织多寡明显相关，剩余甲状腺组织越多，甲状腺功能亢进复发概率越高。现主张一侧甲状腺全切，另一侧次全切，保留甲状腺组织 4 ~ 6 g。也有学者主张仅保留 2 g 甲状腺组织者。也可行双侧甲状腺次全切除，每侧保留甲状腺组织 2 ~ 3 g。GD 术后甲状腺功能减退的发生率为 6% ~ 75%。与甲状腺功能减退发生有关的因素主要为保留甲状腺组织较少，以及甲状腺组织中有较多淋巴细胞浸润。手术后甲状腺功能减低的发生随着时间的推移而减少，此不同于 ^{131}I 治疗后甲状腺功能减退的发生。但也应终身对甲状腺功能进行监测。

（五）甲状腺功能亢进治疗方法的选择及评价

一般来说，甲状腺功能亢进都可以通过上述 3 种治疗方法之一对其进行有效治疗，它们三者的适应证之间也没有绝对的界线。在实际工作中究竟选择何种方法为好，要考虑多种因素。初发甲状腺功能亢进，尤其青少年、甲状腺轻度肿大、病情较轻者应首选抗甲状腺药物治疗。经药物治疗后复发、甲状腺肿大较明显且伴有甲状腺功能亢进性心脏病或肝功能损害、中老年甲状腺功能亢进宜采用 ^{131}I 治疗。甲状腺巨大、结节性甲状腺肿伴甲状腺功能亢进、甲状腺功能亢进合并甲状腺结节不能除外恶性者，且有经验丰富的手术者时，应积极采用手术治疗。积极寻找疗程短、治愈率高，又不以甲状腺功能减退为代价的新的治疗方法是甲状腺功能亢进治疗领域面临的重要课题。

（六）甲状腺危象的治疗

甲状腺危象是可以预防的，去除诱因、积极治疗甲状腺功能亢进及避免精神刺激等是预防危象发生的关键，尤其要注意积极防治感染和做好充分的术前准备。一旦发生甲状腺危象则需积极抢救。

（1）抑制 TH 合成：诊断确定后立即给予大剂量抗甲状腺药物抑制 TH 的合成。首选 PTU，首次剂量 600 mg 口服或经胃管注入。如无 PTU 时可用 MM（或 CMZ）60 mg 口服或经胃管注入。继用 PTU 200 mg 或 MM（或 CMZ）20 mg，每 6 小时 1 次口服，待症状减轻后减至一般治疗剂量。

（2）抑制 TH 释放：服 PTU（或 MM）1 小时后加用复方碘溶液，首剂 30～60 滴，以后每 6～8 小时服用 5～10 滴。或用碘化钠 0.5～1.0 g 加入 5% 葡萄糖盐水中静脉滴注 12～24 小时，以后视病情逐渐减量，一般使用 3～7 日停药。如患者对碘剂过敏，可改用碳酸锂每日 0.5～1.5 g，分 3 次口服，连服数日。

（3）地塞米松 2 mg，每 6 小时 1 次，大剂量地塞米松可抑制 TH 的释放及外周 T_4 向 T_3 的转化，增强机体的应激能力。

（4）如无哮喘或心功能不全加用 β 受体阻滞药，如普萘洛尔 30～50 mg，每 6～8 小时口服 1 次，或 1 mg 稀释后缓慢静脉注射。

（5）降低血 TH 浓度：在上述常规治疗效果不满意时，可选用血液透析、腹膜透析或血浆置换等措施迅速降低血 TH 浓度。

（6）支持治疗：应监护心、肾、脑功能，迅速纠正水、电解质和酸碱平衡紊乱，补充足够的葡萄糖、热量和多种维生素等。

（7）对症治疗：包括供氧、防治感染，高热者给予物理降温，必要时，可用中枢性解热药，如对乙酰氨基酚（扑热息痛）等，但避免应用乙酰水杨酸类解热药（因可使 FT_3、FT_4 升高）。利舍平 1 mg，每 6～8 小时肌内注射 1 次。必要时可试用异丙嗪、哌替啶各 50 mg 静脉滴注。积极治疗各种并发症和并发症。

甲状腺危象控制后，应根据具体病情，选择适当的甲状腺功能亢进治疗方案，并防止危象再次发生。

（七）妊娠期甲状腺功能亢进的治疗

（1）治疗目的：甲状腺功能亢进合并妊娠时的治疗目标为母亲处于轻微甲状腺功能亢进状态或甲状腺功能达正常上限，并预防胎儿甲状腺功能亢进或甲状腺功能减退。

（2）治疗措施。

1）抗甲状腺药物：剂量不宜过大，首选 PTU，50～100 mg，每日 1～2 次，每月监测甲状腺功能，依临床表现及检查结果调整剂量。一定要避免治疗过度引起母亲和胎儿甲状腺功能减退或胎儿甲状腺肿；PTU 通过胎盘慢于和少于 MM，故妊娠期甲状腺功能亢进优先选用 PTU。

2）由于抗甲状腺药物可从乳汁分泌，产后如需继续服药，一般不宜哺乳。如必须哺乳，应选用 PTU，且用量不宜过大。

3）普萘洛尔可使子宫持续收缩而引起胎儿发育不良、心动过缓、早产及新生儿呼吸抑制等，故应慎用或禁用。

4）妊娠期一般不宜做甲状腺次全切除术，如择期手术治疗，宜于妊娠中期（即妊娠第 4～6 个月）施行。

5）[131]I 禁用于治疗妊娠期甲状腺功能亢进。

十、展望

尽管半个多世纪以来，甲状腺功能亢进的基本治疗方法没有变化，但通过大量的临床观察和研究，以及一些治疗理念的更新，本病的治疗效果及预后发生了重大变化。未来检验医学、基因组学及免疫学技术等学科的发展有可能为本病的指导治疗、预测预后等提供更为可靠和实用的指标。近年来，GD 的基础研究也取得了重要进展，特别是 GD 动物模型的成功制备为本病的发病机制和预防治疗提供了良好的研究工具。随着对 GD 发病机制研究的不断深入，有可能找到从本病发病的根本环节上进行治疗和预防的关键靶点，从而给本病的防治带来新的希望。

（秦　静）

第二节　甲状腺功能减退症

甲状腺功能减退症（简称甲减）是由各种原因导致的甲状腺激素合成和分泌减少或组织利用不足而引起的全身性低代谢综合征，其病理特征是黏多糖在组织和皮肤堆积，表现为黏液性水肿。在引起甲状腺功能减退的病因中，原发性甲状腺功能减退约占 99%，而继发性甲状腺功能减退或其他原因只占 1%。

一、流行病学特点

各个地区甲状腺功能减退的患病率有所差异。国外报道的临床甲状腺功能减退患病率为 0.8% ~ 1.0%，发病率为 3.5/1 000。在美国，临床甲状腺功能减退患病率为 0.3%，亚临床甲状腺功能减退患病率为 4.3%。我国学者报道临床甲状腺功能减退患病率为 1.0%，发病率为 2.9/1 000。新生儿甲状腺功能减退筛查系统显示，甲状腺功能减退（几乎全为原发性甲状腺功能减退）的患病率为 1/3 500。成年后甲状腺功能减退患病率上升，女性较男性多见。老年人及一些种族和区域甲状腺功能减退患病率升高。

二、分类

（一）根据病变发生的部位分类

（1）原发性甲状腺功能减退：由于甲状腺腺体本身病变引起的甲状腺功能减退，占全部甲状腺功能减退的 99%。其中 90% 以上原发性甲状腺功能减退是由自身免疫、甲状腺手术和甲状腺功能亢进 ^{131}I 治疗所致。

（2）中枢性甲状腺功能减退：由下丘脑和垂体病变引起的促甲状腺激素释放激素（TRH）或促甲状腺激素（TSH）合成和分泌减少所致的甲状腺功能减退。垂体外照射、垂体大腺瘤、颅咽管瘤及产后大出血是其较常见的原因。下丘脑病变使 TRH 分泌减少，导致垂体 TSH 分泌减少引起的甲状腺功能减退又称三发性甲状腺功能减退，主要见于下丘脑综合征、下丘脑肿瘤、炎症、出血等。

（3）甲状腺激素抵抗综合征：由于甲状腺激素在外周组织实现生物效应障碍引起的综合征。

（二）根据病变的原因分类

自身免疫性甲状腺功能减退、药物性甲状腺功能减退、^{131}I 治疗后甲状腺功能减退、甲状腺手术后甲状腺功能减退、特发性甲状腺功能减退、垂体或下丘脑肿瘤手术后甲状腺功能减退、先天性甲状腺功能减退等。

（三）根据甲状腺功能减退的程度分类

临床甲状腺功能减退和亚临床甲状腺功能减退。临床甲状腺功能减退：实验室检查表现为血清 TSH 升高和 FT_4 或 TT_4 降低。亚临床甲状腺功能减退：临床上可无明显甲状腺功能减退表现，血清 TSH 的升高，FT_4 或 TT_4 正常。

三、病因

甲状腺功能减退症的病因见表4-2。

表4-2　甲状腺功能减退症的病因

一、原发性甲状腺功能减退

　1. 获得性

　桥本甲状腺炎

　碘缺乏（地方性甲状腺肿）

　药源性：T_4 合成或释放障碍（如锂、乙硫异烟胺、硫胺类药剂、碘化物）

　致甲状腺肿的食物、污染物

　细胞因子（干扰素$-\alpha$，白介素-2）

　甲状腺浸润（淀粉样变、血红蛋白沉着病、Riedel 甲状腺肿、结节病、硬皮病、胱氨酸贮积症）

　放射碘治疗后，甲状腺放射治疗后，甲状腺手术后

　2. 先天性

　碘化物转运或利用障碍

　碘酪氨酸脱碘酶缺乏

　有机化异常（TPO 缺乏或损伤）

　甲状腺球蛋白合成或生成障碍

　甲状腺发育不良或异常

　TSH 受体缺陷

　甲状腺 Gs 蛋白异常（假性甲状旁腺功能减退症 1a 型）

　特发性 TSH 无应答

二、暂时性（甲状腺炎后）甲状腺功能减退

　亚急性甲状腺炎

　无痛性甲状腺炎

　产后甲状腺炎

三、损耗性甲状腺功能减退

　由大的血管瘤与血管内皮瘤引起的 D_3 表达所导致的甲状腺激素被快速破坏

四、甲状腺素向三碘甲腺原氨酸转换缺陷所致甲状腺功能减退

SECIS-BP2 缺陷

五、药物引起的甲状腺功能减退

酪氨酸激酶抑制药

六、中枢性甲状腺功能减退

1. 后天性

垂体性（继发性）

下丘脑性（三发性）

贝沙罗汀（视黄醇类 X 受体激动药）

多巴胺和（或）严重疾病

2. 先天性

TSH 缺陷或结构异常

TSH 受体缺陷

七、甲状腺激素抵抗

全身性

垂体性

（一）获得性甲状腺功能减退

治疗后甲状腺功能减退是成人患者的常见病因。甲状腺癌患者甲状腺全切术后，尽管通过放射碘扫描证明可残存有功能的甲状腺组织，但仍然会发展为甲状腺功能减退。弥漫性甲状腺肿格雷夫斯病患者或结节性甲状腺肿患者进行甲状腺次全切除后，是否发展为甲状腺功能减退取决于有多少组织剩余，但是格雷夫斯病患者自身免疫对剩余甲状腺的持续损害也可能是一个病因。放射性碘破坏甲状腺组织造成甲状腺功能减退很常见。放射性碘的剂量、甲状腺对放射性碘的摄取量决定甲状腺功能减退发生概率，但也受年龄、甲状腺体积、甲状腺激素升高幅度、抗甲状腺药物的应用等因素的影响。对于甲状腺功能亢进患者，由于治疗前 TSH 的合成长期受到抑制，尽管治疗后患者游离 T_4 浓度降低，但是手术或 ^{131}I 治疗后几个月内 TSH 仍然会处于较低水平。

（二）先天性甲状腺功能减退

甲状腺发育异常可能是甲状腺完全缺如或是在胚胎时期甲状腺未适当下降造成。甲状腺组织缺如或异位甲状腺可经放射核素扫描确定。与甲状腺发育不全有关的原因包括甲状腺特异性转录因子 PAX8 基因、甲状腺转录因子 2 基因突变；Gs 蛋白 α-亚基变异导致促甲状腺激素受体反应性下降；SECIS-BP2 基因突变导致甲状腺素向 T_3 活化缺陷。

（三）暂时性甲状腺功能减退

暂时性甲状腺功能减退常发生在临床患有亚急性甲状腺炎、无痛性甲状腺炎或产后甲状腺炎的患者。暂时性甲状腺功能减退患者有可能被治愈。低剂量左甲状腺素（L-T_4）应用 3～6 个月能使甲状腺功能恢复。

（四）损耗性甲状腺功能减退

损耗性甲状腺功能减退是由于肿瘤等原因引起的甲状腺功能减退。尸检显示增殖性皮肤

血管瘤中 D_3 活化水平高于正常的 8 倍左右。这样的甲状腺功能减退患者血清反 T_3 急剧升高，同时血清甲状腺球蛋白水平明显升高。

（五）中枢性甲状腺功能减退

中枢性甲状腺功能减退由下丘脑与垂体疾病引起 TSH 减少所致，其原因有获得性和先天性。在许多情况下，TSH 的分泌减少伴随其他垂体激素的分泌减少，如生长激素、促性腺激素、促肾上腺皮质激素减少。单一的 TSH 明显减低少见。垂体性甲状腺功能减退的表现轻重不同，轻者由于性腺和肾上腺皮质激素不足的表现而掩盖了甲状腺功能减退的症状，重者有甲状腺功能减退的显著特点。中枢性甲状腺功能减退临床症状不如原发性甲状腺功能减退严重。

（六）甲状腺激素抵抗

少见，多为家族遗传性疾病。由于血中存在甲状腺激素结合抗体，或甲状腺激素受体数目减少以及受体对甲状腺素不敏感，使甲状腺激素不能发挥正常的生物效应。约 90% RTH 的患者是甲状腺激素受体 b（TRb）基因突变，影响了甲状腺激素受体对 T_3 正常反应的能力。TRb 基因突变的性质决定了甲状腺激素抵抗的临床表现。

（七）碘缺乏

中度碘缺乏地区，血清 T_4 浓度通常在正常范围的低值；而重度碘缺乏地区 T_4 浓度就会降低，然而这些地区的大多数患者却不表现为甲状腺功能低下，因为在 T_4 缺乏时 T_3 合成会增加，同时甲状腺内脱碘酶-1 和脱碘酶-2 的活性也会增加。TSH 水平处于正常范围的高值。

（八）碘过量

碘致甲状腺肿和甲状腺功能减退只在一定的甲状腺功能紊乱的情况下发生。易感人群包括自身免疫甲状腺炎患者、接受过放射碘治疗后的 GD 患者、囊性纤维化病患者。甲状腺肿大和甲状腺功能减退，两者可以独立存在，也可以同时存在。碘过量常常是由于长期大剂量补充有机或无机形式的碘诱导所致，碘造影剂、胺碘酮和聚乙烯吡咯碘酮是常见的碘来源。

大剂量的碘可以快速抑制碘有机化结合。尽管长期不断地给予补碘，但是正常人可以很快地适应碘的这种抑制效应（急性 Wolff-Chaikoff 效应和逃逸现象）。碘致甲状腺肿或甲状腺功能减退是由于对碘有机化结合更为强烈的抑制作用和逃逸现象的失效。由于甲状腺激素合成减少和 TSH 水平的增加，碘的转运得到加强。抑制碘的有机化结合，使 TSH 水平增高，从而使甲状腺内碘的浓度不断增加，如此形成一个恶性循环。

（九）药物

服用一些可以阻断甲状腺激素合成或释放的药物可以引起甲状腺功能减退。除了治疗甲状腺功能亢进的药物之外，抗甲状腺的物质还包含在治疗其他疾病的药物或食品中。锂通常被用来治疗双相躁狂抑郁型精神病，服用含有锂的药物患者可以发生甲状腺肿大，伴或不伴有甲状腺功能减退。与碘相似，锂可以抑制甲状腺激素释放，高浓度的时候可以抑制碘的有机化结合，在抑制有机化过程中碘和锂二者有协同作用。其他药物偶尔可以引起甲状腺功能减退，包括对氨基水杨酸、苯基丁胺酮、氨鲁米特和乙硫异烟胺。像硫脲类药物一样，这些药物不仅干扰甲状腺碘的有机化，还可能在甲状腺激素合成的更晚阶段发挥作用。应用酪氨酸激酶抑制药——舒尼替尼，可引起甲状腺破坏而致甲状腺功能减退。

（十）细胞因子

患有慢性丙型肝炎或是各种不同恶性肿瘤的患者可能给予干扰素 -α 或是白介素 -2 治疗。这些患者可能会产生甲状腺功能减退，这种甲状腺功能减退通常是一过性的，但也有发展为永久性的甲状腺功能减退。这些药物主要激活免疫系统，使一些潜在的自身免疫性疾病恶化，如发生产后甲状腺炎，发生伴有甲状腺功能亢进的格雷夫斯病。TPOAb 阳性的患者提示已经存在甲状腺自身免疫异常，在使用上述两种细胞因子治疗的时候很容易合并自身免疫性甲状腺炎，应该加强监测甲状腺功能。

四、病理

甲状腺功能减退引起皮肤和结缔组织 PAS 染色阳性的透明质酸和硫酸软骨素 B 的沉积，从而改变了真皮和其他组织中基质的构成。透明质酸是吸湿性的，可引起黏液性水肿，这可以解释所有甲状腺功能减退患者皮肤增厚的特征和水肿的表现。黏液性水肿的组织呈现典型的沼泽状和非腐蚀状，明显见于眼周、手和脚的背部以及锁骨上窝。黏液性水肿还可以导致舌增大和咽喉黏膜增厚。肌肉组织苍白肿大，肌纤维肿胀，失去正常的纹理，有黏蛋白沉积。心肌纤维肿胀，有 PAS 染色阳性的黏液性糖蛋白沉积以及间质纤维化，称为甲状腺功能减退性心肌病变。

五、临床表现

在成年人，甲状腺功能减退常隐匿发病，典型症状经常在几个月或几年后才显现出来。这是由甲状腺功能减退发展缓慢和甲状腺彻底衰退的临床表现发展缓慢造成的。甲状腺功能减退早期症状多变且不特异。

（一）能量代谢

基础体温的降低反映了能量代谢和产热量的减少。蛋白质合成和分解都会减少，而分解减少更明显，所以机体通常处于轻度正氮平衡。蛋白质合成的减少影响了骨骼和软组织的生长。

微血管对蛋白质的通透性增加是大量蛋白漏出和脑脊液中蛋白质水平升高的原因。另外，因为白蛋白的分解减少与其合成减少相比更明显，所以白蛋白水平增加。葡萄糖在骨骼肌和脂肪组织的利用减少、糖异生减少。通常，这些改变的总体效应是甲状腺功能减退对血糖影响轻微。胰岛素的降解减慢，并且对外源性胰岛素的敏感性可能会增强，所以，已患糖尿病的甲状腺功能减退患者胰岛素的需求可能减少。

甲状腺激素一方面促进肝脏胆固醇的合成，另一方面促进胆固醇及其代谢产物从胆汁中排泄。甲状腺激素不足时，虽胆固醇合成降低，但其排出的速度更低，血中总胆固醇浓度增加。久病者出现明显的脂质代谢紊乱，如高胆固醇血症、高 β-脂蛋白血症、高低密度脂蛋白胆固醇（LDL-C）血症。C 反应蛋白升高。所有这些异常改变都可通过治疗而缓解。甲状腺激素替代治疗后，LDL-C 的减少程度一般取决于最初的 LDL-C 和 TSH 水平，初始水平越高，LDL-C 的减少越明显，一般情况下会在初始水平上减少5% ~ 10%。

有研究表明，甲状腺功能减退是动脉粥样硬化和心血管疾病的一个危险因素，但其他研究没有表明这种关联。在鹿特丹的研究中，对 1 149 名 TSH 大于 4.0 mU/L 而且 FT₄ 正常的荷兰绝经期妇女进行前瞻观察。主动脉粥样硬化（比值比，1.7；可信区间，1.1 ~ 2.6）以及心肌梗死（比值比，2.3；可信区间，1.3 ~ 4.0）患病率增加，在血脂水平和体重调整之后仍有相关性。一项前瞻性研究表明，亚临床甲状腺功能减退的男性缺血性心脏病的风险增加。惠克姆研究对亚临床甲状腺功能减退的患者进行 20 多年的随访，结果发现，亚临床甲状腺功能减退患者的心血管发病率没有增加。另一项前瞻性研究表明，对 65 岁以及 65 岁以上的男性和女性进行了 10 年以上的随访，没有显示临床或亚临床甲状腺功能减退与心血管疾病产生或发病相关。

脂肪细胞因子在代谢调节中越来越受关注。啮齿类动物的甲状腺功能减退与其瘦素的减少及抵抗素的增加有相关性。在脑室中注入瘦素可以改变甲状腺功能减退所致的某些代谢异常，包括改善糖代谢和减少骨骼肌脂肪。然而在对人类的研究中，还未发现甲状腺功能减退时脂肪细胞因子的这种改变。

（二）皮肤及附属器

"黏液水肿"这个词以前用来作为甲状腺功能减退的同义词，指患者在严重的甲状腺功能减退的状态下，皮肤和皮下组织的表现。这种严重的甲状腺功能减退现今已十分少见，但是仍用"黏液水肿"这个词来描述皮肤的体征。

皮肤黏液水肿为非凹陷性，见于眼周、手和脚的背部以及锁骨上窝。黏液水肿面容可以形容为虚肿面容、表情呆板、淡漠，呈"假面具样"，鼻、唇增厚。舌大而发音不清，言语缓慢，音调低哑。由于表皮血管收缩，皮肤苍白且凉。贫血可以导致皮肤苍白；高胡萝卜素血症使皮肤呈蜡黄色，但不会引起巩膜黄疸。汗腺和皮脂腺分泌减少，导致皮肤干燥和粗糙。皮肤伤口愈合的趋势缓慢。由于毛细血管脆性增加，皮肤易擦伤。头发干且脆，缺少光泽，易脱落。眉毛常颞侧脱落，男性胡须生长缓慢。指甲脆且生长缓慢，表面常有裂纹。腋毛和阴毛稀疏脱落。

（三）精神神经系统

甲状腺激素对中枢神经系统的发育十分重要。胎儿期或者出生时的甲状腺激素缺乏会影响神经系统的发育，如果这种缺乏没有在出生后及时补足会导致不可逆的神经损害。成年人出现的甲状腺激素缺乏往往表现为反应迟钝，理解力和记忆力减退。嗜睡症状突出，在老年患者中由此造成的痴呆可能被误诊为老年痴呆症。精神错乱可以是躁狂和抑郁型的，从而引起焦虑、失眠。经常会有头痛的症状。血液循环所致的大脑缺氧可能诱发癫痫性发作和晕厥，这种发作可能持续时间较长或者导致木僵或休克。上述症状更容易发生在寒冷、感染、创伤、通气不足造成的二氧化碳潴留和服用抗抑郁药物的患者。

夜盲是由于缺乏合成暗适应所需色素。感觉性耳聋多是由于第Ⅷ对脑神经黏液水肿和浆液性中耳炎，也可能不是甲状腺功能减退本身引起的。行动缓慢并且动作笨拙，而且可能会出现小脑共济失调。四肢骨骼的麻木和刺痛常见，这些症状可能是由于黏多糖沉积在腕管正中神经及其周围（腕管综合征）造成挤压而造成的。腱反射变化具有特征性，反射的收缩期往往敏捷，而松弛期延缓，跟腱反射减退，大于 350 ms 有利于诊断（正常为 240 ~ 320 ms）。这种现象是因为肌肉收缩和舒张频率减慢而不是神经传导延迟。膝反射多正常。

脑电图变化包括慢 α 波活动和广泛的波幅丢失。脑脊液中蛋白质的浓度增加，但是脑脊液的压力正常。

（四）肌肉和关节

肌肉松弛无力，主要累及肩、背部肌肉。肌肉僵硬和疼痛，寒冷时加重。由于间质的黏液水肿，肌块会渐渐增大，并且变硬。缓慢的肌肉收缩和舒张导致活动迟缓和腱反射延迟。还可能有肌痉挛。肌电图可能是正常的或显示杂乱的电释放、高易激性和多相动作电位。关节也常疼痛，活动不灵，有强直感，受冷后加重。发育期间骨龄常延迟，骨质代谢缓慢，骨形成与吸收均减少。

（五）心血管系统

由于每搏量减少和心率减慢，静息时心排血量减少，外周血管阻力增加，血容量减少。这些血流动力学的改变导致脉压减小，循环时间延长，组织血供减少。由于组织耗氧量和心排血量的减少相平行，故心肌耗氧量减少，很少发生心绞痛和心力衰竭。但是，甲状腺功能减退患者在应用甲状腺激素治疗中心绞痛会出现或者加重。严重的原发性甲状腺功能减退心脏轮廓扩大，心音强度减弱，这些表现大多是富含蛋白质和黏多糖的心包液渗出的结果，同时心肌也会扩张。但是甲状腺功能减退所致的心包积液很少能达到引起心脏压塞的程度。约10%患者伴有血压增高。久病者易并发动脉粥样硬化。

心电图改变包括窦性心动过缓，P-R间期延长，P波和QRS波群低电压，ST段改变，T波低平或倒置。严重的甲状腺功能减退患者，心包积液很可能是低电压的原因。超声心动图显示静息左心室舒张期功能障碍。这些表现在甲状腺功能减退治疗后可恢复正常。

甲状腺功能减退患者，血清同型半胱氨酸、肌酸激酶、天冬氨酸转氨酶和乳酸脱氢酶水平增高。同工酶的构成表明肌酸激酶和乳酸脱氢酶的来源是骨骼肌，而不是心肌。治疗后所有酶的水平会恢复正常。

心脏扩大、血流动力学、心电图的改变以及血清酶的变化，这些联合起来称为黏液水肿性心脏病。在经甲状腺激素治疗后，如没有并存的器质性心脏病，可纠正黏液水肿性心脏病的血流动力学、心电图以及血清酶的改变，同时使心脏大小恢复正常。

（六）消化系统

食欲减退，体重增加，潴留在组织里的亲水白蛋白导致体重增加但是增长幅度不会超过体重的10%。肠道蠕动减慢和进食减少常导致便秘，偶尔会导致黏液水肿性巨结肠或麻痹性肠梗阻。甲状腺功能减低通常不会引起腹腔积液。约1/3的患者抗胃壁细胞抗体阳性，从而导致胃黏膜萎缩。约50%患者胃酸缺乏或无胃酸。约12%的患者有恶性贫血。恶性贫血和原发性甲状腺功能减退在内的其他自身免疫病同时存在，说明自身免疫在这些疾病发病机制中起着重要作用。肝功能检查通常正常。氨基转移酶升高可能是因为清除功能障碍。胆囊运动减慢和扩张，甲状腺功能减退与胆结石的关系尚不明确。

（七）呼吸系统

可有胸腔积液，只在极少情况下才引起呼吸困难。肺容量通常正常，但最大换气量和弥散量减少。严重的甲状腺功能减退，呼吸肌黏液性水肿、肺泡换气不足和二氧化碳潴留，会导致黏液水肿性昏迷。阻塞性睡眠呼吸暂停比较常见，而且在甲状腺功能恢复正常后是可逆的。

（八）生殖系统

无论男性还是女性，甲状腺激素都会影响性腺的发育及功能。婴儿期甲状腺功能减退如果不及时治疗将会导致性腺发育不全。幼年期甲状腺功能减退会造成无排卵周期、青春期延迟。但是，在少数情况下，甲状腺功能减退也可能引起性早熟，这大概是由于过高的 TSH 分泌刺激了 LH 受体的原因。

在成年女性，重度甲状腺功能减退可能伴发性欲减退和排卵障碍。由于 LH 分泌不足和（或）分泌频率及幅度紊乱，致使黄体酮不适当分泌和子宫内膜持续性增生，可造成月经周期紊乱和经血增多。继发性甲状腺功能减退可能导致卵巢萎缩和闭经。即使大多数甲状腺功能减退患者会成功妊娠，然而总体上生育率下降，自然流产和早产概率增加。原发性卵巢功能衰竭作为自身免疫内分泌病的一部分也可发生于桥本甲状腺炎患者。男性甲状腺功能减退可致性欲减退、阳痿和精子减少。

（九）内分泌系统

长期甲状腺功能减退可引起腺垂体肥大，在影像学上可看到垂体凹变大。垂体增大影响其他垂体细胞的功能并引起垂体功能低下或视野缺损。重度甲状腺功能减退患者由于受高水平的血清促甲状腺素释放激素（TRH）分泌的刺激可有催乳素水平升高，且部分患者可有泌乳现象。甲状腺激素替代治疗可使催乳素和促甲状腺素（TSH）水平降至正常，并使泌乳现象消失。

在啮齿类动物，甲状腺激素直接调节生长激素的合成。而在人类，甲状腺激素不直接对生长激素进行调节，但甲状腺激素会影响生长激素轴。甲状腺功能减退的儿童生长发育迟缓，而且生长激素对刺激的反应可能是低下的。

肝 11-β 羟基固醇脱氢酶 -1（11-β-HSD-1）的减少导致的皮质醇代谢速度减慢，24 小时尿皮质醇和 17- 羟皮质类固醇水平也相应下降，但由于外源性促肾上腺皮质激素和美替拉酮的作用使血浆 17- 羟皮质类固醇常在正常水平或者也可能下降。血皮质醇对胰岛素诱导的低血糖的反应可能会受损。如本病伴特发性肾上腺皮质功能减退症和 1 型糖尿病属多发性内分泌腺自身免疫综合征的一种，称为施密特（Schmidt）综合征。醛固酮的代谢率可下降，血管紧张素 II 的敏感性也可能降低。交感神经的活性在甲状腺激素缺乏时降低，胰岛素降解率下降且患者对胰岛素敏感性增强。

（十）泌尿系统及水电解质代谢

肾血流量、肾小球滤过率以及肾小管最大重吸收和分泌量都会减少，尿量减少。也有可能出现轻微的蛋白尿，血尿素氮和血肌酐水平正常，尿酸水平可能会升高。尽管血浆容量减少，但是，肾排水功能受损，以及组织中亲水物质引起的水潴留都会导致体内水的增加，这就解释了偶然发现的低钠血症。血清钾水平通常正常，血清镁浓度可能会增加。

（十一）血液系统

由于需氧量减少以及促红细胞生成素生成不足，红细胞的数量减少，发生大细胞性和正色素性贫血。临床和亚临床甲状腺功能减退患者伴有恶性贫血的患病率分别为 12% 和 15%。由于吸收不良或者摄入不足所致叶酸缺乏也可能引起大细胞性贫血。频繁的月经过多和因胃酸缺乏导致铁吸收不足将会引起小细胞性贫血。

白细胞总数和分类计数通常正常，尽管血小板黏附功能可能会受损，但是血小板的数量正常。血浆凝血因子Ⅷ和Ⅸ浓度下降，以及毛细血管脆性增加以及血小板黏附功能下降，都可以解释发生的出血倾向。

（十二）骨骼系统和钙磷代谢

骨骼正常的生长和成熟需要甲状腺激素。甲状腺激素在青春期之前对骨骼的成熟起着重要作用。婴幼儿期甲状腺激素的缺乏会引起发育异常，骨化过程中次级骨化中心有斑点状的表现（骨骼发育不全）。线性生长受损导致侏儒。持续一段时间的甲状腺功能减退患儿即使得到了恰当的治疗，也不会达到根据父母身高计算出来的高度。

随着肾小球滤过率的变化，尿钙排泄减少，但是肠道钙磷排泄不变。血清中钙磷的水平通常正常，有时可能会轻微升高。钙的排泄更新速度减慢反映了骨形成和吸收的减慢。血清甲状旁腺激素和1，25（OH）$_2$胆固醇常升高。婴幼儿和青少年中碱磷酶积分常降低，骨密度可能会增加。

六、辅助检查

（一）激素水平、功能试验及抗体检测

（1）血清TSH：血清TSH是最有用的检测指标，对甲状腺功能减退诊断有极重要意义。原发性甲状腺功能减退，TSH升高是最敏感和最早期的诊断指标；垂体性或下丘脑性甲状腺功能减退，根据下丘脑—垂体病情轻重，TSH可正常、偏低或明显降低；周围性甲状腺功能减退，TSH增高或减低（表4-3）。

表4-3 怀疑甲状腺功能减退症患者的实验室检查

FT$_4$	TPOAb	
低	+	自身免疫性甲状腺疾病导致的发性甲状腺功能减退
正常低值	+	自身免疫所致的原发性亚临床甲状腺功能减退症
低或正常低值	−	全身性疾病的恢复期
		外源性照射，药物诱导，先天性甲状腺功能减退
		碘缺乏
		血清反应阴性的自身免疫性甲状腺疾病
		少见的甲状腺疾病（淀粉样变、肉瘤样变等）
		亚急性肉芽肿性甲状腺炎的恢复期
正常	+，−	TSH或T$_4$检测的失误造成的假象
升高	−	甲状腺激素抵抗，先天性5′脱碘酶缺陷，T$_4$转变为T$_3$受阻（胺碘酮）检测误差

TSH 5～10 mU/L

FT$_4$	TPOAb	
低，正常低值	+	原发性自身免疫性甲状腺功能减退的早期
低，正常低值	−	非自身免疫性甲状腺功能减退的轻度形式
		TSH生物活性受损的中枢性甲状腺功能减退
升高	−，+	甲状腺激素抵抗
		T$_4$转变为T$_3$受阻

TSH 0.5 ~ 5 mU/L		
FT_4	TPOAb	
低或正常低值	– （ + ）	中枢性甲状腺功能减退
		应用于水杨酸或苯妥英钠治疗
		干甲状腺片或 T_3 替代治疗

TSH < 0.5 mU/L		
FT_4	TPOAb	
低，正常低值	– （ + ）	"甲状腺功能亢进后"、（ ^{131}I 、手术）
		中枢性甲状腺功能减退
		T_3 或干甲状腺片过量
		$L-T_4$ 过量停药后

（2）血清甲状腺激素（T_3、T_4）：不管何种类型的甲状腺功能减退，血清 TT_4 和 FT_4 降低是临床甲状腺功能减退诊断必备的条件。轻症患者血清 TT_3、FT_3 可在正常范围，重症患者则降低。T_4 降低而 T_3 正常可视为早期甲状腺功能减退的表现。但是，部分患者血清 T_3 正常而 T_4 降低，也可能是甲状腺在 TSH 刺激下或碘不足情况下合成生物活性较强的 T_3 相对增多，或周围组织中的 T_4 较多地转化为 T_3 的缘故。此外，在患严重疾病且甲状腺功能正常的患者及老年正常人中，血清 T_3 可降低，故 T_4 浓度在诊断上比 T_3 浓度更为重要。由于总 T_3、T_4 受 TBG 的影响，故测定 FT_3、FT_4 比 TT_3、TT_4 更敏感、准确。亚临床型甲状腺功能减退患者仅有血清 TSH 升高，TT_4 或 FT_4 正常。

（3）反 T_3（rT_3）：在甲状腺性及中枢性甲状腺功能减退中降低，在周围性甲状腺功能减退中可能增高。

（4）甲状腺摄碘率试验（RAIU）：在甲状腺功能减退的评估中常不需要。使用放射性碘来评估甲状腺功能的实验易变，主要取决于甲状腺本身功能减退程度。如果饮食中碘的摄入量相对较高，就减少了放射碘的摄取剂量，并且同一个体每日的碘摄入量也是变化的，低RAIU 就会使得这项试验的诊断价值降低。当甲状腺功能减退主要是由于甲状腺激素的合成障碍，而不是由甲状腺细胞的破坏所致的甲状腺代偿性增大造成时，RAIU 很可能是正常的，甚至是升高的。

（5）促甲状腺素释放激素（TRH）兴奋试验：原发性甲状腺功能减退，基础 TSH 升高，TRH 刺激后 TSH 升高更明显；垂体性（继发性）甲状腺功能减退，基础 TSH 正常、偏低或偏高，TRH 刺激后血中 TSH 不升高或呈低（弱）反应，表明垂体 TSH 贮备功能降低；下丘脑性（三发性）甲状腺功能减退，基础 TSH 正常或偏低，在 TRH 刺激后 TSH 升高，并呈延迟反应。

（6）抗体测定：血清抗甲状腺球蛋白抗体（TgAb）、抗甲状腺过氧化物酶抗体（TPO-Ab）阳性，提示甲状腺功能减退是由于自身免疫性甲状腺炎所致。

（二）生化检查和其他检查

（1）血红蛋白及红细胞减少，多为轻、中度正常细胞性贫血，小细胞低血红蛋白性贫血、大细胞性贫血也可发生。

（2）生化检查：血清胆固醇明显升高，三酰甘油增高，LDL-C 升高，HDL-C 降低，同型半胱氨酸升高，血清 SGOT、磷酸肌酸激酶（CPK）、乳酸脱氢酶（LDH）升高。

（3）糖耐量试验呈低平曲线，胰岛素反应延迟。

（4）心电图示低电压、窦性心动过缓、T 波低平或倒置，偶有 P-R 间期过长（A-V 传导阻滞）及 QRS 波时限增加。

（5）X 线检查：骨龄的检查有助于呆小病的早期诊断。X 线片上骨骼的特征有成骨中心出现和成长迟缓（骨龄延迟），成骨中心骨化不均匀，呈斑点状（多发性骨化灶）。骨骺与骨干的愈合延迟。胸部 X 线可见心脏向两侧增大，可伴心包积液和胸腔积液。

（6）心脏超声检查示心包积液，治疗后可完全恢复。初始测定：血清 TSH、血清 FT_4、TPOAb 或 TgAb，TSH > 10 mU/L。

（7）必要时做垂体增强磁共振，以除外下丘脑垂体肿瘤。

（8）脑电图检查：某些呆小病患者脑电图有弥漫性异常，频率偏低，节律失常，有阵发性双侧 Q 波，无 α 波，表现脑中枢功能障碍。

七、诊断

（一）病史

详细地询问病史有助于本病的诊断，如甲状腺手术、甲状腺功能亢进[131]I 治疗，格雷夫斯病、桥本甲状腺炎病史和家族史等。

（二）临床表现

本病发病隐匿，病程较长，不少患者缺乏特异症状和体征。症状主要表现以代谢率降低和交感神经兴奋性下降为主，病情轻的早期患者可以没有特异症状。典型患者畏寒、乏力、手足肿胀感、嗜睡、记忆力减退、少汗、关节疼痛、体重增加、便秘、女性月经紊乱，或者月经过多、不孕。

（三）体格检查

典型患者可有表情呆滞、反应迟钝、声音嘶哑、听力障碍，面色苍白、颜面和（或）眼睑水肿、唇厚舌大、常有齿痕，皮肤干燥、粗糙、脱皮屑、皮肤温度低、水肿、手脚掌皮肤可呈姜黄色，毛发稀疏干燥，跟腱反射时间延长，脉率缓慢。少数病例出现胫前黏液水肿。本病累及心脏可以出现心包积液和心力衰竭。重症患者可以发生黏液水肿性昏迷。

（四）实验室诊断

血清 TSH 是诊断甲状腺功能减退的第一线指标。因为原发性甲状腺功能减退通常是 TSH 升高的原因。如果 TSH 升高了，应该进行 FT_4 的检查。随着甲状腺功能减退的进展，血清 TSH 进一步增加，血清 FT_4 下降，到了严重的阶段，血清 T_3 水平也可能低于正常。血清正常 T_3 的维持，在一定程度是因为受到升高的 TSH 的影响，残存工作的甲状腺组织对 T_3 优先合成和分泌。另外，当血清 T_4 下降时，T_4 在 D_2 的作用下转变为 T_3 的效率会增加。最终使血清 T_3 的浓度维持在正常范围内。原发性甲状腺功能减退血清 TSH 增高，TT_4 和 FT_4 均降低。TSH 增高，TT_4 和 FT_4 降低的水平与病情程度相关。血清 TT_3、FT_3 早期正常，晚期降低。因为 T_3 主要来源于外周组织 T_4 的转换，所以不作为诊断原发性甲状腺功能减退的必备指标。亚临床甲状腺功能减退仅有 TSH 增高，TT_4 和 FT_4 正常。

TPOAb、TgAb 是确定原发性甲状腺功能减退病因的重要指标和诊断自身免疫甲状腺炎

（包括桥本甲状腺炎、萎缩性甲状腺炎）的主要指标。一般认为 TPOAb 的意义较为肯定。日本学者经甲状腺细针穿刺细胞学检查证实，TPOAb 阳性者的甲状腺均有淋巴细胞浸润。如果 TPOAb 阳性伴血清 TSH 水平增高，说明甲状腺细胞已经发生损伤。我国学者经过对甲状腺抗体阳性、甲状腺功能正常的个体随访 5 年发现，当初访时 TPOAb > 5 U/mL 和 TgAb > 40 U/mL，临床甲状腺功能减退和亚临床甲状腺功能减退的发生率显著增加。

（五）其他检查

轻、中度贫血，血清总胆固醇、心肌酶谱可以升高，部分病例血清泌乳素升高、蝶鞍增大，需要与垂体催乳素瘤鉴别。

八、鉴别诊断

尽管程度较重的甲状腺功能减退的临床症状具有特征性，但是在没有考虑这个诊断的情况下，即使是经验丰富的临床医生也可能会忽视这种异常。只有高度怀疑这种疾病就会避免对这种疾病的漏诊。

（1）甲状腺功能减退是由于甲状腺本身的功能衰竭还是因为下丘脑或垂体疾病引起的 TSH 分泌下降（中枢性或继发性甲状腺功能减退），对其进行鉴别诊断非常关键。中枢性甲状腺功能减退的一些患者，基础血清 TSH 水平（和对 TRH 的反应）很可能会升高，更需要和原发性甲状腺功能减退鉴别。

（2）正常甲状腺病态综合征（euthyroid sick syndrome，ESS）：又称低 T_3 综合征，指非甲状腺疾病原因引起的伴有低 T_3 的综合征。严重的全身性疾病、创伤和心理疾病等都可导致甲状腺激素水平的改变，它反映了机体内分泌系统对疾病的反应。主要表现为血清 TT_3、FT_3 水平减低，血清 rT_3 增高，血清 TT_4、FT_4、TSH 水平正常。疾病的严重程度一般与 T_3 降低的程度相关，疾病危重时也可出现 T_4 水平降低。ESS 的发生是由于：①5′脱碘酶的活性被抑制，在外周组织中 T_4 向 T_3 转换减少；②T_4 的内环脱碘酶被激活，T_4 转换为 rT_3 增加。

（3）在由 ^{131}I、手术或抗甲状腺药物等造成的甲状腺功能亢进后甲状腺功能减退的早期阶段，即使此时出现了甲状腺功能减退，因为血清 TSH 水平一直处于被抑制状态，致使血清 TSH 水平并未能表现升高。

（4）在 TSH 水平升高，FT_4 降低的患者中，应该明确 TPOAb 是阳性还是阴性。TPOAb 阳性通常是甲状腺自身免疫病（桥本病），也是甲状腺功能减退的原因。另外，虽然有近 10% 的桥本病患者不能监测到 TPOAb，但是当 TPOAb 是阴性时需要查看一些少见的引起甲状腺功能减退的原因，如暂时性的甲状腺功能减退、浸润性的甲状腺疾病、外源性的放射等。

（5）对于轻度的甲状腺功能减退，临床表现在很大程度上与其他疾病有相似之处。老年人经常体温偏低，出现精神和体力活动减少，皮肤干燥，脱发，而这些症状在甲状腺功能减退中也有相似的表现。慢性肾功能不全的患者，出现厌食症、反应迟钝、眼睑水肿、面色发黄和贫血可能提示出现了甲状腺功能减退，这时需要特殊检查。仅仅通过临床查体来鉴别肾脏疾病和甲状腺功能减退症很困难。患者出现苍白、水肿、高胆固醇血症和低代谢提示很可能是患有甲状腺功能减退。

在恶性贫血的患者出现的精神异常、苍白、肢端麻木在甲状腺功能减退中也有相似的临床表现，虽然甲状腺功能减退和恶性贫血在临床和免疫学等方面有很多相似之处，要注意鉴别。严重的患者，尤其是老年患者要考虑低 T_3 血症。在严重疾病恢复后，血清 TSH 会暂时性升高（高达 20 mU/L）。

伴泌乳者需与垂体催乳素瘤相鉴别。心包积液，需与其他原因的心包积液相鉴别。做有关甲状腺功能测定，以资鉴别。

（6）唐氏综合征：呆小病的特殊面容应注意和先天性愚呆（伸舌样痴呆称为唐氏综合征）鉴别。呆小病的早期诊断极为重要，TSH 应列为新生儿常规检测项目。为了避免或尽可能减轻永久性智力发育缺陷，治疗应尽早开始，因此必须争取早日确诊。婴儿期诊断本病较困难，应仔细观察婴幼儿生长、发育、面貌、皮肤、饮食、睡眠、大便等各方面情况，必要时做有关实验室检查，对疑似而不能确诊的病例，实验室条件有限者，可行试验治疗。

甲状腺功能减退的诊断思路见图 4-1。

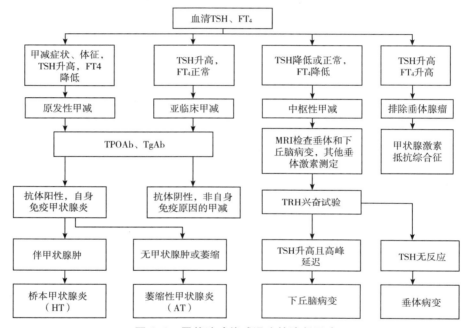

图 4-1　甲状腺功能减退症的诊断思路

九、治疗

甲状腺功能减退一般不能治愈，需要终生替代治疗。但是也有桥本甲状腺炎所致甲状腺功能减退自发缓解的报告。通常使用左甲状腺素（L-T_4），L-T_4 治疗主要的优点是在周围组织 L-T_4 作为"激素原"可以在正常生理范围内继续通过脱碘机制保持组织对 T_3 的需求。

L-T_4 的半衰期是 7 日，约 80% 的激素在其分布容积里被相对均衡地吸收，这样就可以避免游离 T_4 的浓度有大的波动，因为其半衰期较长，所以患者偶尔一日忘记吃药，也不会有明显的影响。

（一）治疗目标

临床甲状腺功能减退症状和体征消失，TSH、TT_4、FT_4 值维持在正常范围内。近年来一些学者提出应将血清 TSH 的上限控制在 <3.0 mU/L。继发于下丘脑和垂体的甲状腺功能减

退，不能把 TSH 作为治疗指标，而是把血清 TT_4、FT_4 达到正常范围作为治疗的目标。

（二）治疗剂量

治疗剂量取决于患者的病情、年龄、体重和个体差异。成年患者 $L-T_4$ 替伐剂量为每日 $50 \sim 200\ \mu g$，平均每日 $125\ \mu g$。按照体重计算的剂量是每日 $1.6 \sim 1.8\ \mu g/kg$；儿童需要较高的剂量，每日约为 $2.0\ \mu g/kg$；老年患者则需要较低的剂量，每日约为 $1.0\ \mu g/kg$；妊娠时的替代剂量需要增加 $30\% \sim 50\%$；甲状腺癌术后的患者需要大剂量替代，每日 $2.2\ \mu g/kg$，控制 TSH 在防止肿瘤复发需要的水平。肥胖者不应根据其体重提高药物剂量，而应根据其净体重给药。由于药物并不能被完全吸收，$L-T_4$ 应比相同剂量 T_4 多 20%。对于原发性甲状腺功能减退患者，这个用量通常在血清结果正常范围内的促甲状腺激素浓度。根据个体吸收情况，和其他情况或其他相关用药情况，部分患者需要甲状腺激素的剂量可能比常规剂量稍低或稍高。$L-T_4$ 主要在胃和小肠内吸收，但完全吸收需要胃酸的正常分泌。胃酸分泌不够充足的患者，$L-T_4$ 需要高出 $22\% \sim 34\%$ 的用量才能使血清 TSH 维持在比较理想的水平。因 $L-T_4$ 半衰期为 7 日，可以每日早晨服药 1 次，大概需要 6 周的时间才能使 $L-T_4$ 的生物作用与游离 T_4 完全平衡。

干甲状腺片是动物甲状腺的干制剂，因其甲状腺激素含量不稳定和 T_3 含量过高已很少使用。但是，过去几十年里，干甲状腺片成功治疗了甲状腺功能减退患者。干甲状腺片中 T_3 与 T_4 的比值明显高于正常人类甲状腺内的比值（$1 : 11$）。因此，这些非自然制剂可能会在吸收后立即使甲状腺球蛋白释放 T_3 从而引起 T_3 水平的升高，然而，T_3 达到均衡分布需要一日时间。可通过以下方法评估 $L-T_4$ 与干甲状腺片的等量关系：干甲状腺片中 $12.5\ \mu g$ 的 T_3 可以被完全吸收，$L-T_4$ 最多可以有 80% 被吸收，$40\ \mu g\ L-T_4$ 中约有 36% 转化为 T_3，T_3 的分子量（651）为 T_4（777）的 84%。因此，1 g 的片剂中可提供 $25\ mg\ T_3$，$100\ \mu g$ 的 $L-T_4$ 可以提供相同的剂量。这个等量比可以初步指导患者由干甲状腺片换成 $L-T_4$。

如果将 T_3 与 T_4 制成混合制剂，$6\ \mu g\ T_3$ 在 24 小时内将持续释放，这与常规 T_3 的迅速吸收并与 $2 \sim 4$ 小时内达到峰值的情况完全不同。所以，就目前而言，尽管单独使用 $L-T_4$ 虽不能理想的替代正常生理需要，但对大多数患者来说是满意的。

（三）服药方法

起始剂量和达到完全替代剂量的需要时间要根据年龄、体重和心脏状态确定。<50 岁、既往无心脏病史患者可以尽快达到完全替代剂量。>50 岁患者服用 $L-T_4$ 前要常规检查心脏状态，一般从 $25 \sim 50\ \mu g/d$ 开始，每 $1 \sim 2$ 周增加 $25\ \mu g$，直至达到治疗目标。

患者甲状腺功能减退的程度、年龄及全身健康状况决定了 $L-T_4$ 起始剂量。青年或中年，不伴有心血管疾病或其他异常，轻度到中度甲状腺功能减退（TSH 浓度在 $5 \sim 50\ mU/L$）的患者，可给予完全起始替代量 $1.7\ \mu g/kg$（理想体重）。血清 T_4 恢复到正常需 $5 \sim 6$ 周，同时 T_3 的生理效应足够，药物不良反应也不明显。对伴有心脏疾病，特别是心绞痛、冠状动脉病变的老年患者，起始剂量宜小（每日 $12.5 \sim 25\ \mu g$），调整剂量宜慢，防止诱发和加重心脏病。理想的 $L-T_4$ 的服药方法是在饭前服用，与一些药物的服用间隔应在 4 小时以上，因为有些药物和食物会影响 T_4 的吸收和代谢，如肠道吸收不良，氢氧化铝、碳酸钙、考来烯胺、硫糖铝、硫酸亚铁、食物纤维添加剂等均可影响小肠对 $L-T_4$ 的吸收；苯巴比妥、苯妥英钠、卡马西平、利福平、异烟肼、洛伐他汀、胺碘酮、舍曲林、氯喹等药物可以

加速 $L-T_4$ 的清除。甲状腺功能减退患者同时服用这些药物时，需要增加 $L-T_4$ 用量。

（四）监测指标

补充甲状腺激素，重新建立下丘脑—垂体—甲状腺轴的平衡一般需要 4～6 周的时间，所以治疗初期，每间隔 4～6 周测定激素指标，然后根据检查结果调整 $L-T_4$ 剂量，直到达到治疗的目标。治疗达标后，需要每 6～12 个月复查 1 次激素指标。原发性甲状腺功能减退患者的治疗目标是使血清 TSH 浓度恢复正常，TSH 浓度反映患者甲状腺激素供给的适量。维持血清 FT_4 在正常的中到高限。在启动 $L-T_4$ 治疗 6 周后应评估血清 TSH，进行小的调整来制订最佳的个体剂量。继发性甲状腺功能减退患者，血清 TSH 不是足够替代量的可靠指标，血清 FT_4 应恢复到正常范围的 50%。这样的患者在应用 $L-T_4$ 前也应评估并纠正糖皮质激素缺乏（表 4-4）。

表 4-4 改变 $L-T_4$ 需求量的情况

1. 增加 $L-T_4$ 需求量

   妊娠

   胃肠疾病：小肠黏膜病（如口炎性腹泻）、空肠搭桥和小肠切除后，胃酸分泌受损（如萎缩性胃炎），糖尿病性腹泻

2. 应用干扰 $L-T_4$ 吸收的某种药物

   考来烯胺，硫糖铝，氢氧化铝，碳酸钙，硫酸亚铁

3. 增加细胞色素 P450 酶的药物

   利福平，卡马西平，雌激素，苯妥英钠，舍曲林，他汀类药物

4. 抑制 T_4 向 T_3 转化的药物

   胺碘酮

5. 抑制脱碘酶合成

   硒缺乏，肝硬化

6. 降低 $L-T_4$ 需求量

   高龄（≥65 岁）

   雄激素治疗的妇女

治疗开始到好转的间期取决于所给剂量的强度和缺乏的程度。中到重度甲状腺功能减退治疗后的早期临床反应是利尿 2～4 kg。如果开始时有低钠血症，血清钠水平恢复更快。此后，脉搏增快，脉压增加，食欲改善，便秘消失。之后，运动能力增加，深腱反射延迟消失。声音嘶哑慢慢减轻，皮肤和头发的改变会持续几个月。在以完全替代剂量开始的个体，血清 FT_4 水平在 6 周后恢复正常，血清 TSH 水平恢复正常需稍长时间，可能要用 3 个月。

（五）预防

碘摄入量与甲状腺功能减退的发生和发展显著相关。我国学者发现碘超足量［尿碘中位数（MUI）201～300 $\mu g/L$］和碘过量（MUI > 300 $\mu g/L$）可以导致自身免疫甲状腺炎和甲状腺功能减退的患病率和发病率显著增加，促进甲状腺自身抗体阳性人群发生甲状腺功能减退；碘缺乏地区补碘至碘超足量可以促进亚临床甲状腺功能减退发展为临床甲状腺功能减退。所以，维持碘摄入量在尿碘 100～200 $\mu g/L$ 安全范围是防治甲状腺功能减退的基础措施。特别是对于具有遗传背景、甲状腺自身抗体阳性和亚临床甲状腺功能减退等易感人群尤

其重要。

十、甲状腺功能减退症的特殊问题

（一）亚临床甲状腺功能减退

文献报道，各国普通人群中的亚临床甲状腺功能减退的患病率为 4% ~ 10%。美国为 4% ~ 8.5%，中国为 0.91% ~ 6.05%。患病率随年龄增长而增高，女性多见。超过 60 岁的妇女中患病率可以达到 20%。本病一般不具有特异的临床症状和体征。

因为本病主要依赖实验室检查进行诊断，所以首先要排除其他原因引起的血清 TSH 增高。①TSH 测定干扰：被检者存在抗 TSH 自身抗体可以引起血清 TSH 测定值假性升高；②低T_3综合征的恢复期：血清 TSH 可以增高至 5 ~ 20 mU/L，机制可能是机体对应激的一种调整；③中枢性甲状腺功能减退的 25% 病例表现为轻度 TSH 升高（5 ~ 10 mU/L）；④肾功能不全：10.5% 的终末期肾病患者有 TSH 增高，可能与 TSH 清除减慢、过量碘摄入、结合于蛋白的甲状腺激素的丢失有关；⑤糖皮质激素缺乏可以导致轻度 TSH 增高；⑥生理适应，暴露于寒冷中 9 个月，血清 TSH 升高 30% ~ 50%。

（1）血脂代谢异常及其导致的动脉粥样硬化：有学者认为，亚临床甲状腺功能减退是缺血性心脏病发生的危险因素，本病可以引起脂类代谢紊乱和心脏功能异常。一项"鹿特丹研究"认为，亚临床甲状腺功能减退与高血压、高脂血症、高血糖等因素一样是缺血性心脏病的独立危险因素；一项荟萃分析对 13 篇本病的干预研究文献进行总结中发现，L-T_4替代治疗可以减少亚临床甲状腺功能减退患者血清总胆固醇和低密度脂蛋白胆固醇水平（分别降低 8 mg/dL 和 10 mg/dL），增加高密度脂蛋白胆固醇 10 mg/dL。所以，从亚临床甲状腺功能减退的角度防治缺血性心脏病是一个被关注的问题。

（2）发展为临床甲状腺功能减退：英国 Whickham 前瞻性研究证实，单纯甲状腺自身抗体阳性、单纯亚临床甲状腺功能减退、甲状腺自身抗体阳性合并亚临床甲状腺功能减退每年发展为临床甲状腺功能减退的发生率分别为 2%、3% 和 5%。我国学者随访 100 例未接受甲状腺激素治疗的亚临床甲状腺功能减退患者 5 年，29% 仍维持亚临床甲状腺功能减退，5% 发展为临床甲状腺功能减退；其余 66% 患者甲状腺功能恢复正常。Logistic 回归分析显示，初访时 TSH > 6 mU/L（$OR = 3.4$）、甲状腺自身抗体阳性（$OR = 5.3$）、原碘缺乏补碘至碘超足量（$OR = 8.0$）是亚临床甲状腺功能减退患者甲状腺功能不易恢复正常的影响因素。

（3）妊娠期亚临床甲状腺功能减退对后代智力的影响。

对亚临床甲状腺功能减退的治疗问题一直存在争议。2004 年，美国甲状腺学会（ATA）、美国临床内分泌医师学会（AACE）和美国内分泌学会（TES）召开专门会议，达成下述共识。将本病划分为两种情况。第一种是 TSH > 10 mU/L，主张给予 L-T_4替代治疗。治疗的目标和方法与临床甲状腺功能减退一致。替代治疗中要定期监测血清 TSH 的浓度，因为 L-T_4过量可以导致心房纤颤和骨质疏松。第二种是 TSH 为 4.0 ~ 10 mU/L，不主张给予 L-T_4治疗，定期监测 TSH 的变化。对 TSH 4 ~ 10 mU/L 伴 TPOAb 阳性的患者，要密切观察 TSH 的变化，因为这些患者容易发展为临床甲状腺功能减退。

目前对于亚临床甲状腺功能减退的筛查意见也不一致。部分学者建议在高危人群中筛查本病，即 60 岁以上人群，有甲状腺手术或 [131]I 治疗史者，有甲状腺疾病既往史者，有自身免疫疾病个人史和家族史者。

（二）妊娠与甲状腺功能减退

临床甲状腺功能减退患者生育能力降低。妊娠期母体甲状腺功能减退与妊娠高血压、胎盘剥离、自发性流产、胎儿窘迫、早产以及低出生体重儿的发生有关。一项回顾性调查显示，正常对照组和临床甲状腺功能减退组的发病率：妊娠高血压分别为 3.8%、11.6%，自然流产分别为 3.3%、8.0%，早产分别为 3.4%、9.3%，围生期胎儿死亡率分别为 0.9%、8.1%，低出生体重儿分别为 6.8%、22%。亚临床甲状腺功能减退的妊娠并发症尚无足够的临床资料。

近年来，妊娠早期母体亚临床甲状腺功能减退对胎儿脑发育第一阶段的影响备受关注。在胎儿甲状腺功能完全建立之前（即妊娠 20 周以前），胎儿脑发育所需的甲状腺激素全部来源于母体，母体的甲状腺激素缺乏可以导致后代的神经智力发育障碍。美国学者 Haddow 等发现，妊娠 17 周患亚临床甲状腺功能减退的母亲，未给予左甲状腺素治疗组母亲的 7~9 岁后代的智商（IQ）较正常对照组母亲后代降低 7 分。而给予 L-T_4 治疗组的后代智商与正常对照组后代没有区别。

妊娠期间由于受多种因素的影响，TSH 和甲状腺激素的参考范围与普通人群不同。目前尚没有妊娠期特异性的 TSH 参考范围。一般认为，在妊娠早期 TSH 参考范围应该低于非妊娠人群 30%~50%。目前部分学者提出 2.5 mU/L 作为妊娠早期 TSH 正常范围的上限，超过这个上限可以诊断为妊娠期亚临床甲状腺功能减退。由于 FT_4 波动较大，推荐应用 TT_4 评估孕妇的甲状腺功能。妊娠期间 TT_4 浓度增加，约为非妊娠时的 1.5 倍。如妊娠期间 TSH 正常（0.3~2.5 mU/L）、仅 TT_4 低于 100 nmol/L（7.8 μg/dL），可以诊断为低 T_4 血症。胎儿的初期脑发育直接依赖于母体循环的 T_4 水平，而不依赖 T_3 水平。

妊娠前已经确诊的甲状腺功能减退，需要调整 L-T_4 剂量，使血清 TSH 达到正常值范围内，再考虑妊娠。妊娠期间，L-T_4 替代剂量通常较非妊娠状态时增加 30%~50%。既往无甲状腺功能减退病史，妊娠期间诊断为甲状腺功能减退，应立即进行 L-T_4 治疗，目的是使血清 TSH 尽快达到妊娠时特异性正常值范围。部分学者提出这个范围应是 0.3~2.5 mU/L。达标的时间越早越好（最好在妊娠 8 周之内）。每 2~4 周测定 1 次 TSH、FT_4、TT_4，根据监测结果，调整 L-T_4 剂量。TSH 达标以后，每 6~8 周监测 1 次 TSH、FT_4 和 TT_4。对于亚临床甲状腺功能减退、低 T_4 血症和 TPOAb 阳性孕妇的干预的前瞻性研究正在数个国家进行，目前尚无一致的治疗意见。

ATA、AACE、TES 主张对妊娠妇女做 TSH 常规筛查，以及时发现和治疗临床甲状腺功能减退和亚临床甲状腺功能减退。育龄妇女的亚临床甲状腺功能减退的患病率在 5% 左右。一些学者主张对可能患甲状腺功能减退的高危人群做妊娠前的筛查。甲状腺功能减退的高危人群包括：具有甲状腺疾病个人史和家族史者；具有甲状腺肿和甲状腺手术切除和 ^{131}I 治疗史者；有自身免疫性疾病个人史和家族史者，如系统性红斑狼疮、类风湿关节炎、1 型糖尿病、既往发现血清 TSH 增高或者血清甲状腺自身抗体阳性者等。要加强对已患甲状腺功能减退的育龄妇女进行有关甲状腺功能减退对妊娠和胎儿脑发育影响方面的教育。

（三）黏液性水肿昏迷

黏液性水肿昏迷是一种罕见的危及生命的重症，是由于严重、持续的甲状腺功能减退症进一步恶化所造成。多见于老年患者，通常由并发疾病诱发。临床表现为嗜睡、精神异常、木僵，甚至昏迷；皮肤苍白、低体温、心动过缓、呼吸衰竭和心力衰竭等。本病预后差，死亡率达到 20%。

（1）去除或治疗诱因：感染诱因占 35%。

（2）补充甲状腺激素：$L-T_4$ 300～400 μg 立即静脉注射，继之 $L-T_4$ 每日 50～100 μg，静脉注射，直到患者可以口服后换用片剂。如果没有 $L-T_4$ 注射剂，可将 $L-T_4$ 片剂磨碎后由胃管鼻饲。如果症状没有改善，改用 T_3（liothyronine）静脉注射，10 μg，每 4 小时 1 次；或者 25 μg，每 8 小时 1 次。本病的甲状腺激素代谢的特点是 T_4 向 T_3 转换受到严重抑制；口服制剂肠道吸收差；补充过急、过快可以诱发和加重心力衰竭。

（3）保温：避免使用电热毯，可以导致血管扩张，血容量不足。

（4）伴发呼吸衰竭者使用呼吸机辅助呼吸。

（5）低血压和贫血严重者输注全血。

（6）静脉滴注氢化可的松每日 200～400 mg。

（7）其他支持疗法。

黏液性水肿昏迷是长期重度甲状腺功能减退的最终结局，常出现在老年患者中，易发生于冬季，致死率很高。发生黏液性水肿昏迷时，患者常伴有低体温，最低可至 23 ℃，还常会伴发心动过缓及血压过低。但此时如果患者存在反射亢进，那么典型临床表现，深腱反射的延迟在此时可能会消失。患者在昏迷期间，也可能会发作癫痫。目前，黏液性水肿昏迷的发病机制还不清楚，但是有一些因素能预示病情向黏液性水肿昏迷发展，例如，暴露在寒冷的环境中，创伤，使用中枢神经系统镇静药及麻醉药等。对于机制，可能是肺泡换气不足致二氧化碳潴留，最终导致昏迷，另外类似于血管升压素（VP）分泌不当时出现的稀释性低钠血症，也可能是导致患者发生黏液性水肿昏迷的原因。

（四）中枢性甲状腺功能减退

本病是由于垂体 TSH 或下丘脑 TRH 合成和分泌不足而导致的甲状腺激素合成减少。典型病例的血清 TSH 和甲状腺激素的表现是 TSH 减低，TT_4 减低，但是约 20% 病例的基础血清 TSH 浓度也可以正常或轻度升高（10 mU/L）。

本病的患病率是 0.005%。高发年龄在儿童和 30～60 岁成年人。先天性原因多由于垂体、下丘脑发育不全等；儿童的病因多源于颅咽管瘤；成年人的病因大多是垂体的大腺瘤，垂体接受手术和照射，头部损伤、席汉综合征、淋巴细胞性垂体炎等。接受多巴胺治疗时，由于多巴胺抑制垂体产生 TSH，TSH 和 T_4 的产生量可以减少 60% 和 56%；在长期 $L-T_4$ 替代治疗的患者，撤除 $L-T_4$ 后，垂体 TSH 抑制的状态可以持续 6 周。

中枢性甲状腺功能减退与原发性甲状腺功能减退鉴别：依靠基础 TSH 即可鉴别，前者减低，后者升高。当中枢性甲状腺功能减退（主要是下丘脑原因的甲状腺功能减退）表现为 TSH 正常或者轻度升高时，需要做 TRH 刺激试验鉴别。典型的下丘脑性甲状腺功能减退，TRH 刺激后的 TSH 分泌曲线呈现高峰延缓出现（注射后的 60～90 分钟），并持续高分泌状态至 120 分钟；垂体性甲状腺功能减退 TRH 刺激试验的 TSH 反应是迟钝的，呈现低平曲线（增高 <2 倍或者增加 ≤4.0 mU/L）。

（五）甲状腺激素抵抗综合征（resistance to thyroid hormone，RTH）

本病病因是位于 3 号染色体的编码甲状腺受体 β 链（TRβ）基因发生点突变，导致 T_3

与受体结合障碍，甲状腺激素的生物活性减低。这种突变的发生率是 $1/50\ 000$。本综合征有 3 个亚型：①全身型甲状腺激素抵抗综合征（generalized resistance to thyroid hormone，GRTH）；②垂体选择型甲状腺激素抵抗综合征（selective pituitary resistance to thyroid hormone，PRTH）；③外周组织选择型甲状腺激素抵抗综合征（selective peripheral resistance to thyroid hormone，perRTH）。

GRTH 的临床表现有甲状腺肿、生长缓慢、发育延迟、注意力不集中、好动和静息时心动过速。本病缺乏甲状腺功能减退的临床表现，主要是被增高的甲状腺激素代偿。约 75% 患者有家族史，遗传方式为常染色体显性遗传。实验室检查血清 TT_4、TT_3、FT_4 增高（从轻度增高到 2～3 倍的增高）。TSH 增高或正常。本病依据以下 4 点与垂体 TSH 肿瘤鉴别：①TRH 刺激试验，前者 TSH 增高，后者无反应；②T_3 抑制试验，前者血清 TSH 浓度下降，后者不被抑制；③前者血清 α 亚单位与 TSH 的摩尔浓度比例 <1；④垂体 MRI 检查，前者无异常，后者存在垂体腺瘤。

PRTH 临床表现有轻度甲状腺功能亢进症状，这是因为本病的外周 T_3 受体是正常的，仅有垂体的 T_3 受体选择性缺陷。这种缺陷导致 T_3 浓度升高不能抑制垂体的 TSH 分泌。垂体不适当地分泌 TSH，引起甲亢和甲状腺肿。实验室检查血清 T_3、T_4 增高，TSH 增高或正常。本病主要与垂体 TSH 肿瘤鉴别。依靠 TRH 刺激试验和垂体 MRI 鉴别。

perRTH 实验室检查结果取决于垂体和外周组织对甲状腺激素不敏感的程度和代偿的程度。GRTH 和 PRTH 的实验室结果都可以出现。有的患者基础 TSH 水平正常，但是相对于升高的循环 T_3、T_4 水平而言，这个 TSH 水平是不适当的。TRH 刺激试验反应正常、T_3 抑制试验可以抑制。但是临床有甲状腺功能减退的表现。

（六）甲状腺功能正常的病态综合征（euthyroid sick syndrome，ESS）

本征也称为低 T_3 综合征、非甲状腺疾病综合征。本征非甲状腺本身病变，它是由于严重疾病、饥饿状态导致的循环甲状腺激素水平的减低，是机体的一种保护性反应。这类疾病包括营养不良、饥饿、精神性厌食症、糖尿病、肝脏疾病等全身疾病。某些药物如胺碘酮、糖皮质激素、PTU、普萘洛尔，以及含碘造影剂等也可以引起本征。

ESS 的发生机制是 I 型脱碘酶（D_1）活性抑制，Ⅲ 型脱碘酶（D_3）活性增强。因为 I 型脱碘酶（D_1）负责 T_4 外环脱碘转换为 T_3，所以 T_3 产生减少，出现低 T_3 血症；Ⅲ 型脱碘酶有两个功能，一个是 T_4 转换为 rT_3，另一个是 T_3 脱碘形成 T_2。本征 T_4 向 rT_3 转换增加，所以血清 rT_3 增加。

临床没有甲状腺功能减退的表现。实验室检查的特征是血清 TT_3 降低，rT_3 增高。TT_4 正常或轻度增高，FT_4 正常或轻度增高，TSH 正常。疾病的严重程度一般与 TT_3 降低的程度相关。严重病例可以出现 TT_4 和 FT_4 降低，TSH 仍然正常，称为低 T_3-T_4 综合征。患者的基础疾病经治疗恢复以后，甲状腺激素水平可以逐渐恢复正常。但是在恢复期可以出现一过性 TSH 增高，也需要与原发性甲状腺功能减退相鉴别。本征不需要给予甲状腺激素替代治疗。甲状腺激素治疗不适当地提高机体代谢率，可能带来不良反应。

（七）新生儿甲状腺功能减退

本病的发生率是 $1/4\ 000$。原因有甲状腺发育不良（75%）、甲状腺激素合成异常（10%）、下丘脑—垂体性 TSH 缺乏（5%）、一过性甲状腺功能减退（10%）。一过性甲状腺功能减退发生的原因是由于药物性、高碘和母体甲状腺刺激阻断性抗体（TSBAb）通过胎盘，抑制胎儿的甲状腺功能。大多数病例是散发的。发达国家和我国都实行对新生儿甲状腺功能减退的常规筛查制度。

目前认为测定足跟血 TSH（试纸法）是最可靠的筛查方法。可疑病例的标准是 TSH 20～25 mU/L。可疑病例进一步测定血清 TSH 和 T_4。本病的诊断标准是：新生儿 1～4 周，TSH > 7 mU/L，TT_4 < 84 nmol/L（6.5 μg/dL）。采集标本时间应在产后 3～5 日内。采血过早，受到新生儿 TSH 脉冲分泌的影响，出现假阳性。筛查过晚则要延误启动治疗的时间，影响治疗效果。

治疗原则是早期诊断，足量治疗。甲状腺激素治疗开始越早越好，必须在产后 6 周之内开始。随访研究发现，如果在 42 日内开始治疗，患儿 5～7 岁时的智商（IQ）与正常儿童相同，延迟治疗将会影响患儿的神经、智力发育。治疗药物选择左甲状腺素（L-T_4）。L-T_4 起始剂量为每日 10～15 μg/kg。治疗目标是使血清 TT_4 水平尽快达到正常范围，并且维持在新生儿正常值的上 1/3 范围，即 10～16 μg/dL。为保证治疗的确切性，达到目标后要再测定 FT_4，使 FT_4 维持在正常值的上 1/3 范围。血清 TSH 值一般不作为治疗目标值。增高的 TSH 要持续很长时间，这是因为下丘脑—垂体—甲状腺轴的调整需要时间。一过性新生儿甲状腺功能减退治疗一般要维持 2～3 年，根据甲状腺功能的情况停药。发育异常者则需要长期服药。

（岳　瑶）

第三节　甲状腺结节和甲状腺肿瘤

一、甲状腺结节

甲状腺结节是指局部甲状腺细胞生长异常导致甲状腺内出现一个或多个组织结构异常的团块。不同检查手段提示甲状腺结节征象不同。甲状腺查体时甲状腺结节表现为视诊或触诊发现的甲状腺肿块。B 超检查甲状腺结节表现为局灶性回声异常的区域。

（一）流行病学特点

甲状腺结节发现率受检查方法的影响。触诊发现一般人群中甲状腺结节的患病率为 3%～7%，高清晰甲状腺 B 超检查发现甲状腺结节的患病率高达 20%～70%。甲状腺结节中良性居多，恶性病变比例很少，约占其中的 5%。

（二）病因与分类

甲状腺结节病因有多种，可分为良性和恶性两大类。

1. 增生性结节性甲状腺肿

原因有多种，包括碘过高或过低、食用致甲状腺肿的物质、服用致甲状腺肿药物或甲状腺素合成酶缺陷等，导致甲状腺滤泡上皮细胞增生，形成结节。

2. 肿瘤性结节

甲状腺良性腺瘤、甲状腺乳头状癌、滤泡细胞癌、Hurthle 细胞癌、甲状腺髓样癌、未分化癌、淋巴瘤等甲状腺滤泡细胞和非滤泡细胞肿瘤恶性肿瘤以及转移癌。

3. 囊肿

结节性甲状腺肿、腺瘤退行性变和陈旧性出血导致囊肿形成。部分甲状腺癌，特别是乳头状癌也可发生囊性变。少数囊肿为先天的甲状舌骨囊肿和第四鳃裂残余所致。

4. 炎症性结节

急性化脓性甲状腺炎、亚急性甲状腺炎、慢性淋巴细胞性甲状腺炎均可以结节形式出现。极少数情况下甲状腺结节为结核或梅毒所致。

（三）诊断

绝大多数甲状腺结节患者没有临床症状，通常是通过体格检查、自身触摸或影像学检查发现甲状腺结节的。诊断的核心是明确结节的良、恶性。流行病学研究显示，肿瘤良、恶性与结节的大小、结节的多少无关。结节病因诊断过程，无论是症状、体征，还是实验室和辅助检查都将围绕着良、恶性鉴别核心进行。

详细的病史采集和全面的体格检查是评估甲状腺结节性质的基础。病史采集中应重点关注：患者的年龄、性别，有无头颈部放射线暴露史，结节的大小及变化和增长的速度，有无颈痛、声音嘶哑、呼吸困难等局部症状，有无甲状腺功能亢进、甲状腺功能减低的症状，有无甲状腺肿瘤、甲状腺髓样癌或多发性内分泌腺瘤（MEN_2 型）、家族性多发性息肉病、Cowden 病和 Gardner 综合征等家族性疾病史。体格检查中应重点关注：结节的数目、大小、质地、活动度、有无压痛、有无局部淋巴结肿大等。提示甲状腺恶性病变可能的临床证据，见表 4-5。

表 4-5　提示甲状腺恶性病变可能的临床证据

1. 儿童期有颈部放射线暴露史

2. 有甲状腺髓样癌或 MEN_2 家族史

3. 年龄小于 20 岁或大于 70 岁

4. 男性

5. 结节增大

6. 伴持续性声音嘶哑、发音困难、吞咽困难和呼吸困难

7. 质硬、形状不规则、固定的结节

8. 伴颈部淋巴结肿大

（四）辅助检查

1. 甲状腺功能检查

所有甲状腺结节患者都应进行血清 TSH 和甲状腺激素水平测定。绝大多数甲状腺恶性肿瘤患者甲状腺功能处于正常状态。TSH 被抑制的甲状腺结节提示结节可能为功能自主性结节。需要进行甲状腺核素显像确诊。

2. 甲状腺自身抗体检查

血清 TPOAb 和 TGAb 水平检测对诊断桥本甲状腺炎很有帮助，尤其是对血清 TSH 水平增高者。85% 以上桥本甲状腺炎患者血清抗甲状腺抗体水平升高。但确诊桥本甲状腺炎仍不能完全除外甲状腺恶性肿瘤。部分桥本甲状腺炎可合并甲状腺乳头状癌或甲状腺淋巴瘤。

3. 甲状腺球蛋白（Tg）水平测定

多种甲状腺疾病可导致血清 Tg 水平升高，血清 Tg 测定对鉴别甲状腺结节的性质意义不大。Tg 测定不用于术前结节性质判断，但可用于甲状腺分化癌术后随诊监测肿瘤的复发和转移。

4. 血清降钙素水平的测定

甲状腺结节患者血清降钙素水平明显升高时，可诊断甲状腺髓样癌。有甲状腺髓样癌家族史或多发性内分泌腺瘤家族史者，应检测基础或刺激状态下血清降钙素水平。目前研究结果不推荐对所有甲状腺结节患者都进行血清降钙素测定。

5. 甲状腺超声检查

高清晰甲状腺超声检查是评价甲状腺结节大小和数目较敏感的方法。它不仅可用于结节性质的判别，还可用于超声引导下甲状腺穿刺定位、治疗和随诊。所有怀疑有甲状腺结节或已有甲状腺结节患者都须行甲状腺超声检查。检查报告应包括结节的位置、形态、大小、数目、结节边缘状态、内部结构、回声形式、血流状况和颈部淋巴结情况。

高清晰甲状腺超声检查提示结节恶性病变的超声特征有：①微小钙化；②结节边缘不规则；③结节内血流紊乱。三者提示结节恶性病变的特异性高，均达 80% 以上，但敏感性较低，为 29%～77.5%。因此，任何单独一项特征均不足以诊断恶性病变。但是如果同时存在 2 种以上特征，或低回声结节合并上述一项特征，诊断恶性病变的敏感性提高到 87%～93%。

除此之外，低回声结节侵犯到甲状腺包膜外、甲状腺周围的肌肉中或累及到喉返神经；或颈部淋巴结肿大，伴淋巴结门结构消失、囊性变，出现微小钙化以及紊乱血流信号时均提示结节为恶性。结节的良、恶性与结节的大小无关，直径小于 1.0 cm 的结节中，恶性并不少见；与结节是否可触及无关；与结节单发或多发无关；与结节是否合并囊性变无关。

6. 甲状腺核素显像

甲状腺核素显像是一种能够评价甲状腺结节功能状态的影像学检查方法。依据结节对放射性核素摄取能力将结节分为"热结节""温结节""冷结节"。"热结节"几乎均为良性，没有恶性病变。"冷结节"中恶性率为 5%～8%。因此，甲状腺核素显像只对热结节有诊断意义，而对判断甲状腺结节的良、恶性帮助甚小。适用于甲状腺结节合并甲状腺功能亢进和亚临床甲状腺功能亢进的患者。

7. 甲状腺磁共振 MRI 和计算机断层扫描（CT）检查

MRI 或 CT 对帮助发现甲状腺结节、判断结节的性质不如甲状腺超声，且价格昂贵，故不推荐常规使用，但发现和评价胸骨后甲状腺肿有独特的诊断价值。

8. 甲状腺细针吸取细胞学活检（FNAC）

FNAC 是鉴别结节良恶性最可靠、最有价值的诊断方法。文献报道，其敏感性达 83%，特异性达 92%，准确性达 95%。怀疑结节恶性变者、甲状腺癌准备行甲状腺手术或采用非手术方式治疗者均应进行 FNAC。手术前明确癌肿的细胞学类型，有助于确定手术方案。

FNAC 可能因为不能获得满意标本而失败。其原因有操作技术不够熟练，细胞病理学家经验不足，标本中细胞数目过少或是没有细胞，以及标本被稀释或为囊性液体。

FNAC 结果有：①良性病变；②恶性病变；③交界性病变；④不能诊断。只要标本满意，FNAC 活检就可对桥本甲状腺炎、胶质性结节（结节性甲状腺肿）、亚急性甲状腺炎、乳头状癌、滤泡细胞新生物、髓样癌、未分化癌、恶性淋巴瘤、转移癌等甲状腺疾病作出诊断。但 FNAC 对不能区分滤泡细胞癌或滤泡细胞腺瘤。

（五）治疗

治疗方法的选择依甲状腺超声特征和 FNAC 结果而定。

1. 恶性结节的处理

绝大多数甲状腺的恶性肿瘤需首选手术治疗。甲状腺未分化癌由于恶性度极高，诊断时即已有远处转移存在，单纯手术难于达到治疗目的，故应选用综合治疗的方法。甲状腺淋巴瘤对化疗和放疗敏感，故一旦确诊，应采用化疗或放疗的方法。

2. 良性结节的处理

绝大多数甲状腺良性结节患者不需要治疗，只需定期随诊。必要时可做甲状腺超声检查和重复甲状腺 FNAC。

（1）L-T$_4$ 抑制治疗：甲状腺良性结节患者是否需要采用 L-T$_4$ 抑制治疗一直存有争议。治疗的目的是使已有的结节缩小，防止新结节的产生。但研究发现，只有 20% 的患者 L-T$_4$ 治疗后甲状腺结节较前缩小，同时发现停药后缩小的甲状腺结节可以重新变大。同时，由于长期 L-T$_4$ 治疗可导致多种不良反应，如绝经后妇女骨密度显著降低、心房纤颤发生的危险性明显增加。因此，目前认为 L-T$_4$ 治疗只对少数甲状腺良性结节患者有效，且需要长期用药。不适宜广泛推广使用，特别不适宜用于血清 TSH 水平小于 1 mU/mL 的年龄大于 60 岁的男性患者、绝经后妇女、合并心血管疾病者。如果 L-T$_4$ 治疗后甲状腺结节不缩小或结节反而增大者，需要重新进行 FNAC。

（2）手术治疗：甲状腺结节患者出现局部压迫症状，或伴有甲状腺功能亢进，或出现结节进行性增大或 FNAC 提示交界性病变时，可行外科手术治疗。

（3）超声引导下经皮酒精注射（PEI）治疗：PEI 是一种微创性治疗甲状腺结节的方法。主要用于治疗甲状腺囊肿或结节合并囊性变。有效性达 95% 以上，但复发率较高。大的或多发囊肿可能需要多次治疗方能取得较好的效果。PEI 治疗单发、实性结节缩小率低，复发率高，目前不推荐使用。

PEI 治疗前一定要除外恶性变的可能，同时治疗前应详细了解结节的位置、大小、形态、边缘和血流状态。操作过程中应始终监测穿刺针尖的位置，确保针尖位于结节内。同时应注意患者的反应，一旦患者出现严重疼痛、咳嗽或发音变化等表现，应立即停止操作。

（4）^{131}I 治疗：^{131}I 治疗目的是除去功能自主性结节，恢复正常的甲状腺功能状态。有效性高达 80% ~90%。少数患者治疗后可发现甲状腺功能减退，极少数患者治疗后发生格雷夫斯病。用于自主性高功能腺瘤和毒性结节性甲状腺肿且体积小于 100 mL 或者不适宜手术治疗或手术治疗复发者。本法不适于有巨大的甲状腺结节者，禁用于妊娠期和哺乳期妇女。

3. 可疑恶性和诊断不明的甲状腺结节的处理

甲状腺囊性或实性结节，经 FNAC 检查不能明确诊断者，应重复 FNAC 检查，这样可使其中的 30% ~50% 的患者可明确诊断。如果重复 FNAC 检查仍不能确诊的话，尤其是对结节较大、固定者，需要手术治疗。

4. 儿童和妊娠时甲状腺结节的处理

妊娠期间发现的甲状腺结节与非妊娠期间甲状腺结节的处理相同。但妊娠期间禁止甲状腺核素显像检查和放射性碘治疗。FNAC 可在妊娠期间进行，也可推迟在产后进行。如果结节是恶性的，在妊娠的 3~6 个月做手术较为安全，否则，手术则应在选择在产后进行。

儿童甲状腺结节相对少见，恶性率高于成年人，癌肿占 15%。因此，对儿童甲状腺结节患者同样应行 FNAC 检查。当细胞学检查提示结节为恶性病变或可疑恶性病变时，应采取手术治疗。

二、甲状腺肿瘤

甲状腺肿瘤指甲状腺新生物，是最常见的内分泌肿瘤。甲状腺肿瘤分为原发性上皮细胞性、原发性非上皮细胞性和继发性肿瘤三大类（表 4-6）。恶性肿瘤中以分化型滤泡细胞肿瘤最为常见，乳头状癌约占甲状腺恶性肿瘤的 80%。

表 4-6　甲状腺肿瘤的分类

1. 原发性上皮细胞性肿瘤
滤泡细胞肿瘤
良性滤泡细胞腺瘤
癌
分化型
乳头状癌
滤泡状癌
分化差
岛状癌
其他
未分化
C 细胞肿瘤
髓样癌
滤泡和 C 细胞肿瘤
髓样—滤泡细胞混合性肿瘤
2. 原发性非上皮细胞性肿瘤
恶性淋巴瘤
肉瘤
其他
3. 继发性肿瘤

（一）甲状腺良性肿瘤

甲状腺良性肿瘤中，滤泡性腺瘤占绝大部分，其他腺瘤，如涎腺型肿瘤、腺脂肪瘤和玻璃样变性梁状腺瘤等很少见。

1. 滤泡性腺瘤

滤泡性腺瘤是一种最常见的甲状腺良性肿瘤，从滤泡细胞分化而来。尸检发现率为 4%~20%。

（1）病理：肿瘤多为单发，大小不一，直径多在 1~3 cm，偶尔可重达数百克，实性，包膜完整，瘤内组织结构比较一致，其形态与周围邻近的甲状腺组织界限分明，可压迫周围的甲状腺组织。体积较大的腺瘤可出现退行性变，如出血、水肿、纤维化、钙化、骨化和囊性变。但与增生性结节比较，发生退行性变的机会较少。

组织形态上，根据滤泡细胞的大小、滤泡是否存在以及细胞质含量的程度，滤泡细胞腺瘤可被分为几个亚型。

嗜酸细胞滤泡性腺瘤（过去称许特莱细胞腺瘤）是滤泡性腺瘤中唯一具有形态特征和临床意义的亚型。绝大部分或全部肿瘤细胞由嗜酸细胞构成，瘤细胞体积大，含有丰富的线粒体，核仁突出，核异型性明显。虽然细胞学表现表现提示嗜酸细胞滤泡性腺瘤有恶性的可能，但由于其生物学行为缺乏浸润性，提示为良性病变。

有些正常滤泡型腺瘤内含有假乳头，易与乳头状癌发生混淆。不典型腺瘤，细胞数多，形态很不规则，结构紊乱，增殖活跃，有发生恶性变的可能，但是不存在包膜和血管浸润表现。有学者认为，不典型腺瘤为甲状腺原位癌。然而，随诊发现这种肿瘤的生物学行为是良性的。肿瘤切除后不发生复发，也不发生转移。

（2）诊断与治疗：滤泡性腺瘤临床上多数表现为甲状腺单发结节，直径从数毫米至数厘米，一般生长缓慢。多无自觉症状，极少出现压迫症状。当肿瘤较大、发生瘤内出血时，可出现肿块大小迅速增大，伴有局部疼痛和压痛。甲状腺功能多为正常。甲状腺抗体水平正常，肿瘤发生出血时，血清 Tg 水平可短期升高。甲状腺超声检查，多为单发实性结节，边界清楚，部分可为囊实性结节。甲状腺核素显像，多为"温结节"，少数合并囊性变或退行性变的腺瘤，表现为"冷结节"。甲状腺 FNA 检查对诊断极有帮助。治疗采用手术治疗。

2. 高功能甲状腺腺瘤（毒性腺瘤）

（1）诊断：高功能腺瘤为一种少见的良性肿瘤。腺瘤组织功能自主，不受垂体 TSH 的调节。早期周围甲状腺组织仍能分泌甲状腺激素，甲状腺功能正常。后期瘤组织甲状腺激素分泌过多，导致甲状腺功能亢进，垂体 TSH 分泌受抑，腺周甲状腺组织功能受抑。患者出现甲状腺结节，甲状腺功能亢进。但多数患者甲状腺功能亢进表现轻，不伴突眼。血清 T_4、FT_4、T_3、FT_3 升高，血 TSH 水平降低。甲状腺核素显像表现为"热结节"，结节周围的甲状腺组织功能部分或完全被抑制。

研究发现，高功能腺瘤是由于 TSH 受体基因发生点突变或刺激性 G 蛋白的 α 亚单位点突变，损害 GTP 酶的活性，导致 GTP 活性降低，cAMP 的产生增加，出现没有 TSH 的情况下，受体持续性激活，产生过量的甲状腺激素。高功能腺瘤极少恶性变。

（2）治疗：对于明确诊断为良性病变者，可采用手术治疗，也有学者建议随诊或试用甲状腺激素。随诊期间应注意肿瘤大小的变化，如肿瘤逐步增大或出现周围浸润或压迫症状，需重复 FNAC 或手术治疗。高功能腺瘤的可采用手术治疗，也可采用 131I 治疗，由于治疗高功能腺瘤使用 131I 的剂量大于治疗格雷夫斯病的剂量，此法多用于年龄较大、对手术有顾虑的患者。年轻人宜采用手术治疗的方法。

（二）甲状腺癌

1. 流行情况

甲状腺癌是内分泌系统最常见的恶性肿瘤，占全身所有恶性肿瘤的 1%～5%。发病率受到地区、种族、性别和年龄的影响，但总体发病世界各地呈现快速增加的趋势。如美国女性甲状腺癌的发病率超过了卵巢癌、胰腺癌和膀胱癌发病率。中国、印度等亚洲国家的发病率相对较低。但发病率增加趋势与世界基本同步，特别是在上海地区。不同年龄甲状腺癌发病率不同，儿童发病率较低，但有结节的儿童中甲状腺癌的患病率高达 2%～50%。发病峰值年龄 40~50 岁。女性多于男性，女性是男性的 2~3 倍。组织类型发病次序依次为乳头状癌、滤泡癌、髓样癌和未分化癌。

2. 分子发病机制

分化型甲状腺癌包括乳头状癌和滤泡癌。分化型甲状腺癌发病的机制虽未完全阐明。目前研究显示，涉及染色体异常、多个基因的异常。研究发现，乳头状癌中约 50% 的患者癌组织中存在染色体异常。主要涉及 10 号染色体长臂。RET 原癌基因位于 10q11-2。

RET 是第一个被证明与乳头状癌发病有关的基因。目前发现有 3 种类型 RET 改变与乳头状癌有关。RET/PTC1 是 RET 酪氨酸疾病区域与基因 H4 在染色体内发生重排，RET/PTC2 是 RET 酪氨酸疾病区域与位于 17 号染色体上编码蛋白基因 A 的 R I α 调节亚单位基因在染色体间的重排，RET/PTC3 是 RET 酪氨酸疾病区域与基因 ELEI 染色体内发生重排。其他涉及乳头状癌的癌基因有 NTRK1、MET、RAS 和 BRAF。

滤泡癌中发现约 40% 的患者存在 RAS 点突变，但 RET 没有异常。同时发现部分滤泡癌中存在 3 号染色体的缺失、部分缺失和缺失重排等。

甲状腺髓样癌有散发性和遗传性两种。遗传型患者 RET 原癌基因生殖细胞突变有关。

3. 发病因素

除基因因素外，其他与甲状腺癌发生有关的因素中，射线暴露是唯一被证实的致病因素。研究发现，原子弹爆炸后的幸存者中甲状腺乳头状癌的发病率显著增加，接受头颈部外照射治疗良性病症的儿童甲状腺乳头状癌患病率显著增加。15 岁前暴露射线 0.1~10 Gy（10~1 000rad）的儿童，5~30 年甲状腺癌发生的危险性增高。其他可能因素包括甲状腺良性疾病、女性、生殖因素、碘和饮食、体重、职业和药物、吸烟等。

4. 病理

（1）乳头状癌：具有滤泡细胞分化及典型的乳头/滤泡结构和核特征性改变的恶性上皮细胞肿瘤。大体上肿瘤为实性，大小不一，平均 2~3 cm，可伴有囊性变、纤维化、钙化等。呈浸润性生长，包膜不明显。

镜下可见典型的乳头状结构，乳头呈分枝状，中心有纤维血管轴心，表面被覆瘤细胞。瘤细胞核大，异形、排列紊乱，极向消失。有毛玻璃状核（核大、淡染、重叠、核仁不明显）、核内假包涵体和核沟三大特征，具有诊断意义。乳头间质可见砂粒体。癌乳头和细胞团常侵犯周围的甲状腺组织或包膜。甲状腺球蛋白免疫组化染色阳性。

根据组织结构、细胞形态和浸润范围的差异，又可将乳头状癌分为乳头状微小癌（指直径≤1.0 cm 的乳头状癌）、包裹型乳头状癌、滤泡型乳头状癌、弥漫硬化型乳头状癌、嗜酸细胞型乳头状癌、高细胞型乳头状癌。不同亚型对判断预后有影响。

（2）滤泡癌：具有滤泡细胞分化，但缺乏乳头状癌诊断特征的恶性上皮性肿瘤。

大体病理上为单发或多发性结节性肿物，体积较大，平均直径为 4~8 cm；有包膜，完整或不完整。伴有出血、坏死或囊性变；有血管、局部或广泛浸润。形态学差异较大，有的肿瘤由分化好的滤泡组成，有的肿瘤呈实性生长，有的由分化差的滤泡，或由各种结构混合构成。仅根据肿瘤自身的组织结构和细胞学不能判断肿瘤的良、恶性。诊断恶性主要依据肿瘤有无包膜和血管浸润存在。

（3）岛状癌：也称分化不良的甲状腺癌，是指来源形态学和生物学处于分化好的甲状腺癌和未分化甲状腺癌之间的恶性上皮细胞肿瘤。肿瘤体积较大，直径多大于 5 cm，镜下最显著的特征为肿瘤细胞核小，细胞质量极少，瘤细胞小，细胞排列呈圆形或卵圆形的巢状（岛状）。实性但也可见微小的滤泡，有些含有稠密胶质，浸润性生长，血管浸润很常见。大部分肿瘤可见灶性坏死，角蛋白和甲状腺球蛋白免疫组化染色阳性，预后较典型滤泡癌差。

（4）未分化癌：少见，恶性度极高，早期即可发生远处转移，死亡率极高，没有包膜，浸润范围广，使甲状腺形态发生改变。有些地方像石头一样硬，而有些地方则比较柔软或是较脆。邻近结构的浸润如皮肤、肌肉、血管、咽部和食管很常见。迅速发生周围组织浸润和全身转移。病理学大体上呈棕白色，肉质感、个大，有明显的出血和坏死区。镜下，病变部分由不典型细胞组成，细胞内可见许多有丝分裂，形式多样。常以纺锤形细胞和多个核巨形细胞为主，其次为鳞状细胞。

（5）髓样癌：甲状腺髓样癌是发现于 C 细胞的肿瘤。癌肿多位于双侧甲状腺的上 1/3。常有局部或对侧淋巴结转移。

5. 临床特点

（1）乳头状癌：甲状腺乳头状癌见于各个年龄，但以 30~50 岁者居多，女性多于男性。肿瘤直径 1~4 cm，平均 2~3 cm。近年微小癌发现率增加。乳头状癌见于一侧，也有 20%~80% 为双侧。约 15% 的患者有邻近组织的浸润，约 1/3 患者有淋巴结转移的征象。17 岁以下患者淋巴结累及率可达 90%。

（2）滤泡癌：甲状腺恶性滤泡上皮细胞肿瘤但缺乏乳头状癌特点。患者发病年龄平均较乳头状癌高，滤泡癌淋巴结转移少见，易发生血行转移。

（3）非分化癌：最少见，好发于 60 岁以上的女性。癌肿高度恶性，没有包膜，广泛浸润，造成皮肤、肌肉、神经、血管、喉和气管浸润。早期可出现肺、骨和脑等部位远处转移。患者临床上出现迅速增大的肿块，硬，固定，浸润明显，伴有疼痛。

（4）髓样癌：甲状腺髓样癌是发现于 C 细胞的肿瘤。患者表现为甲状腺结节，伴淋巴结肿大，肿块可有触痛。部分患者有阳性家族史或为 MEN_{2A} 或 MEN_{2B} 的一部分。当患者出现远处转移，特别是肝转移时，患者出现阵发性潮热和腹泻。

6. 分期

甲状腺癌的分期也采用 TNM 分期，同时考虑到癌肿的组织类型和年龄对预后的影响。甲状腺癌分期方法可根据临床表现分期，也可根据手术前活检或是手术中及手术后病理进行分期。病理分期更优。TNM 分期中根据原发于甲状腺肿瘤大小，T 分为：T_1，直径 ≤1 cm；T_2，直径 >1 cm 但 <4 cm；T_3，直径 ≥4 cm；T_4，侵袭到甲状腺外通过包膜。N_0 没有淋巴结转移，N_1 有淋巴结转移。M_0 无远处转移，M_1 有远处转移。美国癌症联合甲状腺癌的分期标准见表 4-7。

表 4-7　美国癌症联合会甲状腺癌分期标准

分期	乳头状癌 <45 岁	滤泡状癌 >45 岁	髓样癌	未分化癌
I	M_0	T_1	T_1	—
II	M_1	$T_{2~3}$	$T_{2~4}$	—
III	—	T_4 or N_1	N_1	—
IV	—	M_1	M_1	任何

7. 外科治疗

明确诊断或高度怀疑甲状腺癌的患者，应及早手术。除甲状腺未分化癌和甲状腺淋巴瘤之外，绝大多数甲状腺癌患者首先采用手术的方法。

目前手术切除范围存在争议。切除的范围受组织病理类型、原发病灶的大小、淋巴结和远侧转移的情况，以及患者的年龄和危险分层等因素的影响。总之，手术应尽可能切除原发病灶和受累的淋巴结，并应由经验丰富的外科医生进行。

对于分化型甲状腺癌患者，推荐进行甲状腺全切或近乎全切。此法一方面降低术后复发率低；另一方面提高术后20～30年生存率，降低癌症相关的死亡率，同时有利于术后^{131}I治疗和随诊。

甲状腺微小型乳头状癌，多数没有浸润到甲状腺包膜，没有血管浸润，没有局部和远处转移，死亡率不足0.1%，推荐采用单侧甲状腺切除。

滤泡细胞腺瘤和滤泡癌在手术期间常不能区分，推荐先行甲状腺单叶和峡部切除术。如术后病理为良性，不需要做进一步处理；如病理为恶性，需要再次手术行甲状腺全部切除或术后6周内再行甲状腺全切术。

分化型甲状腺癌淋巴结切除问题，摘除肿大淋巴结以被整个区组淋巴结切除取代。因为乳头状癌中央区淋巴结转移发生率可达80%以上，推荐乳头状癌常规切除中央区淋巴结清扫。滤泡癌淋巴结转移少见，如果有淋巴结转移证据存在需要做淋巴结切除，否则，不常规清扫中央区淋巴结。

髓样癌需要采用甲状腺全切和双侧中央区和颈动脉链淋巴结切除。

未分化癌因肿瘤浸润程度广泛，手术目的是解除肿瘤压迫，联合放疗和化疗及试验治疗。

手术并发症：甲状腺切除并发症包括甲状旁腺功能减退症、喉返神经损伤和声带麻痹。单叶切除几乎不会造成永久性甲状旁腺功能减退，但可出现一过性声带麻痹。术中应仔细辨认甲状旁腺组织，分离和保护好喉返神经，以避免上述并发症的发生。

8. ^{131}I治疗

^{131}I去除残余甲状腺组织的原因：①甲状腺手术不可能将所有甲状腺组织切除掉，术后在甲状腺床内仍会有甲状腺组织残存，浓聚^{131}I，只有将残余甲状腺组织去除掉，才可能发现颈部、肺部等转移病灶；②TSH促进肿瘤组织摄取^{131}I，如甲状腺组织残存，TSH升高水平不足以满足癌组织摄取^{131}I要求；③去除甲状腺残存组织后，血清Tg水平才能预测肿瘤复发和转移，如有甲状腺组织残留，血清Tg水平预测价值大为减弱；④癌组织可从周围正常组织接受放射线，术后采用^{131}I可消除残存在余留甲状腺内的隐匿性病灶。因此，术后^{131}I治疗目的是去除残余的甲状腺组织，以便行^{131}I全身扫描和随诊期间测定血清Tg水平监测肿瘤复发和转移，同时消除转移和复发病灶。回顾性研究显示，本法可减少肿瘤复发、降低病死率。本法主要适用于术后有残存甲状腺组织，甲状腺癌复发或转移且具有摄取^{131}I功能，以及少数不能耐受手术的乳头癌和滤泡癌患者可直接选用^{131}I治疗。推荐对Ⅲ期和Ⅳ期分化型甲状腺癌者，年龄小于45岁Ⅱ期患者，大多数年龄大于45岁Ⅱ期患者，特别是肿瘤病灶多发、有淋巴结转移、甲状腺外或血管浸润的Ⅰ期患者和病理类型属于激进型患者采用^{131}I去除残余甲状腺。对于低危患者，术后^{131}I除残治疗的益处尚无证据支持。因此，对于低危患者目前不建议术后常规采用^{131}I治疗。

^{131}I 治疗前应停用甲状腺激素，并应改为低碘饮食 1~2 周，使 TSH 水平升高到 30 mU/L 以上。不能耐受停用甲状腺激素者或停用甲状腺素后 TSH 不升者，可在治疗前使用重组 TSH（国内目前暂时没有此药）。^{131}I 治疗 1 周后，应行全身^{131}I 扫描，以发现新的或转移病灶。

9. 放疗

放疗适用于：手术不能完全切除，颈、胸部有肿瘤残存的分化型甲状腺癌患者，特别是不能耐受手术且肿瘤组织不能摄取^{131}I 的老年患者；髓样癌患者肿瘤不能完全切除或肿瘤切除后血清降钙素水平仍高而又没有发现远处转移病灶者；未分化癌确诊患者放疗联合化疗以提高生存时间；甲状腺原发性恶性淋巴瘤首选放疗。

10. 甲状腺素抑制治疗

分化型甲状腺癌细胞表面表达 TSH 受体，对 TSH 刺激起反应，甲状腺特异蛋白表达增加，细胞成长率增加，引起肿瘤生长，癌肿转移和复发。给予高于生理剂量的 L-T$_4$，可抑制垂体 TSH 分泌，从而达到抑制肿瘤生长，减少甲状腺癌复发的目的。回顾性研究显示，使用 L-T$_4$ 抑制治疗，可显著减少分化型甲状腺癌的复发和肿瘤相关的死亡。长期抑制 TSH 导致患者出现亚临床甲状腺功能亢进症。研究显示，亚临床甲状腺功能亢进症可导致心绞痛加重、心房纤颤和绝经妇女骨质疏松发生危险性增加。目前建议对患者采用分层管理，高危患者 TSH 应抑制到 <0.1 mU/L 水平，低危患者 TSH 应抑制到 0.1~0.5 mU/L。

甲状腺髓样癌、未分化癌和甲状腺恶性淋巴瘤患者使用甲状腺激素治疗目的是替代甲状腺功能，甲状腺素对肿瘤本身的复发则没有抑制作用。这类患者应将血清 TSH 水平控制在正常范围内。

11. 化疗

化疗仅适用于那些不能手术、对^{131}I 治疗没有反应、肿瘤呈进展性或有明显症状的肿瘤；或是对已施行的治疗没有反应的患者。化学治疗对甲状腺分化癌的治疗效果较差。但对于甲状腺淋巴瘤，一经确诊，即应采用化学治疗的方法，如 CHOP 方案。对于未分化性甲状腺癌，无论是采用手术治疗、放射性^{131}I 治疗，还是化疗的方法，效果均很差。

12. 随诊

所有甲状腺癌初始治疗之后都需要长期临床随诊。随诊内容包括甲状腺区域和局部淋巴结的触诊、甲状腺 B 超检查和其他影像学检查、血清 Tg 水平的测定、^{131}I 全身扫描等。

（1）甲状腺超声检查：是检测有无结节和肿瘤复发最敏感的方法。良、恶性淋巴结的鉴别对判断局部转移有重要意义。一般良性淋巴结较小，呈扁圆形或椭圆形，多位于颈后方。随诊中常有缩小。而转移淋巴结呈圆形，伴有低回声，微小钙化或囊性变，血流显像丰富。

（2）血清 Tg 测定：Tg 只来自正常甲状腺滤泡上皮细胞和滤泡细胞来源的恶性肿瘤。血清 Tg 水平高低与残存甲状腺组织大小相关。甲状腺全切，特别是^{131}I 去除残余甲状腺后的患者，血清 Tg 水平应测不出。因此，血清 Tg 测定可用于监测甲状腺分化型癌残留、复发和转移。对甲状腺切除和^{131}I 除残的患者，血清 Tg 水平测定具有高度的特异性和敏感性。停用甲状腺素或用重组 TSH 刺激后其敏感性增加。服用 L-T$_4$ 期间血清 Tg 敏感性降低。约 20% 的分化型甲状腺癌患者虽然其他方法已提示甲状腺癌有转移或复发，但血清 Tg 水平仍测不出。因此，血清 Tg 水平测不出时，不能完全排除癌肿复发的可能。怀疑癌肿转移和复发时，需做其他检测确诊，或停用 L-T$_4$，或给予重组 TSH 刺激后测定血清 Tg 水平。血清 TgAb 抗体存在可干扰血清 Tg 水平的测定，使血清 Tg 水平下降，甚至出现假阴性。如术前 TgAb 阳性，多数患者术后 TgAb 水平逐步下降。如 TgAb 持续阳性或再现可能提示肿瘤复发。对分化型甲状腺癌患者初始治疗后，特别是甲状腺全切或近全切^{131}I 除残，应每 6～12 个月测定 1 次血清 Tg 水平，并同时测血清 TgAb。

（3）诊断性全身^{131}I 扫描：只适用于能浓聚碘的滤泡上皮细胞癌肿。检查前应停用甲状腺素，并给予低碘饮食，以使血清 TSH 浓度升高至^{131}I 全身扫描需要的水平。给予^{131}I 2～5 mCi，于 48～72 小时后测行^{131}I 全身扫描。停用甲状腺激素期间，患者甲状腺功能减退的表现可能十分明显，多数患者能耐受。但有严重肺部疾患和心血管疾病的患者，常不能耐受，停用甲状腺激素应慎重。对这类患者最好使用重组人 TSH。rh-TSH 的适用于有垂体或下丘脑疾病、内源性 TSH 不能上升；不愿停用甲状腺素；由于严重肺和心脏疾病，不能耐受甲状腺功能减退而需进行检查者。给予 rh-TSH 0.9 mg，肌内注射，连续 2 日。第 3 日时给予^{131}I 4 mCi，48 小时后进行^{131}I 全身扫描。于给药前和扫描当日，测定血清 TSH 和 Tg 水平。

（4）其他影像学检查：包括 CT、MRI、骨扫描和 PET 检查。PET 可用于 Tg 阳性，但^{131}I 全身扫描阴性的患者。TSH 水平升高，可提高 PET 检测的敏感性。比较几种影像学检查方法，对颈部复发和淋巴结转移病灶发现，超声检查的敏感性最高，对肺转移病灶，螺旋 CT 的敏感性高于 PET 和 MRI。

13. 随诊策略

目的是监测和处理肿瘤的复发和转移。

（1）分化型甲状腺癌：总死亡率低，且近 30 年没有显著的变化。但分化型甲状腺癌的发病人数显著增加，生存患者人数明显增加。到 2004 年，美国存活的甲状腺癌患者已超过 30 万。DTC 生存时间不等，多数患者生存时间不受影响，但约有 30% 患者会发生复发和转移，虽然 DTC 复发与死亡之间没有必然的联系，但复发者中约 50% 最终死于甲状腺癌，远处转移的老年人中 5 年内死亡达 44%。患者本身的特质、肿瘤大小、病理类型和浸润程度以及初始治疗方法等因素与肿瘤的复发密切相关。同时，考虑到^{131}I 治疗继发肿瘤的担忧和长期抑制 TSH 治疗危害。近来国际上提出对分化型甲状腺癌患者应采取危险分级的管理方法，以期对危险程度不同的患者采用不同的随诊和治疗方法，达到既避免过度医疗给患者带来危害，又能最大限度地防治分化型甲状腺癌的复发转移，提高生存率和生存时间的目的。

分化型甲状腺癌危险分级方法有多种，没有一致标准。目前分为低危、中危和高危 3 级。低危指肿瘤切除完整，没有局部或远处转移，没有局部浸润，病理类型不属于激进型，^{131}I 全身扫描阴性的患者。中危指镜下见肿瘤侵及周围软组织或周围血管或病理类型属于激进类型。高危指肉眼可见肿瘤侵及甲状腺周围组织、血管或未完全切除肿瘤或有远侧转移。低危患者长期随诊处治目的是监测肿瘤复发，而不需采用更为激进的治疗方法。随诊期间，每 6～12 个月测定 1 次血清 Tg 水平和颈部高清晰超声检查，不需要常规行诊断性^{131}I 全身扫描，甲状腺素抑制 TSH 至正常的低值范围。中危患者除上述的检查外，应进行 TSH 刺激状态下血清 Tg 的测定和^{131}I 全身扫描检查，甲状腺素应将 TSH 抑制至轻度低于正常水平。而高危患者除中危患者应检查的项目外，必要时还应行 CT/MRI 或 PET 检查，甲状腺素应将 TSH 抑制至测不出水平。

（2）髓样癌：髓样癌患者术后应定期监测血清降钙素水平。血清降钙素水平与肿瘤大小呈正相关。胃泌素和钙能刺激降钙素分泌，提高增加阳性率。许多患者虽然肿瘤已被切除，但血清降钙素水平仍高于正常，影像学检查也很难定位。此时需要做静脉插管取血测血清降钙素水平或做奥曲肽核素扫描协助定位。

14. 转移和复发后治疗

分化型甲状腺癌复发和转移的方法有手术、^{131}I 治疗、放疗、化疗和试验性药物治疗等手段。当肿瘤发生颈部局部复发和转移时，可采用手术切除方法；当肿瘤浸润到呼吸道时，可采用手术联合^{131}I 或放疗的方法；当出现远处转移时，可根据转移病灶部位，大小、摄取碘的能力、对^{131}I 治疗的反应以及转移病灶的稳定性等因素选用合适的治疗方法。

（王艳艳）

第五章 肾上腺疾病

第一节 皮质醇增多症

皮质醇增多症（hypercortisolism）又称库欣综合征（Cushing syndrome），是肾上腺皮质疾病中最常见的一种，系由多种原因引起肾上腺皮质分泌过多糖皮质激素（主要是皮质醇）所致。主要临床表现有满月脸、多血质、向心性肥胖、紫纹、痤疮、糖耐量异常、高血压、骨质疏松等。本病多见于女性，男女之比为 1 ：（2～3）。以 20～40 岁多见，约占 2/3。肾上腺病变可为双侧增生（最为多见）、腺瘤或癌。儿童患者癌较多。

一、病因与发病机制

本病的病因包括垂体或垂体外肿瘤分泌过多促肾上腺皮质激素（ACTH）、肾上腺皮质腺瘤、皮质癌、增生或其他原因导致的糖皮质激素分泌过多。目前通常把本病分为依赖或不依赖 ACTH 的两种类型。前者包括垂体 ACTH 腺瘤（库欣病）、异位 ACTH 综合征，后者包括肾上腺腺瘤或癌、不依赖 ACTH 的双侧肾上腺大结节性增生或小结节性增生。根据相对发病率的高低分述如下。

（一）垂体分泌 ACTH 过多

引起双侧肾上腺皮质增生。这是本病最主要的类型，约占 70%。继发于垂体瘤或垂体—下丘脑功能紊乱，称为增生型皮质醇增多症或库欣病。其中以垂体 ACTH 微腺瘤（直径 ≤10 mm）多见，占 80%～90%，大腺瘤（直径 >10 mm）较少见，约占 10%。绝大部分垂体 ACTH 腺瘤为良性肿瘤，恶性极少见。相当一部分患者在摘除垂体腺瘤后可治愈，另一部分患者可再复发，可能与下丘脑垂体功能紊乱有关。少数患者因垂体 ACTH 分泌细胞增生而导致本病，可能是下丘脑 ACTH 释放激素（CRH）分泌过多所致。在过度 ACTH 的刺激下，肾上腺皮质可表现为增生，主要是单纯性弥漫性增生，少数可表现为单侧肾上腺增生。

（二）原发性肾上腺皮质肿瘤

原发性肾上腺皮质肿瘤包括良性和恶性肿瘤，其中皮质腺瘤约占本病 20%，肾上腺癌约占 5%，此组肿瘤绝大多数是单侧的，原发于双侧肾上腺皮质的腺瘤非常罕见。肿瘤组织自主性地分泌皮质醇，不受垂体 ACTH 的控制，由于大量皮质醇反馈抑制垂体 ACTH 释放，患者血中测不出 ACTH，使瘤外的肾上腺皮质（包括同侧和对侧）萎缩。肿瘤分泌皮质醇不受外源性糖皮质激素的抑制。肾上腺皮质腺瘤大多只分泌皮质醇，故临床上仅有糖皮质激素过多的表现，若临床出现盐皮质激素或性激素过多的表现，应考虑为肾上腺皮质癌。儿童患者癌肿发生率高，几乎占肾上腺癌总数的一半。

（三）异位 ACTH 综合征

异位 ACTH 综合征由于垂体—肾上腺外的肿瘤，产生类 ACTH 活性的物质（或类 CRH 活性物质），刺激肾上腺皮质增生分泌过量的皮质醇而发病。最多见的是肺癌，其次为胸腺癌、胰腺癌或胰岛细胞癌，其余为嗜铬细胞瘤、神经母细胞瘤、神经节及副神经节瘤、甲状腺髓样癌、支气管腺癌及类癌，其他包括卵巢癌、前列腺癌、乳腺癌、甲状腺癌、睾丸癌及胃癌和急性白血病等。异位 ACTH 综合征的肿瘤，可分为显性肿瘤和隐性肿瘤两类。前者就诊时肿瘤容易发现，通常恶性程度高，病情进展快，自然病程仅数周至数月，都有原发肿瘤征象，多数以色素沉着、低血钾或低血钾性碱中毒为主要临床表现，而较少有典型的库欣综合征的表现。隐性肿瘤一般较小，恶性程度低，发展较慢，就诊时不易发现，病程可较长，患者可有典型的库欣综合征表现。由于临床表现和激素检测与库欣病很相似，两者有时较难鉴别。大剂量地塞米松抑制试验、岩下窦采血等检查有助于与库欣病作鉴别。

（四）不依赖 ACTH 的双侧小结节增生或小结节性发育不良

不依赖于 ACTH 的双侧结节状肾上腺增生，称为原发色素性结节性肾上腺病（primary pigmented nodular adrenal disease，PPNAD），是一种罕见的先天性疾病，可伴或不伴卡尼（Carney）综合征。多数病例可出现 PRKARIA 基因突变，为常染色体隐性遗传，呈散发或家族性。多见于十几岁的青少年，比一般库欣综合征患者要年轻，临床表现轻重不一，部分患者的症状同一般库欣综合征，另一部分可伴有面部、颈部、躯干皮肤及口唇色素斑，还可伴有左心房黏液瘤、皮肤黏膜黏液样瘤、神经鞘膜瘤、睾丸肿瘤、垂体生长激素瘤等，称为 Carney 综合征。肾上腺结节可单侧或双侧，大小不等，直径一般 < 5 mm。病理检查肾上腺正常或轻度增大或体积小，含多发小结节，由棕黄色到蓝黑色，结节含巨大的嗜酸性细胞，结节间皮质由萎缩的肾上腺细胞组成。双侧肾上腺切除是治疗的手段。

（五）不依赖 ACTH 的大结节性肾上腺增生

大结节性增生一般发生于 ACTH 依赖的库欣综合征的患者中，但不依赖 ACTH 的大结节性肾上腺增生（AIMAH）是库欣综合征独立罕见的病因。目前已发现抑胃肽（GIP）、精氨酸加压素（ADP）、β_2 肾上腺素能受体在肾上腺异常表达可导致 AIMAH。若餐后 GIP 分泌增加，而肾上腺皮质对内源性 GIP 高度敏感，导致进食后皮质醇分泌增加，同时又反馈抑制垂体和下丘脑，患者可表现为典型的库欣综合征，又称食物依赖性库欣综合征。

本病除上述原因外，还有假性库欣综合征，可能由于长时间处于应激状态（如酗酒、抑郁、肥胖），使下丘脑 CRH 分泌增加从而导致腺垂体分泌 ACTH 过多，进而引起双侧肾上腺增生和皮质醇分泌过多，临床症状可不显著或呈间歇性皮质醇增多症。去除其根本病因后，类库欣症状可完全消失。

外源性库欣综合征系长期应用较大剂量糖皮质激素引起，又称类库欣综合征，不属本病讨论范围。

二、病理

（一）肾上腺

1. 肾上腺皮质增生

由于 ACTH 增多而引起的库欣病，肾上腺增生通常为双侧性，极少数为单侧性，偶见肾上腺皮质增生并发对侧单发腺瘤者。增生的肾上腺常增大、增重，两侧总重量常在 14 g 以上（单个重 7 g 以上），有时可达 50 g。切面呈皮质增厚，厚度一般在 1.5 ~ 2.5 mm，呈黄色或褐黄色。部分患者在增生的皮质中，尚有单个或多个针头大小的黄色结节。光学显微镜下见束状带增厚最明显，其中透明细胞增生肥大，细胞质呈空泡状，细胞核小而圆，多位于中央。细胞排列呈束状或巢状；少数以颗粒细胞增生为主，或两者都有，呈灶性结节状排列。有时束状带和网状带同时增生，球状带受压而萎缩。与 ACTH 分泌无关而可能与内源性抑胃肽有关的患者，常有双侧肾上腺增大伴多个结节，而肾上腺的非结节部位的组织学改变不一，可呈萎缩、正常或增生。患者的肾上腺皮质含很多对 ACTH 高度敏感的细胞。PPNAD的肾上腺切面呈黑色或棕色，结节无包膜，非结节部分的肾上腺皮质常萎缩。显微镜下结节含大清亮细胞。

2. 肾上腺皮质腺瘤

腺瘤呈圆形或椭圆形，暗赭红色，表面光滑，包膜完整。有时表面附着受压而萎缩的肾上腺组织。腺瘤直径为 2 ~ 5 cm，重 10 ~ 17 g，有时可达 6 ~ 8 cm，重 50 ~ 100 g（较大有可能发生癌变）。切面呈黄色或褐黄色或淡红色，质致密，均匀状或分叶状。光镜下示透明细胞及颗粒细胞，呈方形或多角形，排列成束状、团状、巢状或片状，大小形态较均一，与原来束状带及网状带相似。有时呈腺管状排列，多数属伊红色细颗粒细胞，少数为空泡状透明细胞，相互交错，形成腺瘤。

3. 肾上腺腺癌

腺癌与腺瘤在形态学上较难区别，腺瘤细胞往往也有异型和核分裂，因此，不能只根据细胞的形态来判断肿瘤的良、恶性，而必须看肿瘤细胞是否浸润或穿过包膜。腺癌生长较快，体积较腺瘤大，直径在 6 cm 以上，有学者曾见 1 ~ 2 kg 重者，直径可达 10 ~ 15 cm，国外报道有大于 4 kg 者，往往与邻近脏器粘连或有广泛浸润而不易分离。癌表面往往呈结节状，切面常见出血、坏死，有异型腺癌细胞和核分裂，浸润或穿过包膜，可见癌细胞栓塞于肾上腺静脉，或侵入淋巴结，且可转移至肝、肺及脊柱等组织。腺瘤和腺癌以外的肾上腺组织往往受压或被抑制而萎缩。

4. 大结节样肾上腺增生（MAH）

肾上腺常整体增大，结节可呈分叶状，结节外无包膜，多呈黄色，肾上腺皮质扭曲增厚。结节间的肾上腺组织也增生。

（二）垂体

库欣病患者 80% ~ 90% 在垂体内有微腺瘤（直径 ≤ 10 mm），由合成 ACTH 细胞组成，约 10% 为大腺瘤（直径 > 10 mm），除分泌 ACTH 细胞外，还可由分泌 TSH、GH 等细胞组成，绝大多数为良性，由于瘤体大，常使蝶鞍扩大。采用电镜观察或免疫荧光细胞鉴定后发现，细胞内有分泌颗粒。双侧肾上腺全切后发生纳尔逊（Nelson）综合征的患者，也可见垂体瘤（约占 4%），此组腺瘤能分泌大量 ACTH 或其前体，为含有 ACTH 与 β 促脂素（β-LPH）的大分子肽，称为阿片促黑色素细胞—促皮质激素原（POMC）。

（三）其他病理变化

本病中其他较常见的病理变化为骨质疏松，肌肉及纤维组织萎缩，常伴有病理性骨折与脊柱椎体呈鱼骨样或楔形压缩畸形；心肌脂肪变性，左心室肥大，皮下毛细血管及静脉管壁变薄，有渗血倾向；肾小管可出现钙盐沉积及肾结石；胰腺可有局限性脂肪坏死及胰岛增生；卵巢萎缩，部分患者呈多囊卵巢；睾丸常萎缩，生精小管细小，精子生成停止于精原细胞阶段，间质细胞近于消失；肝细胞脂肪浸润，晚期肝大，有时有来自肾上腺皮质癌的转移灶。肾上腺外癌肿引起本病者可有多处转移灶。

三、临床表现与病理生理

本病的临床表现是由于大量皮质醇引起代谢紊乱及多器官功能紊乱所致。起病多缓慢，病程较长，尤以增生型发展最慢，从起病到诊断平均 3 年余；其次为腺瘤 1～2 年；腺癌发展快，病程短，一般于 1 年内可确诊。极少数患者病情可停留于某阶段，甚至自行缓解。

（一）肥胖

不少病例以肥胖起病。通常有特殊体态，呈向心性肥胖，以面部、颈部、胸部及腹部较显著，患者面如满月，红润多脂，颈背部脂肪堆积，隆起似水牛背，腹大似球形，四肢相对瘦细。个别患者可有严重肥胖，特别是儿童患者。本病患者肥胖出现早而快为其特点。此种脂肪特异性分布的原因尚未完全明了。皮质醇对脂肪代谢的作用是动员脂肪，促进三酰甘油分解为甘油及脂肪酸，同时阻抑脂肪合成，抑制葡萄糖进入脂肪细胞而转化为脂肪。另外，皮质醇抑制葡萄糖利用，刺激糖异生使血糖上升，促进胰岛 β 细胞分泌胰岛素，而促进脂肪产生。全身不同区域的脂肪组织对皮质醇和胰岛素的敏感性可能不同，四肢对皮质醇的动员脂肪作用较面颈部和躯干部敏感，使四肢的脂肪组织动员分解而再沉积于躯干部，加之蛋白质分解使四肢肌肉萎缩，从而形成典型的向心性肥胖。有研究发现，这种向心性肥胖可能是糖皮质激素过量所致的高胰岛素血症与胰岛素抵抗共存导致的临床表现。

（二）糖代谢紊乱的表现

皮质醇抑制葡萄糖进入脂肪、肌肉、淋巴细胞、嗜酸性粒细胞及成纤维细胞、皮肤等组织进行酵解和利用。同时还促进肝糖原的异生作用，肝内增加糖原异生的酶（葡萄糖-6-磷酸酶和磷酸烯醇式丙酮酸羧激酶）活性促进成糖氨基酸、乳酸、甘油及脂肪酸等在肝内转化为葡萄糖。于是肝糖原增加，肝输出也增加。血糖往往上升，60%～90%的患者糖耐量下降，严重者出现继发性糖尿病，占本病中 10%～30%，曾称类固醇性糖尿病。糖皮质激素引起的糖尿病其发病过程与 2 型糖尿病有相似之处，即胰岛素抵抗-β 细胞功能缺陷；但亦有不同之处，糖皮质激素导致的糖尿病发展较快，但具有可逆性。患者对胰岛素治疗往往不敏感，但糖尿病酮症酸中毒较少见，皮质醇增多症被控制后，糖耐量有可能恢复正常。

（三）蛋白质代谢紊乱的表现

皮质醇能刺激肝外蛋白质分解，形成氨基酸，其中成糖氨基酸经肝脏转化为肝糖原和葡萄糖，使糖异生增强，还能抑制氨基酸被肝外脂肪、肌肉、皮肤、骨骼等组织摄取而合成蛋白质，使机体处于负氮平衡状态，从而影响皮肤、肌肉、骨骼等组织的生长和修复过程。临床上出现蛋白质过度消耗状态。

（1）皮肤：上皮细胞及皮下结缔组织萎缩使皮肤变薄，呈透明样。由于毛细血管脆性增加，轻微皮肤创伤即可引起擦伤、出血及皮下瘀斑。尤其易发生于上臂、手背与大腿内外侧等处。在下腹部、臀外部、大腿内外侧、腋窝周围、乳房等处因皮下脂肪沉积，皮肤紧张而更薄，皮下弹力纤维断裂，可通过菲薄的皮肤透见红色，形成典型的皮肤紫纹，其特征为对称性，中段较宽而两端较细。有此体征者占 50%~70%。晚期皮肤更薄而松弛，可呈紫红色大理石样花纹。

（2）全身肌肉萎缩，尤以四肢明显，导致四肢瘦小无力。

（3）儿童患者生长发育受抑制，以致身材矮小。

（四）高血压

高血压是皮质醇增多症常见的临床体征，见于 75% 以上的患者。高血压的严重程度不一，50% 以上患者舒张压超过 100 mmHg。一般在疾病的早期，血压只轻度升高。病程长者，高血压的发生率增加，且严重程度也成比例地增加。个别患者早期血压即很高，可高达 250/140 mmHg。长期高血压可引起心、肾、视网膜的病理变化，心脏可肥大或扩大，严重者可出现心力衰竭和脑血管意外。皮质醇增多症患者引起高血压的机制包括皮质醇激活肾素—血管紧张素系统；增强心血管系统对血管活性物质的正性肌力和加压反应，这些活性物质包括儿茶酚胺和（或）血管升压素和血管紧张素Ⅱ；抑制血管舒张系统，包括一氧化氮合酶、前列环素和激肽—缓激肽系统；糖皮质激素的内在盐皮质激素活性，如除皮质醇外，还分泌中间代谢产物，如 11-去氧皮质酮、皮质酮及 18-羟去氧皮质酮使体内水钠潴留，并易引起血管痉挛。此外，还可能通过糖皮质激素和盐皮质激素受体作用于中枢神经系统，从而对心血管调节产生增压效应。广泛小动脉硬化，可能是高血压的后果，也可加重高血压。在本病患者高血压发病中，上述各种因素之间的关系尚不明确。但皮质醇过量是高血压的主要原因。血压的 24 小时节律变化与皮质醇的分泌水平同步，约 80% 患者皮质醇水平恢复正常后，血压可有不同程度下降或可能降至正常。久病者常伴有肾小动脉硬化，因而在治疗后血压仍不能恢复正常。

（五）骨质疏松

本病患者约有 50% 出现骨质疏松，以胸椎、腰椎及骨盆最显著，患者常诉胸、背及腰部疼痛，严重者可出现佝偻畸形，身高缩短，胸骨隆起，肋骨等多处病理性骨折，约有 20% 可出现脊椎压缩性骨折。引起骨质疏松的主要机制包括：糖皮质激素直接作用于成骨细胞，抑制骨形成；降低肠钙的吸收，并减少肾小管对钙的重吸收，从而导致低血钙和继发性甲状旁腺功能亢进；间接作用于卵巢和睾丸，抑制性激素的释放。此外，与大量皮质醇刺激蛋白质分解有关，促使胶原和骨基质分解，钙盐沉着困难，以致患者脊椎骨、颅骨、盆腔骨及肋骨等常广泛脱钙。皮质醇可促进尿钙排出，使尿钙显著增加，久病者形成肾结石伴尿路结石症群。

（六）电解质代谢紊乱和酸碱平衡失常

本病患者电解质大多正常。若有明显低钾低氯性碱中毒，提示患肾上腺癌或重症增生型或异源性 ACTH 综合征可能。腺瘤甚少出现这种情况。极少数患者可因潴钠而有轻度水肿。

（七）多毛及男性化

由于雄激素分泌过多，约 80% 患者有多毛，一般为细毳毛，分布于面部、颌下、腹部及腰背部，多伴有皮脂增多及痤疮。中年以上可有秃顶。肾上腺皮质癌的女性患者约 20% 出现男性化（乳房萎缩、阴毛菱形分布、阴蒂肥大），但明显男性化者少见。

（八）性功能异常

过多糖皮质激素对下丘脑—垂体—肾上腺轴的各位点均有阻抑作用，不仅可通过抑制垂体促性腺激素及 ACTH 的分泌而减少性激素的合成，而且可直接作用于肾上腺，减少性激素的产生，因此，约75%的生殖年龄的女性患者出现月经紊乱、继发性闭经、不孕，但少数轻症患者月经可一直正常甚至正常妊娠。部分库欣病患者由于肾上腺雄激素分泌过量，可并发多囊卵巢综合征。男性患者睾酮合成减少，睾丸小而软，阴茎缩小，性欲下降，阳痿及前列腺缩小。

（九）精神症状

约2/3患者有精神异常，轻者表现为失眠、情绪不稳定、烦躁易怒、焦虑、抑郁、注意力不集中、欣快感、记忆力下降等，重者可有精神变态，可发生类偏狂、精神分裂症或忧郁症等。这些症状可能与大量皮质醇减少了 γ-氨基丁酸（抑制性神经递质）的水平有关。患者大脑皮质处于兴奋状态还与激素对神经系统的直接作用及高血压、动脉硬化、失钾等有关。如本病由垂体大腺瘤所致，患者可发生头痛、视力下降及视野缺损等压迫症，但较少见。

（十）造血与血液系统病变

皮质醇可刺激骨髓，使红细胞产生增加（可达 5.5×10^{12}/L 以上），血红蛋白含量增加可达 170 g/L 以上，引起多血质、面红、唇紫和舌质瘀紫等红细胞增多症表现。皮质醇可使骨髓储备池释放中性粒细胞增多，而使血液中白细胞进入组织减少，并使嗜酸性粒细胞脱粒变性，增殖周期延长，促使淋巴组织萎缩，故中性粒细胞增多而嗜酸性粒细胞减少，单核细胞和淋巴细胞也减少。

（十一）对感染的抵抗力减弱

长期皮质醇增高促使蛋白质呈负平衡，抑制体液免疫和细胞免疫，抑制抗体生成与炎症反应。使单核—吞噬细胞的吞噬作用和杀伤能力下降；中性粒细胞向血管外移行至炎症区者减少，活动能力减低，吞噬作用减弱；皮质醇增高还可使淋巴细胞溶解并抑制其增生，使抗体合成减少；单核细胞（组织中吞噬细胞的前身）到达炎症区者也减少，不利于消灭抗原。故本病患者对感染的抵抗力显著下降，容易感染某些化脓性细菌、真菌和病毒性疾病。在皮肤黏膜交界处常有真菌感染，如花斑癣、趾甲真菌病及口腔念珠菌病等。患者感染往往不易控制，进而发展为败血症和毒血症。加之患者可因皮质醇增多而发热等机体防御反应被抑制，易造成误诊，后果很严重。

（十二）色素沉着

重症库欣病或异位 ACTH 综合征患者因垂体合成大量 ACTH、pLPH、N-POMC，其内均含促黑素细胞活性的肽段，故患者皮肤色素加深，具有一定的诊断意义。

除上述典型症状外，尚有各种特殊表现，个别患者病情呈周期性或间歇性，在非发作期，临床表现和各种实验室检查可完全恢复正常；儿童患者如有癌肿者可以生长迟缓或性早熟为主要症状；本病女性患者还可并发多囊卵巢和多囊卵巢综合征。总之，由于本病的病因、病理不同，起病年龄、性别不同，病程和并发症等因素，临床症状错综复杂，除典型症状外，必须注意特殊表现，方可避免误诊和漏诊。

四、诊断与鉴别诊断

本病诊断可分两步进行。首先应肯定明确是否有皮质醇分泌过多的证据，即功能诊断，然后确定病因和肾上腺皮质病理性质与部位，即病因病理诊断。在进行功能诊断前首先须明确外源性糖皮质激素类药物使用史（包括口服、直肠用、吸入、外用、相关中草药等）。在功能诊断时，同时需要与一些可增加皮质醇合成的生理或病理状态（如单纯性肥胖、多囊卵巢综合征、代谢综合征、抑郁或其他心理疾病、大量饮酒、未控制的糖尿病、妊娠等）进行鉴别诊断（图5-1）。

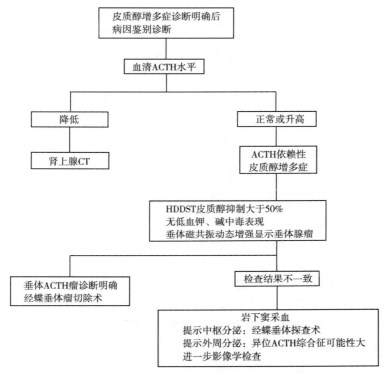

图5-1　皮质醇增多症病因鉴别诊断流程

（一）临床表现

本病患者早期往往缺乏特异性表现，应在以下高危人群中仔细筛查，以早期检出亚临床、轻型患者；中心性肥胖伴以下特征之一者：满月脸、多血质、锁骨上窝脂肪垫、瘀斑或紫纹、近端肌病、多毛、皮肤真菌感染、焦虑等精神症状；代谢综合征，特别是血压、血糖等控制不佳的肥胖糖尿病患者；多囊卵巢综合征患者；低促性腺激素的性功能低下者；不明原因的早发性骨质疏松，特别是肋骨骨折等患者。

（二）初步检查

对临床高度怀疑皮质醇增多症的患者须进行以下检查中的两项检查。

1. 血浆皮质醇昼夜节律

正常人血浆皮质醇水平有明显的昼夜节律（上午8～9时皮质醇水平最高，午夜最低），本病患者血浆皮质醇水平增高且昼夜节律消失，晚上及午夜低于正常不明显，甚至较午后水平高。目前采用的评判标准：睡眠状态午夜血清皮质醇 >1.8 μg/dL（敏感性100%，特异性20.2%）或清醒状态下血清皮质醇 >7.5 μg/dL（敏感性大于96%，特异性87%），提示皮质醇增多症可能性大。

2. 24 小时尿游离皮质醇（UFC）

24 小时尿皮质醇每日有波动，一般进行 2 次及以上，同时测定 24 小时尿肌酐来协助判断留取尿液是否准确。根据检测试剂盒不同，24 小时 UFC 的正常值一般小于 330 nmol（120 μg）。本病患者 24 小时 UFC 高于正常值上限。但在饮水量增加（每日 5 L 以上），任何增加皮质醇分泌的生理或病理状态都会使 24 小时 UFC 升高而出现假阳性结果；中重度肾功能不全的患者（GFR < 60 mL/min）可出现 24 小时 UFC 降低的假阴性结果。24 小时 UFC 仅是一项筛查检查，在 8% ~ 15% 的皮质醇增多症患者可表现为 24 小时 UFC 正常；同时，如发现 24 小时 UFC 升高，则需另一项检查阳性才能确诊皮质醇增多症。17-羟皮质类固醇（17-OHCS）、17-酮类固醇（17-KS）由于其受干扰因素多，假阳性及假阴性率均高，目前已很少应用。

3. 午夜唾液皮质醇测定

近年来，国外趋向于测定唾液皮质醇（salivary cortisol，SAC）来反映血清游离皮质醇水平。与血浆不同的是 SAC 主要以游离形式存在，由于其标本易采集和室温下存放稳定的特点，特别适用于门诊筛查。文献报道，其敏感性和特异性在 95% ~ 98%。有学者报道，其敏感性和特异性可达 100% 和 91.4%。然而目前国内唾液皮质醇测定尚未普遍开展。

（三）进一步检查

当初步检查异常时，行午夜一次法或经典小剂量地塞米松抑制试验来明确是否存在皮质醇增多症。

1. 午夜一次法小剂量（1 mg）地塞米松抑制试验（DST）

第 1 日晨 8 时取血检测基础血清皮质醇后，于午夜 23：00 ~ 24：00 口服地塞米松 1 mg，次日晨 8 时取血检测血清皮质醇。目前国际上采用的切点为服药后血清皮质醇小于 1.8 μg/dL（敏感性大于 95%，特异性约 80%）。

2. 48 小时经典法小剂量地塞米松抑制试验（LDDST）

与 1 mg DST 相比，因其能提高特异性，有些学者倾向于采用该项检查。口服地塞米松 0.5 mg，每 6 小时 1 次，连续 2 日，服药前和服药后第 2 日测定 24 小时尿游离皮质醇，也可服药前后检测血皮质醇进行比较。服用地塞米松第 2 日 24 小时 UFC 下降至 27 nmol/L（10 μg/24h）以下，或口服地塞米松 2 日后血皮质醇小于 1.8 μg/dL，基本可除外皮质醇增多症。极个别库欣病患者，小剂量地塞米松抑制试验时血皮质醇低于 1.8 μg/dL，此时应结合临床表现和其他检查结果进行评估。

（四）皮质醇增多症病因学检查

1. 血清 ACTH 测定

主要用于鉴别 ACTH 依赖性和 ACTH 非依赖性皮质醇增多症。一般用免疫放射分析法检测。晨 8 时 ACTH < 10 pg/mL 提示 ACTH 非依赖性，ACTH > 20 pg/mL 提示 ACTH 依赖性。如 ACTH 在 10 ~ 20pg/mL，建议行 CRH 兴奋试验或 DDAVP 兴奋试验检测 ACTH。

2. 大剂量地塞米松抑制试验（HDDST）

目前有几种大剂量 DST 的方法，包括口服地塞米松每日 8 mg，服用 2 日（2 mg，每 6 小时 1 次）的经典大剂量 DST、单次口服 8 mg 地塞米松的过夜大剂量 DST 和静脉注射地塞米松 4 ~ 7 mg 的 DST。经典大剂量 DST 法为服药前和服药第 2 日检测 24 小时尿 UFC，过夜大剂量 DST 和静脉注射地塞米松 DST 法为用药前后检测血皮质醇进行比较，较基础值下降大于 50% 为切割点。下降不足 50% 为不能被抑制（阳性）。垂体 ACTH 腺瘤 90% 可能被抑制，而异位 ACTH 综合征和肾上腺肿瘤患者则 90% 不能被抑制。

3. 美替拉酮试验

美替拉酮可抑制肾上腺皮质激素生物合成中所需的 $11-\beta$ 羟化酶，从而抑制皮质醇、皮质酮等产生，形成大量 11-去氧皮质醇等中间代谢产物，以致尿中 17-OHCS 排量明显增加。750 mg 美替拉酮每 4 小时口服 1 次，1 日后，库欣病的患者血清 ACTH 显著上升，伴 24 小时尿 17-OHCS 增加。大部分异位 ACTH 综合征的患者没有反应。美替拉酮试验最初用于区分库欣病和原发性肾上腺性库欣综合征，目前可通过测定血清 ACTH 以及肾上腺 CT 鉴别。采用这个试验鉴别库欣病和异位 ACTH 综合征并不可靠，临床极少进行此试验。

4. CRH 兴奋试验

通常认为，给予外源性 CRH 后，库欣病患者的 ACTH、F 及其代谢产物上升，而肾上腺皮质肿瘤或异源性 ACTH 综合征患者则不受影响（Kaye 标准：CRH 刺激后，血 F 增加 20% 以上，血 ACTH 升高 50% 以上为阳性反应）。目前临床上因缺乏 CRH 试剂，较少采用。

5. 去氨加压素兴奋试验

静脉注射 DDAVP 10 μg，用药前及用药后每隔 15 分钟取血检测血 ACTH 和皮质醇，直至 1~2 小时。用 DDAVP 后血皮质醇增高达到或超过 20%，血 ACTH 增高达到或超过 35% 提示阳性。可作为 ACTH 依赖性库欣综合征的诊断与鉴别诊断，但 20%~50% 的异位 ACTH 综合征的肿瘤 DDAVP 试验也为阳性，故该检查的敏感性及特异性均不高。

6. 双侧岩下窦插管取血（BIPSS）

BIPSS 为鉴别垂体 ACTH 腺瘤和异位 ACTH 综合征的金标准。经股静脉插管至双侧岩下窦后，测定外周血及双侧岩下窦血清 ACTH，血清 ACTH 的岩下窦（IPS）：外周（P）比值在基线状态 ≥ 2 提示库欣病，DDAVP 刺激后 ≥ 3 提示库欣病，反之提示为异位 ACTH 综合征。该检查敏感性和特异性可达 95%~99%。

（五）影像学检查

1. 肾上腺及蝶鞍区检查

肾上腺部位检查目前多采用 CT 扫描或磁共振，B 型超声检查及放射性碘化胆固醇扫描等，肾上腺皮质肿瘤常可显示肿瘤阴影，如肿瘤阴影巨大，直径在 6 cm 以上者可能为肾上腺皮质癌，增生者常示双侧肾上腺增大。鞍区磁共振动态增强对垂体大小及是否有大小腺瘤颇有帮助。

2. 其他 X 线检查

脊柱、颅骨、盆腔骨等明显骨质疏松或病理性骨折，广泛脱钙。小部分增生型患者示蝶鞍扩大。由于大部分导致异位 ACTH 分泌的肿瘤位于胸腔，在临床怀疑异位 ACTH 综合征时，首先行胸部薄层 CT。也可行 PET-CT 或全身奥曲肽扫描明确诊断。

五、治疗

在病因治疗前，对病情严重的患者，最好先给予对症治疗以缓解并发症。例如，有低血钾的患者，应适当补钾；有继发性糖尿病者，应进行饮食治疗，必要时予口服降糖药或应用胰岛素，使血糖降至正常。本病所致继发性高血压多为顽固性，一般需要两种以上不同类型的降压药联合应用，如钙通道阻滞药、血管紧张素转换酶抑制剂、利尿剂等。蛋白质分解过度、症状明显者（如肌无力、骨质疏松等），可予苯丙酸诺龙或睾酮治疗，以促进蛋白质合成。骨质疏松显著者可补充钙剂和维生素 D 及双膦酸盐等。有感染时，应及时用抗生素控制感染。病因治疗按病变性质不同可有不同方法。

（一）库欣病

可归纳为手术治疗、放射治疗、药物治疗 3 种治疗方法。

1. 手术治疗

分为垂体及肾上腺手术两种。

（1）垂体手术：有蝶鞍扩大及垂体大腺瘤者须做开颅手术治疗，尽可能切除肿瘤。蝶鞍不扩大者，有 80% 以上垂体存在微腺瘤，可采取经蝶窦垂体微腺瘤切除术的治疗，一旦切除腺瘤，患者的临床症状可获缓解或消失。基本治愈的标准是不需长期糖皮质激素替代治疗和保留一个完整的下丘脑—垂体轴。有研究显示，手术治愈率不到 65%。术后可发生暂时性垂体肾上腺皮质功能低下，需短期糖皮质激素替代治疗，直至垂体—肾上腺功能恢复正常（一般需要 9~12 个月）。选择性经蝶窦垂体手术后的严重并发症（如垂体功能低下、脑脊液鼻漏、脑膜炎、视力下降及动眼神经功能损害）很少见。术后许多患者病情能获长期缓解。

（2）肾上腺手术：垂体手术开展前，双侧肾上腺完全切除或次全切除（切除 90% 以上）是治疗本病的经典方法。它疗效迅速，手术死亡率和术后并发症如肺栓塞和深静脉血栓的发生率较低。双侧肾上腺完全切除的缺点是造成永久性肾上腺皮质功能减退和进行性垂体肿瘤增大而发生纳尔逊（Nelson）综合征。纳尔逊综合征发生率为 5%~10%，儿童的发生率更高。肾上腺次全切除通常不需替代治疗，也不形成纳尔逊综合征，但复发率很高。无论肾上腺全切还是次全切除后，为了避免纳尔逊综合征或复发，应继续以垂体放射治疗；且必须做好手术前准备和术后激素补充替代治疗。目前双侧肾上腺切除术仅适用于其他治疗方法失败且药物治疗不能长期耐受的患者。

2. 放射治疗

由于经蝶垂体手术的广泛开展，垂体放射治疗皮质醇增多症较少采用。分子外照射治疗或立体定向放射治疗都能够在 3~5 年内使 50%~60% 患者的高皮质醇血症得到缓解。垂体放射治疗后均有可能在短期缓解后复发，也可出现全垂体功能低下，须定期复诊。

3. 药物治疗

目前对本病的药物治疗虽有不少新的进展，但不少尚处于研究阶段，须进行大量临床试验来证实其疗效。药物治疗的靶点包括抑制 ACTH 的产生和释放、抑制糖皮质激素的合成和分泌，以及抑制外周糖皮质激素的效应。

（1）抑制垂体 ACTH 合成的药物：目前临床上仍无特效药物能抑制库欣病患者腺垂体分泌 ACTH。5-羟色胺拮抗剂、多巴胺受体激动剂、PPAR-γ 受体激动剂等效果均不明显。生长抑素类似物（奥曲肽和兰瑞肽）对库欣病无效。有研究显示，生长抑素类似物 Pasireotide（SOM_230）可有效降低垂体腺瘤分泌 ACTH，改善症状并提高患者生活质量，但仍需进一步三期和四期临床试验进行验证。

（2）抑制糖皮质激素合成的药物：氨鲁米特可阻抑胆固醇转变为孕烯醇酮；米托坦（双氯苯二氯乙烷）是 3β-羟脱氢酶阻断药，对肾上腺有损毁作用；酮康唑（用于治疗真菌感染的药物）能通过抑制肾上腺细胞色素 P450 所依赖的线粒体酶，而抑制类固醇激素合成，并降低皮质醇对 ACTH 的反应；美替拉酮为肾上腺皮质 11β-羟化酶抑制剂。

（3）糖皮质激素受体拮抗剂：米非司酮有助于改善临床症状，但对垂体、肾上腺病变几乎无作用，用药量为每日 $5 \sim 22$ mg/kg，长期应用可使 ACTH 升高，不良反应为头晕、乏力、纳差、肌肉和关节疼痛、直立性低血压等，长期使用还有神经性厌食和子宫内膜增厚的风险。

（二）肾上腺皮质腺瘤或癌

对于肾上腺皮质腺瘤可切除患侧腺瘤，效果良好。采用腹腔镜下手术具有创伤小、出血少、并发症低、恢复快的优点。但对大的肿瘤或转移性肿瘤、有粘连浸润的肿瘤仍须行开放手术。由于有高皮质醇血症，下丘脑垂体轴及对侧肾上腺受到长期抑制，故在术中及术后，需要用糖皮质激素替代治疗，手术后如有危象或休克者应加大皮质醇剂量，并给予血管活性药联合应用。术后为了刺激萎缩肾上腺加速恢复，次日起可加用 ACTH 肌内注射，每日 80 U，连续 10 日后减去 10 U，直至功能恢复时停用。通常在手术后 $0.5 \sim 1$ 年萎缩的肾上腺可得到功能上的代偿，但也有少数病例虽经较长期 ACTH 兴奋，仍不能恢复其必需功能，此时需长期用皮质醇替代补充治疗；直至留下的肾上腺皮质恢复正常功能为止。

对肾上腺癌的治疗多不满意，多数患者在确诊时已转移到腹膜后、肝及肺。进行手术治疗不能治愈，但可使肿瘤体积缩小及缓解临床症状。如术后持续有不能被抑制的皮质醇分泌，提示癌已转移或癌瘤未能根治。患者术中及术后糖皮质激素治疗同前，如双侧全切者，每日补充醋酸可的松 $25 \sim 37.5$ mg，上午 8 时前给予 $12.5 \sim 25$ mg 口服，午后 2 时给 12.5 mg。术后通常应用米托坦（双氯苯二氯乙烷）辅助治疗，一般初始剂量每日 $2 \sim 6$ g，分 3 次服，治疗 1 个月后，大部分患者尿 17-OHCS、17-KS 下降，如疗效不明显，可增大至每日 $8 \sim 12$ g，病情好转后可逐渐减至维持量，一般每日 3 g，分 3 次口服，继续服用 4 个月以上，平均 $4 \sim 8$ 个月后常可见癌肿或转移灶渐缩小，皮质醇分泌量减少而症状暂时减轻，寿命可延长至 2 年以上。但过量时可引起肾上腺皮质功能低下，须适当补充糖皮质激素，又因米托坦对外源性的激素也有影响，故补充量应比正常替代量稍大。

（三）异源性 ACTH 综合征

异源性 ACTH 肿瘤中，仅有良性肿瘤（如胸腺瘤、支气管类癌或嗜铬细胞瘤）才能通过手术而治愈。但此组肿瘤多为恶性肿瘤，因有严重的皮质醇增多及肿瘤转移，治疗十分困难，对于在确诊时已有转移而不能手术的患者只可采用抑制糖皮质激素生成的药物，可与其他抗癌化疗联合治疗。类固醇合成阻断药美替拉酮及酮康唑虽有一定疗效，但效果有限。有报道，用酮康唑每日 1 200 mg 成功地治疗小细胞肺癌引起的库欣综合征。隐性肿瘤用量少于 1 200 mg，分次给药，通常均能控制，需监测肝功能。如果治疗能维持 1 年，有望能找到肿瘤，必要时第 2 年可继续服药，重复寻找，如始终未发现可考虑双侧肾上腺切除。美替拉酮治疗本病需要用大剂量。氨鲁米特偶被采用，成人有效剂量每日约为 1 g。一般不使用米托坦治疗。此药发挥效果很慢，需几周时间才能控制皮质醇分泌。近年来还有报道类固醇受体拮抗剂米非司酮可缓解此病的临床症状，米非司酮治疗还能上调异位肿瘤上生长抑素受体表达，提高奥曲肽扫描的阳性检出率。还有用生长抑素类似物 SMS201-995 成功地治疗由转移性分泌胃泌素的胰岛细胞癌导致的库欣综合征的报道。

（四）纳尔逊综合征

纳尔逊综合征是采用双侧肾上腺切除治疗库欣病术后垂体瘤进行性生长引起，因此术前和术后常规垂体放疗可预防出现本综合征。目前本综合征诊断标准还不统一：一种观点主张，双侧肾上腺切除后垂体腺瘤增大而压迫邻近组织时才可诊断；另一种观点认为，只要有ACTH高分泌并有色素沉着时即可诊断。总之，在术后必须监测血浆 ACTH 浓度、蝶鞍大小以便及早诊断。治疗可采用手术及放疗，手术最好在微腺瘤时进行，通常腺瘤越大，效果越差。本综合征对药物治疗效果较差。曾有报道用神经活性药丙戊酸钠治疗有效者，近年来研究发现卡麦角林对本病有一定的疗效。

（五）不依赖 ACTH 的双侧肾上腺增生

应选择双侧肾上腺全切除术治疗，术后不会引起纳尔逊综合征，无须垂体放疗，必须用糖皮质激素终身替代治疗。

六、预后

本病预后以单侧腺瘤经早期手术效果最好，病情通常在术后数月可逐渐好转，甚至完全康复。库欣病由于垂体显微手术及定向立体放疗治疗的进展，大多数患者可得到有效的治疗。若垂体肿瘤很大，则预后稍差。异源性 ACTH 综合征或肾上腺癌肿已转移者则预后极差。

（田　桦　陈玲玲）

第二节　原发性醛固酮增多症

醛固酮增多症可分为原发性和继发性两类。原发性醛固酮增多症（PA）简称原醛症，系一种由于醛固酮不适当升高、相对自主分泌和不被钠负荷抑制的疾病。PA 可导致心血管损伤、肾素抑制、继发性高血压、钠潴留、钾离子排泄过多，甚至低血钾。继发性高血压占高血压症中 0.4% ~ 2.0%。近年来发现肾上腺疾病所致的继发性高血压有上升趋势，有学者提出，原醛症已成为继发性高血压中最常见的原因。本病主要由于肾上腺皮质腺瘤或增生分泌醛固酮过多所致。其临床表现有三组特征：①高血压综合征；②神经肌肉功能障碍，以肌无力及周期性瘫痪较常见；③失钾性肾病及血钾过低症。临床生化检查示醛固酮分泌增多、尿钾增多、血钾过低及血浆肾素活性受抑制等改变，故又称低肾素性醛固酮增多症。

继发性醛固酮增多症简称继醛症，系肾上腺皮质以外疾病引起有效血容量减少或肾脏缺血、低钠、高钾等因素刺激肾素—血管紧张素产生过多，兴奋肾上腺皮质球状带分泌醛固酮增多所致，包括肾病综合征、心力衰竭、肝硬化腹腔积液等。

调查显示，在高血压患者中，原发性醛固酮增多症患病率大于 10%，本病确切患病率不详，国外统计女性患病数约占 70%，腺瘤组女性稍多，增生组两性相等，确诊前病程从数月至 20 年不等。

一、病因分类

原醛症可分为醛固酮瘤、特发性醛固酮增多症（简称特醛症）（IHA）、原发性肾上腺增生和家族性醛固酮增多症等。

（一）醛固酮瘤（APA）

主要为肾上腺皮质腺瘤，绝大多数为一侧单个腺瘤，极少数为双侧腺瘤。由于 Conn 1955 年报道，故又称 Conn 综合征。既往认为此型临床上最多见，占原醛症的 60% ~ 85%。近年来，随着对本病筛查手段的改进，发现特发性醛固酮增多症的比例增加，而 APA 的比例明显降低。醛固酮腺癌极为少见。

（二）特发性醛固酮增多症（IHA）

近年来发现 IHA 占 PA 的比例明显增加，由原来统计的 15% ~ 40% 上升至 70% 左右。临床表现和生化改变与醛固酮瘤相似，其肾上腺病变为双侧球状带细胞增生，有时可伴有结节。其发病原因还不明，可能为某种肾上腺外因子［其化学结构与血管紧张素Ⅱ，ACTH，β-促脂素等不同，称为醛固酮刺激因子（aldosterone-stimulating factor，ASF）］兴奋醛固酮分泌。也可能与 5-羟色胺或组胺介导的醛固酮分泌过度兴奋有关，因 5-羟色胺拮抗剂赛庚啶可使本病患者血浆醛固酮下降，而对正常人和醛固酮瘤患者无此作用。可能不明确的醛固酮刺激物质和 CYP1182 基因（醛固酮合成酶基因）启动子区的异常，导致了 IHA 患者的 CYP1182 mRNA 过度表达，或 CYP1182 基因的变异，导致了 IAH 的发生。还有学者认为，发病与肾上腺球状带细胞对血管紧张素Ⅱ的敏感性增加有关，应用血管紧张素转化酶抑制剂可使醛固酮分泌减少，改善高血压和低血钾，而对于醛固酮瘤患者，作用不明显。

（三）原发性肾上腺增生

此型仅占原醛症的 1%，病理变化与特醛症相似，极少数患者可只有单侧肾上腺增生。但病理生理类似醛固酮瘤而不同于特醛症。患者对兴奋肾素—血管紧张素试验及高钠抑制试验均无反应，故有学者认为可能为腺瘤的早期阶段，行肾上腺单侧或次全切除手术治疗有效，可纠正临床症状和生化异常。

（四）家族性醛固酮增多症

家族性醛固酮增多症可以分为 3 型，其中Ⅰ型为糖皮质激素可抑制性醛固酮增多症（glucocorticoid-remediable aldosteronism，GRA），又称 ACTH 依赖性醛固酮增多症。1966 年由 Sutherland 报道，经某些手术探查的病例证实为肾上腺皮质呈大、小结节性增生，也可为皮质腺瘤。其特征是给予小剂量（每日 0.5 ~ 1.5 mg）地塞米松，1 ~ 2 周后可改善症状；此外，血中皮质醇动态正常，但连续数日投给 ACTH 时，醛固酮分泌可持续上升。此型的病因是患者存在 11β-羟化酶基因和醛固酮合成酶基因不等交换，产生两个基因融合后的新的嵌合基因，导致醛固酮合成酶在束状带异常表达，并受 ACTH 调控。本病为常染色体显性遗传方式，有家族性发病倾向，但也可散发性，较多见于青少年男性。但也有报道本病男女比例为 5 : 7 者，平均发病年龄 41 岁。

1991 年报道了一家族性醛固酮增多症患者，常染色体显性遗传，其醛固酮分泌受 AngⅡ和立位影响，但不受 ACTH 影响，其醛固酮不能被地塞米松抑制，且基因学检查无融合基因的存在，连锁分析指出与染色体 7p22 有关，病理类型可为肾上腺腺瘤或增生，或同时存在，称为家族性醛固酮增多症Ⅱ型（familial hyperaldosteronismⅡ，FH-Ⅱ），又称为 ACTH 非依赖性醛固酮增多症。除了 FH-Ⅱ具有家族史外，目前还没有方法将其与非遗传的原发性醛固酮增多症区分。

家族性醛固酮增多症Ⅲ型（FH-Ⅲ）是2011年被发现的家族性醛固酮增多症类型，它由编码内向整流钾离子通道Kir3.4的基因（KCNJ5）突变导致。该基因突变导致Kir3.4的选择性丧失，钠电导增加，肾上腺皮质球状带细胞去极化，电压激活Ca^{2+}通道激活，Ca^{2+}内流增加，细胞内钙离子信号通路过度激活，导致醛固酮持续高合成以及肾上腺增生。该基因的临床表现与FHⅡ相似，遗传模式为常染色体显性遗传。

对20岁前确诊的原发性醛固酮增多症，有原发性醛固酮增多症家族史的，和40岁之前脑卒中的患者应进行相关基因检测。散发型原醛症中，醛固酮的过多分泌可能起源于一个或多个遗传变异（包括基因突变和多态性）。

（五）其他

本病偶尔由卵巢癌引起，肾上腺皮质正常而卵巢肿瘤组织中可提出醛固酮，属于异源性醛固酮增多症，也有由睾丸肿瘤引起的报道。均不属本节范围，应予鉴别诊断。

二、病理

本病主要病理变化在肾上腺及肾。

（一）肾上腺

1. 腺瘤

单一腺瘤（醛固酮瘤）最多见，占60%～85%，腺瘤体积小，直径多在1～2 cm，少有超过3 cm者，包膜完整，切面呈橘黄色，镜下示肿瘤由大透明细胞组成，在电镜下瘤细胞线粒体嵴呈小板状，显示球状带细胞特征。腺瘤也可多发，可单侧两个或左右各一个，或增生伴多个结节，但甚少见。测定肿瘤提取液可发现醛固酮含量远较正常者高，可高10～100倍。

2. 增生

双侧增生占15%～40%，大多为球状带弥漫性增生，偶尔为局灶性增生，可含有小结节，显微镜下见大量透明细胞。ACTH依赖型中除小球带增生外，也可为束状带增生，而无肿瘤。增生腺体大多增大，约有6%正常。

3. 腺癌

仅占1%，较腺瘤大，直径多在6 cm以上，镜下癌细胞有时与腺瘤不易区别，两者均可有分裂像、血管与肿瘤包膜浸润，但腺癌中细胞多坏死，可见多形核与一个以上明显核小体，电镜下癌细胞常无包膜。

（二）肾

主要病变为长期失钾所致。近曲小管上皮细胞空泡形成、水肿变性、颗粒样变及上皮脱落，远曲小管及集合管呈颗粒样变、萎缩扩张。严重者有小管坏死，尤以近曲小管为著，常继发肾盂肾炎。肾小球呈玻璃样变，周围纤维化，引起功能障碍。高血压历时较久者，肾小动脉管壁常增厚，肾小球旁细胞数目减少，颗粒消失。

此外，由于长期失钾，肌细胞蜕变明显，横纹不同程度消失；生化测定可证实肌细胞钾含量降低而钠浓度升高。

三、病理生理

本症的主要临床表现是由大量醛固酮潴钠、排钾引起的。钠潴留导致细胞外液扩张，血容量增多，血管壁内及血液循环钠离子浓度增加；醛固酮还加强血管对去甲肾上腺素的反应，引起高血压。细胞外液扩张到一定程度后（一般体液增加 2 ~ 4 L，钠潴留约 300 mmol），引起体内排钠系统的反应，使钠、水潴留停止，出现"脱逸"现象，因而避免了细胞外液的进一步扩张和水肿。此与血容量升高后，心房受牵张而刺激心钠素分泌有关，升高的血浆心钠素因其利钠、利水效应终致钠代谢相对平衡。

大量醛固酮引起尿路失钾，同时粪、汗、唾液中也失钾，由于缺钾引起神经、肌肉、心脏及肾的功能障碍。细胞内大量钾离子丢失后，钠、氢离子进入细胞内引起细胞内酸中毒，细胞外液氢离子减少，血 pH 上升，呈碱血症。在一般常见的其他原因（如厌食、呕吐、腹泻等）引起缺钾时，肾小管上皮细胞内钾减少，于是肾远曲小管内 Na^+-H^+ 交换占优势，Na^+-K^+ 交换减弱，尿呈酸性。而在原发性醛固酮增多症中，虽然肾小管上皮细胞内缺钾，但在醛固酮作用下，继续失钾潴钠，故 Na^+-K^+ 交换仍被促进，于是尿不呈酸性，而呈中性或弱碱性。碱中毒时细胞外液游离钙减少，加上醛固酮促进尿镁排出，可使血镁降低，故可出现肢端麻木和手足搐搦。

由于醛固酮分泌增多，钠潴留导致细胞外液与血容量增多，使肾入球小动脉内压上升而反馈抑制球旁细胞与致密斑细胞分泌肾素，故原醛症又称低肾素性醛固酮增多症，与继发性醛固酮增多症中肾素分泌增多呈一鲜明对比。

四、临床表现

（一）高血压综合征

高血压综合征为最早且最常见的综合征，可早于低血钾综合征 3 ~ 4 年出现。几乎见于每一病例的不同阶段，一般不呈恶性演变，但随着病情进展，血压渐高，大多数在 170/100 mmHg 左右，有时可高达 210/130 mmHg。以舒张压升高较明显，但一般不严重，患者诉头痛、头晕、耳鸣等，可有弱视及高血压眼底病变等，酷似一般高血压，高血压可能是由于钠重吸收增加，细胞外液容量扩张所致，属于盐依赖性高血压，对降压药疗效较差，如有肾小动脉硬化症和慢性肾盂肾炎者高血压更严重而顽固。

（二）神经肌肉功能障碍

1. 阵发性肌无力和麻痹

此症状较常见，一般血钾越低，肌病越重。诱因有劳累、口服失钾性利尿剂（氢氯噻嗪、呋塞米等）、受冷、紧张、腹泻、大汗等多种应激。肌肉软弱麻痹常突然发生，可于任何时间出现，往往在清晨起床时忽感双下肢不能自主移动。发作轻重不一，重者可累及两上肢，以至全身。有时竟累及呼吸肌，发生呼吸肌麻痹，危及生命。初发时常伴有感觉异常，如蚁走感、麻木或肌肉隐痛，常继以弛缓性瘫痪，反射常降低或消失，一般系双侧对称性，持续时间可从数小时至数日，甚而数周，多数为 4 ~ 7 日。发作自每年几次至每周或每日多次不等，轻者意识清醒，重者可意识模糊甚至昏迷。一般可自行恢复，但重者必须及早抢救，给予口服或静脉滴注钾剂后，麻痹即暂时缓解。一般脑神经支配的肌肉不受影响。但在原醛症中，仅 9% ~ 37% 有低血钾，50% 的醛固酮瘤和 17% 的特发性醛固酮增多症患者血钾低于 3.5 mmol/L。

2. 阵发性手足搐搦及肌肉痉挛

约 1/3 患者出现手足搐搦及肌肉痉挛，伴以束臂加压征（Trousseaus 征）及面神经叩击征（Chvostek 征）阳性，持续数日至数周，可与阵发性麻痹交替出现，发作时各种反射亢进。在低钾严重时，由于神经肌肉应激性降低，手足搐搦可比较轻微或不出现，而经过补钾，应激功能恢复，手足搐搦变得明显。此组表现与碱中毒时游离钙降低有关，如伴低镁血症则手足搐搦更明显。

（三）失钾性肾病及肾盂肾炎

由于长期大量尿路失钾，肾小管功能紊乱，浓缩功能损伤，患者常诉多尿，尤为夜尿增多，以致失水而引起烦渴、多饮、尿量增多，每日可达 3 000 mL，比重偏低，常在 1.015 以下，但对垂体后叶素治疗无效。患者常易并发尿路感染、肾盂肾炎。久病者可因肾小动脉硬化而发生蛋白尿与肾功能不全。

（四）心脏表现

由于低钾对心肌的影响，可发生心律失常，以期前收缩、阵发性室上性心动过速较常见，严重时可发生心室颤动。心电图呈低血钾图形，Q-T 间期延长，T 波增宽或倒置，U 波明显，T、U 波融合成双峰。由于患者并发高血压，后期常伴心肌肥大、心脏扩大，甚至发生心力衰竭。近年来引人注目的是醛固酮与器官纤维化，尤其是与心肌纤维化的发生、发展有密切关系。有研究发现，本病患者较原发性高血压更易伴随心肌胶原蛋白的沉积的心肌肥厚，更易发生心肌梗死和脑卒中。本病患者的心脏异常除上述因素外还可能有其他因素的参与。

（五）其他

本病一般不出现水肿，但病程长者可因肾功能不全或伴有心力衰竭而出现水肿。缺钾时胰岛素的释放减少，有时可出现糖耐量减低。儿童患者可因长期缺钾等代谢紊乱而出现生长发育障碍。

五、辅助检查

（一）血液生化改变

1. 低血钾

大多数患者血钾低于正常，一般在 2~3 mmol/L，严重者更低。腺瘤者低血钾往往呈持续性，而增生者可呈波动性，疾病早期血钾可正常。为了确定有无低钾血症，必须在停用一切影响血钾的药物（如失钾性利尿剂等）4 周后，反复多次测定。并同时测定尿钾，以明确是否由于尿路失钾引起低钾血症。

2. 血钠

一般在正常高限或略高于正常，平均值约为 142.7 mmol/L，约 80% 患者轻度增高。

3. 碱血症

血 pH 和 CO_2 结合力偏高，血 pH 可达 7.6，CO_2 结合力平均约 30 mmol/L（67Vol%），可高达 38.9 mmol/L（87.1Vol%），腺瘤组较增生组明显，提示代谢性碱中毒。

4. 其他

血氯化物为正常低值或略低于正常，约 2/3 患者血氯化物介于 90~100 mmol/L 范围内。

血钙、血磷大多正常，有手足搐搦者游离钙常偏低，但总钙多正常。

血镁常轻度降低。由于失钾抑制胰岛素释放，约 50% 患者可呈糖耐量减低。

（二）尿液检查

1. 尿常规检查

尿 pH 呈中性或碱性，可示间歇性或持续性蛋白尿，尿量增多，尿比重偏低且较固定，常在 1.010 ~ 1.015，少数患者呈低渗尿。并发肾盂肾炎者尿中可有白细胞。

2. 尿钾

在普通饮食条件下，血钾低于正常（低于 3.5 mmol/L），但每日尿钾仍在 25 mmol 以上，提示尿路失钾，为本症特征之一。

3. 尿钠

每日排出量较摄入量为少或接近平衡。

（三）醛固酮及其他类固醇测定

1. 醛固酮

（1）尿醛固酮：大部分患者 24 小时尿醛固酮排出量高于正常。尿醛固酮受许多因素影响，波动性较大，测定时应固定钠、钾摄入量（一般一日 Na^+ 160 mmol，K^+ 60 mmol），须反复测多次才可靠；测定结果与血钾降低程度有关，血钾越低，尿醛固酮增多越不显著。对于尿醛固酮接近正常者必须补钾后再测，这是因为低血钾对醛固酮的分泌有抑制作用，通过补钾使血钾提高后，醛固酮分泌增多。

（2）血浆醛固酮：本病患者明显高于正常。但因严重低血钾可抑制醛固酮的分泌，致使部分患者血浆醛固酮水平并无明显增高，故测定前应固定钠、钾摄入量（每日 Na^+ 160 mmol，K^+ 60 mmol），最好平衡 7 日后测定。正常人上午 8 时卧位血浆醛固酮为 3 ~ 20 ng/dL（免疫发光竞争法），患者明显升高，尤以腺瘤更高。

有报道，少数原醛症患者醛固酮排泄率可正常，并认为年龄可影响醛固酮数值。老年人尿醛固酮排泄和血浆醛固酮浓度可降低，因此，在分析醛固酮测定结果时，应注意年龄因素的影响。

2. 醛固酮前体

由于醛固酮生物合成加强，其前体如去氧皮质酮、皮质酮、18-羟皮质酮的血浓度升高，于腺瘤患者尤明显。

3. 24 小时尿 17-羟皮质类固醇及 17-酮皮质类固醇

一般为正常，除非有混合性皮质功能亢进者可提高，提示肾上腺癌肿可能。

（四）血浆醛固酮/肾素活性比值

1981 年 Hiramatsu 采用血浆醛固酮/肾素活性比值（aldosterone/renin ratio，ARR）来筛查 PA。近年来研究发现，有的 PA 患者血浆醛固酮水平增高不明显，而部分原发性高血压患者呈现低肾素活性，故许多专家推荐采用 ARR 来筛查 PA，进一步提高 PA 的诊出率。

目前对于 ARR 值增高至何范围作为筛查 PA 的指标尚有争论，多认为血浆醛固酮/血浆肾素活性［ng/（mL·h）］>25 为可疑，>50 则可能性大。立位的 ARR 较卧位的敏感性更高些。立位醛固酮/肾素［ng/（mL·h）］比值 >25 且醛固酮水平超过 15 ng/dL，提示原发性醛固酮增多症可能，比值 >50 则可诊断。该比值常作为筛查指标。

值得注意的是，部分低肾素活性的原发性高血压患者 ARR 也可明显增高，尤其是老年人的血浆肾素活性常降低，虽血浆醛固酮水平正常，但 ARR 可明显增高，因而可出现假阳性。因此，ARR 同时结合血浆醛固酮的水平的增高是更为理想的筛查指标。近年来有研究提示，ARR 结合血浆醛固酮水平对 PA 的两个主要亚型 APA 和 IHA 的鉴别诊断也有一定的意义。服用卡托普利 25 ~ 50 mg 2 小时（或 1.5 小时）后检测 ARR 可提高其诊断 PA 的准确性。文献报道，如卡托普利试验后 ARR 仍 > 50 则 PA 可确诊。建议筛选试验阳性者进行确诊试验。

本病患者肾素—血管紧张素系统受抑制而使血浆肾素活性降低。测定前应注意停用螺内酯、β 受体阻滞药、利尿药、钙通道阻滞药（二氢吡啶类）、血管紧张素转化酶抑制剂、血管紧张素 II 受体阻滞药等影响测试结果的药物。对高血压严重者停用抗高血压药物有一定风险，可改用 α 受体阻滞药。但有研究提示，除螺内酯外的上述药物只影响原发性高血压患者的血浆醛固酮和肾素活性水平，而对 PA 患者则影响似乎不大。

（五）确诊试验

1. 口服钠负荷试验

每日摄钠 > 200 mmol（> 6 g），共 3 日，口服氯化钾保持血钾在正常水平，留第 3 日早晨至第 4 日早晨 24 小时尿，测定醛固酮，如 24 小时尿醛固酮低于 27.7 nmol，原发性醛固酮增多症诊断不成立，如果大于 33.3 nmol，则很可能是原发性醛固酮增多症。

2. 钠输注试验

患者卧位输注 2 L 生理盐水，共 4 小时，上午 8：00 ~ 9：30 分开始，于输注前 0 分钟至输注后 4 小时测血醛固酮、皮质醇及血浆钾，输注过程中观察心率和血压。输注后血醛固酮低于 5 ng/dL 不支持原发性醛固酮增多症，如大于 10 ng/dL 则很可能是原发性醛固酮增多症，5 ~ 10 ng/dL 则介于两者之间。

3. 氟氢可的松抑制试验

患者口服 0.1 mg 氟氢可的松，每 6 小时 1 次，共 4 日；同时口服缓释氯化钾，每 6 小时 1 次，保持血钾接近 4 mmol/L，进餐时口服缓释氯化钠 30 mmol，每日 3 次，以保证尿钠排泄率在 3 mmol/kg 体重，第 4 日 10 时坐位测定血醛固酮和 PRA，7 时和 10 时测血浆皮质醇。第 4 日上午 10 时直立位血浆醛固酮大于 6 ng/dL，PRA 低于 1 ng/（mL·h），血浆皮质醇低于 7 时水平（排除 ACTH 的影响），支持原发性醛固酮增多症。

4. 卡托普利试验

上午 9 时口服卡托普利 50 mg，服药前和服药后 90 分钟采血测定醛固酮。正常人至少降低 20%，降至 15 ng/dL 以下。原发性醛固酮增多症患者不受抑制。敏感性较强而特异性较差。

（六）在确立醛固酮增多的基础上进一步进行病因诊断

1. 上午立位前后血浆醛固酮浓度变化——立卧位试验

平卧过夜，晨 6 时取血测定醛固酮后保持立位 4 小时，取血测定醛固酮，同时测血皮质醇。正常人立位后醛固酮至少较卧位升高 50%；醛固酮瘤患者卧位醛固酮升高而立位后与皮质醇水平平行降低，特醛症患者醛固酮升高。

醛固酮瘤的分泌受体位变化（由卧位至立位）和肾素—血管紧张素的影响较小，而与

ACTH 昼夜变化有关。正常人在隔夜卧床，如保持卧位到中午 12 时，血浆醛固酮浓度低于上午 8 时，此与 ACTH、皮质醇的变化情况相一致；如 8~12 时取立位，则血浆醛固酮高于上午 8 时，此与立位时肾血流量减少，儿茶酚胺活动增强、肾素—血管紧张素增多有关，说明体位的作用超过 ACTH 的影响。醛固酮瘤患者，上午 8 时血浆醛固酮明显升高，如取卧位，到中午 12 时数值也低于上午 8 时，同正常人规律，如取立位，大多数患者在中午 12 时数值不上升，反而下降，此与肾素—血管紧张素受血容量扩张而强烈抑制有关，血浆醛固酮反而下降的原因，与此时血浆 ACTH 按昼夜节律下降有关。增生型患者在站立 4 小时后，血浆醛固酮上升明显超过正常人，此点有别于醛固酮瘤患者，这是因为增生型患者肾素—血管紧张素受抑制不如醛固酮瘤严重，站立后可有轻度增高，此外，增生型的肾上腺球状层对血管紧张素 Ⅱ 的敏感性增强。

2. 血浆去氧皮质酮、皮质酮及 18-羟皮质酮测定

醛固酮瘤患者上午 8 时血浆去氧皮质酮、皮质酮和 18-羟皮质酮升高显著，而特醛症患者上述类固醇激素水平正常或轻度升高，其中以 18-羟皮质酮的鉴别诊断价值最高。血钾越低，18-羟皮质酮转为醛固酮越少，增生型血钾降低相对越轻，故影响越少。但立位时增生型者升高。上海瑞金医院建立了 18-羟皮质醇（18-OHF）及 18-氧皮质醇（18-OXOF）的测定方法，可用于原醛症的诊断和鉴别诊断。糖皮质激素可抑制性醛固酮增多症患者尿中 18-OHF、18-OXOF 明显高于正常，腺瘤患者也高于正常，但较糖皮质激素可抑制性醛固酮增多症者低。醛固酮瘤患者血 18-羟皮质酮明显高于 IHA 患者。

3. 地塞米松抑制试验

口服地塞米松 0.5 mg，每 8 小时 1 次，共 3 日，糖皮质激素可抑制性醛固酮增多症患者的血浆醛固酮可被抑制至极低水平（尿醛固酮 <2 ng/24h），连续使用 2~3 周，生化异常可恢复正常。

（七）肾功能试验

除浓缩功能差外，内生肌酐廓清试验及酚红试验均可偏低。

（八）放射性碘化胆固醇肾上腺扫描或照相

如一侧肾上腺有放射性浓集，表示该侧为腺瘤，一般腺瘤直径在 1 cm 以上者，80%~90% 能作出正确定位。如两侧皆有放射性浓集，提示为双侧增生。此法对增生型的诊断符合率为 60%~70%，增生病例有时两侧肾上腺放射性可不对称，一浓一淡，可误诊为腺瘤。

（九）B 型超声检查

优点为无创伤性，可探出直径大于 1.0 cm 的腺瘤，但较小者和增生型难以明确。

（十）电子计算机 X 线体层扫描（CT）或磁共振成像（MRI）

CT 或 MRI 肾上腺检查为首选，可检出直径小于 1 cm 的肿瘤，高分辨率 CT 可检出直径为 5 mm 的肿瘤，但对增生型伴结节者也可误诊。对所有诊断原醛症的患者均应进行肾上腺 CT 扫描以鉴别其亚型分类及定位，并除外肾上腺皮质癌。磁共振成像（MRI）在原醛症亚型的诊断方面并不强于 CT，且价格贵，分辨率差。

（十一）肾上腺静脉取样血管造影

以肾上腺静脉取样价值较大，并可通过静脉导管分别自左、右侧取血测醛固酮，同时测

定肾上腺静脉和外周血皮质醇浓度以判断插管是否成功，肾上腺静脉/外周血皮质醇比值需大于 3∶1，持续输注二十四肽促皮质素/未使用二十四肽促皮质素时大于 10∶1。在持续输注二十四肽促皮质素情况下，皮质醇浓度校正的肾上腺高浓度侧与低浓度侧醛固酮比值大于 4∶1，提示单侧醛固酮过多。鉴别腺瘤或增生，腺瘤侧高于对侧 12 倍以上，增生者双侧均升高，对诊断和定位均有意义。但此项为侵入性检查，要求熟练的插管技术，有一定不良反应，如静脉血栓形成、出血等。

六、诊断与鉴别诊断

对同时有高血压和低血钾的患者，要怀疑本症。如有典型的血、尿生化改变，螺内酯试验能纠正代谢紊乱和降低血压，则诊断可初步成立；如能证实醛固酮分泌增高和血浆肾素—血管紧张素活性降低，则可确诊。由于目前大多数增生病例无须手术治疗，而腺瘤患者手术效果满意，故本病确诊后进一步明确病因和病理甚为重要。

（一）原发性高血压

患者服用失钾利尿剂（如氢氯噻嗪等）或伴慢性腹泻而失钾，可根据病史鉴别。

（二）一大组继发性醛固酮增多症

尤其是肾源性高血压：如急进性（又称恶性）高血压、肾动脉狭窄性高血压伴低血钾者，一般血压比原醛症更高，发展更快，常伴有明显视网膜损害；恶性高血压常在短期内发展至肾功能不全，有尿毒症、氮质潴留和酸中毒；肾动脉狭窄患者约 1/3 在中上腹部及肋脊角区可闻及血管杂音，肾图、静脉肾盂造影、肾动脉造影常可确诊。这类患者血浆肾素活性高，是鉴别诊断的要点。失钾性肾病或肾盂肾炎晚期常有高血压伴低血钾综合征，有时与本症不易区别；特别是原醛症后期有失钾性肾病与慢性肾盂肾炎者更难区别；必须详细询问病史，肾炎后期往往肾功能损害严重，常伴脱水和酸中毒，低钠试验不能减少尿钾，血钾不升，血压不降。螺内酯试验不能纠正失钾与高血压；血浆肾素活性测定增高证实为继醛症。

（三）肾上腺其他盐类皮质激素分泌过多而引起的高血压与低血钾

包括：皮质醇增多症，尤以腺癌和异位 ACTH 综合征所致者，可伴明显高血压与低血钾，但临床综合征可作鉴别；先天性肾上腺皮质增生症中，有 11-羟化酶和 17-羟化酶缺陷者都有高血压和低血钾，前者高血压、低血钾系大量去氧皮质酮引起，于女性引起男性化，于男性引起性早熟，后者雌激素、雄激素与皮质醇均降低，女性性发育不全，男性呈假两性畸形。

（四）先天性 11β-羟类固醇脱氢酶（11β-HSD）缺陷

11β-HSD 催化皮质醇转化为无活性的皮质素，从而调节皮质醇水平。该酶缺陷可引起明显的盐皮质激素增多症，临床表现近似原醛症。为常染色体隐性遗传性疾病。多见于儿童和青年人。此病用螺内酯治疗有效，用地塞米松治疗也有效。本病的发病机制是 11β-HSD 缺乏，肾小管处的皮质醇可与盐皮质激素受体结合发挥盐皮质激素活性，引起盐皮质激素过多的临床表现。本病患者尿 17-羟及游离皮质醇明显低于正常，但血浆皮质醇正常。

（五）其他

（1）利德尔（Liddle）综合征：为先天性肾远曲小管回吸收钠增多引起的综合征（又称

肾潴钠过多综合征），系常染色体显性遗传性疾病。此症为家族性，男女均可得病，有高血压、低血钾、碱中毒，但尿呈酸性，醛固酮排量和血浆肾素活性均降低，螺内酯不能纠正失钾，地塞米松治疗无效，氨苯蝶啶治疗有效，剂量为 100 mg，日服 3 次，待血钾、血压正常，改用维持量，50 mg 日服 1～2 次。

（2）肾素瘤：由肾小球球旁细胞腺瘤分泌大量肾素引起高血压和低血钾，多见于青少年，高血压严重，血浆肾素活性甚高，血管造影、CT、B 超等可显示肿瘤，切除肿瘤后可治愈。

（3）巴特（Bartter）综合征：由肾小球球旁细胞增生所致，分泌大量肾素，继发醛固酮增高，引起失钾性低钾血症，由于细胞外液容量不足，对血管紧张素 II 反应低下。以不伴有高血压为特征，本病有家族性，常染色体隐性遗传，发病机制不明，有学者认为肾小管回吸收钠和氯失常所致或由于前列腺素 E 及血管舒缓素分泌增高所致，治疗可予高氯化钠饮食、大量补钾及吲哚美辛（消炎痛）等。

（4）药物：甘草制剂、甘珀酸钠及避孕药等均可引起高血压和低血钾，病史有助于鉴别。

七、治疗

如确诊为单侧醛固酮瘤或单侧肾上腺增生，则应行腹腔镜单侧肾上腺手术切除术。如患者不能手术或为双侧肾上腺增生，则用盐皮质激素受体拮抗剂治疗，螺内酯作为一线用药，而依普利酮作为选择用药。对 GRA 患者，推荐用小剂量肾上腺糖皮质激素治疗以纠正高血压和低血钾。其他药物如 CCB、ACEI、ARB 仅有在少数原醛症患者中使用的报道，一般认为它们可降血压，但无明显拮抗高醛固酮的作用，醛固酮合成酶抑制剂在将来可能会被使用。

原醛症的治疗分手术治疗和药物治疗两个方面。腺瘤及癌及早切除为本症根治疗法，增生者手术疗效较差，仅可使血钾纠正而不能满意降压，近年来已趋药物治疗。除非难以确诊为腺瘤或增生须手术探查。

（一）腺瘤（癌）

术前必须做好准备，宜用适当低盐饮食，每日补充氯化钾 3～6 g，螺内酯每日 120～240 mg，分 3～4 次口服，待血钾正常、血压降至正常或接近正常后手术。术前准备一般需 3～4 周。一般腺瘤切除后 50%～75% 血压可恢复正常。腹腔镜手术可使患者获更快的恢复。如术后有持续性高血压者可能由于肾小动脉硬化等肾缺血所致，可进一步给予螺内酯治疗。

（二）增生

一般采用药物治疗。由于螺内酯对雄激素和黄体酮受体有部分拮抗作用，长期应用男性可出现乳房发育、阳痿，女性可出现月经失调、乳房胀感等不良反应，依普利酮为螺内酯的衍生物，可选择性作用于醛固酮受体而避免了上述不良反应。也可改用氨苯蝶啶或阿米洛利，以助保钾排钠，同时应补钾（氯化钾一日 3～6 g，分次口服）并加用降压药物，可选择钙通道阻滞药、醛固酮受体阻滞药及 α 受体阻滞药等。对地塞米松可抑制型应予地塞米松治疗，每日 1～2 mg 口服，2 周后即可降压见效。特醛症患者还可用血管紧张素转换酶抑制剂治疗。

八、预后

醛固酮瘤手术效果较好，手术后电解质紊乱可获纠正，临床症状消失，大部分患者血压降至正常或接近正常。特醛症手术后低血钾大多可被纠正，但高血压下降往往不满意。ACTH 依赖型需长期地塞米松治疗。总之，本症如能及早诊治，大多患者可获良效。

（于海龙　吕凌波）

第三节　先天性肾上腺皮质增生症

先天性肾上腺皮质增生症（congenital adrenal hyperplasia，CAH）是由于肾上腺皮质类固醇激素合成过程中某个酶的缺陷而引起的一组疾病，为常染色体隐性遗传性疾病。临床上 90%～95% 的 CAH 是 21-羟化酶缺乏造成的。

一、病理生理

正常生理情况下，肾上腺皮质以胆固醇为原料合成皮质醇、醛固酮及睾酮，此生物合成过程需要多个酶的参与，如果由于基因突变而导致某个酶的功能异常，则会引起不同程度的皮质激素合成减少而其前体物质堆积，当酶的缺陷引起皮质醇合成减少时，其对腺垂体的抑制作用减弱从而使 ACTH 分泌过多，后者刺激肾上腺皮质增生。临床表现取决于不同的酶缺陷及酶缺陷程度。若酶完全缺乏，则相应激素分泌绝对不足，治疗不及时往往导致死亡。若酶缺乏不完全，肾上腺仍能合成一定量的皮质激素，首发症状可在 15 岁以后才出现，称为晚发型。如皮质醇减少可引起肾上腺皮质功能不足表现，雄激素增多可引起男性化、多毛、原发闭经，盐皮质激素过多可引起高血压、低血钾。先天性肾上腺皮质增生常由于 21-羟化酶（P450C21）、11β-羟化酶（P450C11）、3β-羟类固醇脱氢酶、17α-羟化酶（P450C17）、胆固醇侧链裂解酶（P450scc）及类固醇合成快速调节蛋白（StAR）缺乏所致。

二、诊断与治疗

晚发型 CAH 患者首发症状常为卵巢功能紊乱或多毛等男性化表现，须与产生雄激素的卵巢肿瘤、肾上腺肿瘤、多囊卵巢综合征和特发性多毛等相鉴别。肾上腺皮质肿瘤除无功能的以外大多可产生皮质醇或醛固酮，少数可产生雄激素的肿瘤往往只见于女性患者，其 24 小时尿 17-酮类固醇（17-KS）明显升高，地塞米松（每日 2 mg，连用 7 日）试验能抑制 17-KS 到正常水平或抑制 50% 以上提示为增生，否则为肿瘤。地塞米松抑制试验也有助于鉴别（CAH）与多囊卵巢综合征或卵巢肿瘤，因 CAH 血浆睾酮水平可被地塞米松抑制，且肾上腺原因所致男性化的患者血中脱氢异雄酮含量增高。成年女性患者如 24 小时尿 17-KS 高达 100 mg，17-羟类固醇中度升高或正常，而临床上男性化较快者可能为癌。癌肿对地塞米松抑制试验和 ACTH 兴奋试验无反应。必须注意临床上腺癌较多见。此外，可通过肾上腺 X 线分层摄片、CT、磁共振（MRI）、B 超、肾上腺核素扫描、静脉肾盂造影、肾上腺静脉造影等方法鉴别肾上腺增生、腺瘤、癌，并予定位。

女性假两性畸形必须与男性假两性和真两性畸形鉴别，可采用口腔黏膜细胞涂片法鉴定染色体检查。性早熟生殖器巨大畸形必须与其他原因的性早熟，如体质性及下丘脑性性早熟相鉴别。本病睾丸小，后两者睾丸大，且尿17-KS仅轻度增高为特征。

（一）21-羟化酶缺乏

此型最常见，占90%~95%，在人群中患病率为1/10 000~1/15 000，男女相等。如近亲结婚则患病率增高。本病临床上可分为经典型（包括单纯男性化型、失盐型）和非经典型，后者更为常见。

1. 单纯男性化型

21-羟化酶缺乏不完全，尚有一部分活性，能合成一定量的皮质醇和醛固酮，可无失盐表现。由于21-羟化酶缺乏，使合成代谢停滞在孕酮及17-羟孕酮水平，于是转化为较多的雄烯二酮及睾酮，又因皮质醇减少，反馈抑制减弱，于是ACTH分泌增多，从而使肾上腺皮质分泌皮质醇和醛固酮功能基本获代偿，并刺激肾上腺皮质分泌更多的雄性激素（包括脱氢表雄酮等）。女性在出生时常表现为假两性畸形，有女性的生殖腺和不同程度的男性外生殖器畸形，如阴蒂增大似男性阴茎，阴唇融合而类似于男性尿道下裂，但没有睾丸。2岁以后生长明显加速，身长、体重超过一般同龄儿童，毛发肌肉较发达，音调低沉，出现痤疮，至发育年龄不出现女性青春期变化，无月经。男性在出生时常无症状，易漏诊，1岁左右起可出现外生殖器阴茎部分假性早熟现象，易勃起、肌肉发达、阴毛生长及生长加速等。但因为垂体促性腺激素受抑制，所以至发育期睾丸仍相对小于正常，无精液和精子。患者不论男女，骨骺融合均较早，故最终身高较矮。成人期起病者主要为女性男性化（男性女性化极罕见，大多由于肾上腺肿瘤引起，且以癌多见），女性患者表现为男性变态性心理及性生理转变为男性，对男性或爱人兴趣减少，性欲消失，性器官乳房、卵巢及子宫均萎缩，月经减少或闭经，肌肉渐发达，喉结增大，音调低沉，皮肤增粗且有色素沉着，体毛、阴毛增多，甚至长胡须，阴蒂肥大。本病实验室检查可见血ACTH、17-羟孕酮、睾酮、雄烯二酮增高。孕酮及17-羟孕酮可经肝脏代谢形成孕三醇从尿中排泄，故24小时尿孕三醇可达31 μmol（10 mg）以上［正常<6.2 μmol（<2 mg）］。孕三醇是17-生酮类固醇（KGS）的一种，故24小时尿生酮可升高，24小时尿17-酮类固醇也升高。

2. 失盐型

由于21-羟化酶完全缺乏，孕酮及17-羟孕酮的21-羟化作用皆受障碍，醛固酮和皮质醇合成均明显减少，且积聚的孕酮具有拮抗醛固酮作用，经肾脏大量丢失钠。本型除男性化表现外，失盐症状显著，出现失钠、失氯、失水、血钾升高、代谢性酸中毒，血压下降、低血糖、皮肤黑色素沉着等慢性肾上腺皮质功能不全症群，也可能在出生后第1周即出现症状，患儿拒食、呕吐、腹泻、淡漠、脱水及败血症样表现。在应激情况下可出现急性危象，如不及时治疗常导致死亡。

3. 非经典型

该类型患者的酶活性降低较轻，可为正常人的20%~50%，其临床症状轻微，女性患者可表现为痤疮、多毛、原发性或继发性闭经、不育，类似于多囊卵巢综合征。极少数女性患者可无明显症状，常在行不育症的检查时偶然发现。近年来对非经典21-羟化酶缺陷症引起重视，基础的17-羟孕酮以及快速ACTH兴奋试验是较理想的筛查和辅助诊断手段。本病患者经ACTH刺激后皮质醇的升高幅度显著低于17-羟孕酮。

21-羟化酶缺陷的治疗目标因年龄而异，可采取以下措施。

（1）药物治疗。

1）糖皮质激素：应及早给予，补充皮质醇分泌不足，并通过对 ACTH 的抑制使肾上腺皮质分泌雄激素减少。开始 5～10 日剂量宜较大，以达迅速有效地抑制下丘脑—垂体—肾上腺皮质轴，1～2 周可减至维持量，维持剂量需要精确，过量可抑制生长，而剂量不足最初可致生长加速，但因骨骺过早闭合其最终身高矮小。目前还没有证据支持哪一种糖皮质激素制剂可适用各个年龄段的患者，但是对于青春期前的患者，应选用氢化可的松，剂量一般为 $10～15\ mg/m^2$，分 3 次服用，传统用法是在夜间给予最大剂量以达到对肾上腺皮质功能较大的抑制，然而也有报道认为可在早上给予大剂量，可达到同样的抑制效果。使用过程中应监测生长速度、骨龄、血 17-羟孕酮、睾酮等。已停止生长的成人可继续使用氢化可的松，或为方便起见，选用泼尼松（每日 5～7.5 mg）或地塞米松（每日 0.25～0.5 mg）。

当有应激情况时 ACTH 释放增多，皮质激素须相应增加 2～3 倍，如有严重应激，可增加 5～10 倍剂量。女性患者及失盐型者须终身服药，男性患者主张服药至骨骺完全融合，睾丸发育成熟，但中断治疗存在一定危险性，而且血中 ACTH 连续过强地对肾上腺不断刺激，有可能诱发肾上腺肿瘤。对于治疗后症状已缓解的非经典型患者，可予停药。

2）盐皮质激素：对失盐型须应用盐皮质激素，常用 9α-氟氢可的松，出生后第 1 年的剂量为 $150\ \mu g/m^2$，同时需要补充盐。所需氟氢可的松的剂量随年龄增长而降低，到青春期及成人阶段，一般剂量为 $50～100\ \mu g/m^2$，甚至部分患者可停药。监测血压和血浆肾素活性来调整剂量，如肾素活性受抑制提示剂量过大。

除上述药物外，目前正在研究中的药物有 CRH 拮抗药 Antalarmin、雄激素拮抗剂氟他胺、芳香化酶抑制剂睾内酯等，今后是否能用于临床还有待研究结果。

（2）手术治疗。女性假两性畸形须做矫形手术，对于低阴道总汇者，一般于 2～4 岁时进行，包括会阴重建、阴道成形术及阴蒂肥大修复，手术不宜太早，以免复发，也不宜过晚，以免影响性心理。单阴蒂肥大如经激素治疗后有效，可不切除。如果未能早期手术治疗，可在青春期进行。

本病为常染色体隐性遗传疾病，可在妊娠 10～12 周进行绒毛膜活检进行胎儿 DNA 分析作出产前诊断，对于确诊为 21-羟化酶缺陷的女性胎儿，是否给予孕妇产前治疗仍有争议，支持者认为产前治疗可以阻止女性胎儿外阴男性化、减少矫形手术及减少男性化带来的心理影响，而反对者则认为目前还没有足够的证据来判断产前治疗的长期后果。目前，美国内分泌学会的指南建议对于产前治疗仍属于试验性质，应获伦理审批后再进行。

（二）11β-羟化酶缺乏

11β-羟化酶缺乏症约占所有 CAH 的 7%，是 CAH 的第 2 位病因，由编码该酶的 CYP1181 基因突变引起，该基因位于第 8 号染色体上（8q21），突变可发生于全部 9 个外显子上，导致 11β-羟化酶活性部分丧失或几乎全部丧失，少数病例表现为轻度活性缺失。由于 11β-羟化酶缺乏，11-去氧皮质酮及 11-去氧皮质醇增多，皮质醇、醛固酮减少，ACTH 增加，雄激素增多，临床上表现为：①女性患者出现多毛等男性化表现，但仍有正常的月经；②慢性肾上腺皮质功能减退的表现，这是由于皮质醇、醛固酮减少所致；③由于 ACTH 增多，皮肤黏膜等色素沉着；④由于去氧皮质酮及去氧皮质醇具有储钠、增加血容量、排钾作用，其可引起高血压、低血钾，并抑制血浆肾素活性，高血压也是该类型 CAH 区别于 21-羟化酶缺陷的特征；⑤由于 11-去氧皮质醇在肝脏代谢形成四氢化合物 S，其 C17 及其侧链有二羟丙酮的结构，患者尿 17-羟类固醇增多；⑥尿孕三醇增多，这是由于 17-羟孕酮在肝内形成孕三醇随尿排出。

此型用糖皮质激素治疗以抑制过高的 ACTH 分泌和过多去氧皮质酮积聚，可使高血压下降，治疗后血浆肾素活性由抑制转为正常范围，与治疗 21-羟化酶缺陷相比，所需的糖皮质激素的剂量大，在某些病例还需要同时使用抗高血压药物。

（三）17α-羟化酶缺乏

该类型的 CAH 罕见，是由编码 17α-羟化酶的基因突变造成的。17α-羟化酶在肾上腺皮质和性腺合成类固醇激素的细胞中结合在内质网上，该酶既具有 17α-羟化酶的活性，也具有 C17、C20 裂解酶的活性，其羟化酶活性为合成皮质醇和性激素所需，而裂解酶活性仅为合成性激素所需。常见的 17α-羟化酶的基因突变影响该酶的双重酶活性，因此导致肾上腺和性腺功能均低下。

由于 17α-羟化酶缺乏，11-去氧皮质酮、皮质酮的分泌增多，皮质醇分泌减少，雄激素及雌激素的合成均受阻，而 ACTH 增多。

临床及实验室检查特点如下。

（1）由于皮质醇减少，患者有慢性肾上腺皮质功能不全综合征。

（2）由于性腺合成性激素明显障碍，血睾酮及雌二醇均减少，造成男女性别分化均较差，呈高促性腺激素性性腺功能低下。女性有原发性闭经、第二性征缺如，男性外生殖器呈女性型或假两性畸形，输精管可有不同程度的发育。

（3）由于 11-去氧皮质酮和皮质酮过多，引起潴钠排钾，患者可有高血压、低血钾、碱中毒，并因此而抑制肾素及醛固酮的分泌。但患者醛固酮水平可高可低，也可正常。凡有原发性闭经、高血压、低血钾，而尿醛固酮减少的患者要考虑 17α-羟化酶缺乏。

（4）尿 17-羟皮质类固醇、17-酮类固醇及 17-KGS 均减少，而皮质酮及 11-去氧皮质酮代谢物四氢皮质酮及四氢去氧皮质酮大量增加。

（5）黄体酮及其代谢产物孕二醇增多，而 17-羟孕酮及其代谢产物孕三醇减少。

（6）血中性激素水平低下导致腺垂体分泌 FSH、LH 增加。

此型用糖皮质激素替代治疗，可降低血压、恢复血浆肾素活性。在治疗过程中可能产生暂时性急性肾上腺盐皮质激素缺乏症，须及时补充 9α-氟氢可的松。另外，从青春期开始应补充相应的性激素。

（四）3β-羟类固醇脱氢酶缺乏（3β-HSD）

该类型少见，是由于编码 3β-羟类固醇脱氢酶 2 型的基因 HSD382 突变造成的，该基因主要在肾上腺和性腺表达，该酶催化肾上腺类固醇激素合成的 3 个关键反应，包括孕烯醇酮转化为黄体酮、17-羟孕烯醇酮转化为 17-羟孕酮以及脱氢异雄酮转化为雄烯二酮，因此该酶的缺陷会导致皮质醇、醛固酮及雄激素的合成均受阻。

3β-HSD 的临床表现从轻微至严重，严重者该酶的活性完全丧失，婴儿期以失盐起病，轻者尚保留部分酶活性，失盐不明显，临床表现可较晚出现，女性因脱氢异雄酮增多，可有男性化，如多毛。男性则生殖器分化发育不全，有尿道下裂、隐睾、乳房发育等。

除临床表现外，3β-HSD 的诊断通常可检测血中的孕烯醇酮、17-羟孕烯醇酮及脱氢异雄酮，该 3 种激素水平显著升高，可被外源性地塞米松抑制而 ACTH 刺激后又增高。检测基因型可发现基因突变，部分患者仅有轻微的生化改变而没有基因突变，鉴别时可检测基线及

ACTH 刺激后的 17-羟孕烯醇酮及 17-羟孕烯醇酮与皮质醇的比值。

治疗可给予糖皮质激素、盐皮质激素及青春期开始给予性激素替代。

（五）类脂质性先天性肾上腺皮质增生（LCAH）

LCAH 非常罕见，属于所有 CAH 中最严重的类型，由胆固醇侧链裂解酶（P450 cholesterol side-chain cleavage enzyme，P450scc）或类固醇合成快速调节蛋白（steroidogenic acute regulatory protein，StAR）的突变造成，P450scc 缺乏致胆固醇不能转化为孕烯醇酮，而 StAR 缺乏使胆固醇不能转运进入线粒体，因此在 LCAH，其皮质醇、醛固酮和性激素合成都有障碍，并且大量胆固醇沉积在肾上腺皮质。由于正常的 P450scc 和 StAR 对于睾丸和卵巢的性激素合成也是必需的，LCAH 患者的睾丸和卵巢合成功能也受损，并出现胆固醇沉积。

LCAH 临床表现包括盐皮质激素缺乏、糖皮质激素缺乏、性激素缺乏以及由于脂质堆积对性腺的损害。XX 女性在出生时性器官分化正常，而 XY 男性性分化异常。

治疗包括给予糖皮质激素、盐皮质激素及青春期开始给予性激素替代。

（孔　媛　罗　杰）

第六章　脂质代谢性疾病

脂质代谢性疾病是脂肪酸及其衍生物代谢障碍所致的一类代谢性疾病，主要包括血脂谱异常症和脂肪营养不良症等。

全身性肥胖是长期能量代谢正平衡的后果，主要包括单纯性肥胖（原发性肥胖、普遍性肥胖、营养性肥胖）和继发性肥胖两类。不良生活习惯等导致病理性肥胖和非酒精性脂肪肝病。糖脂代谢密切联系，相互影响，故糖尿病伴有脂肪代谢紊乱；同样，脂质代谢异常累及碳水化合物代谢，并进一步引起一系列能量代谢异常、2型糖尿病、代谢综合征等，其流行已经成为社会公共卫生问题。糖脂代谢密切联系的另一个典型例子是继发性肝糖原累积症，原发性肝糖原累积症是先天性碳水化合物代谢障碍性疾病，而继发性肝糖原累积常见于Mauriac综合征（糖原生成性肝病、糖尿病相关性糖原累积性肝大）和代谢综合征等，代谢综合征中的各组分有协同作用，同时合并多种异常时，发生心血管疾病的危险性更大。

第一节　成年肥胖症

肥胖是指体内脂肪堆积过多和（或）分布异常的现象。病因未明的肥胖称为单纯性肥胖或原发性肥胖，病因明确者称为继发性肥胖。WHO将体重指数（BMI）在 $25 \sim 29.9$ kg/m^2 者定为1度肥胖或超重；BMI在 $30 \sim 39.9$ kg/m^2 者定为2度肥胖；BMI $\geqslant 40$ kg/m^2 者定为重度肥胖或3度肥胖。2004年中华医学会糖尿病学分会建议，肥胖的诊断暂按中国肥胖问题工作组的中国人超重及肥胖建议的诊断分割点。以BMI为标准，我国正常人的BMI在 $18.5 \sim 23.9$ kg/m^2 以下， $\geqslant 24$ kg/m^2 为超重， >26 kg/m^2 为轻度肥胖， >28 kg/m^2 为中度肥胖， >30 kg/m^2 为重度肥胖。国外对肥胖的分级标准为：轻度BMI $30.0 \sim 34.9$ kg/m^2，中度BMI $35.0 \sim 39.9$ kg/m^2，重度BMI $\geqslant 40$ kg/m^2，BMI <18.5 kg/m^2 为低体重。为方便起见，临床常以体重（BW）作为肥胖的粗略估计方法，当体内贮积的脂肪量 $\geqslant$ 标准体重的20%（不是指实际体重 $\geqslant$ 标准体重的20%）时称为肥胖。但是，"肥胖"与"健壮"是两个完全不同的体质概念。前者指体内的皮下和内脏脂肪组织增多，伴体重增加；后者是指机体的骨骼肌发达，呈"超力型"体型。如按标准体重衡量，肥胖的定义对于某些特殊个体（如健美和举重运动员）是不适用的。

一、分类

（一）肥胖的分类与分度

肥胖的分类对某些疾病的诊断和肥胖的预后判断有一定帮助。如库欣综合征为向心性肥胖；腹型肥胖者比均匀性肥胖者的预后差，常引发许多疾病，特别是心脑血管病。肥胖的类型、分度与疾病（糖尿病、高血压、血脂谱异常、冠心病等）风险的程度密切。此外，成年人在 18～20 岁如体重明显增加，糖尿病、高血压、血脂谱异常、冠心病等的发病风险明显提高；体重增加越多，风险越高。

（二）良性肥胖与代谢健康肥胖

1. 良性肥胖

良性肥胖主要指皮下脂肪组织沉积，脂肪细胞的代谢活性较低，肥胖并发症轻。研究发现，代谢健康的超重和肥胖患者，其糖尿病发病风险和患病率并没有因为代谢指标正常而降低。Twig 等评估了 33 939 名无代谢危险因素、年龄 ≥25 岁的男性糖尿病的发病率，随访 6 年。基线时，49% 的男性体重正常（BMI < 25 kg/m^2），38% 超重（BMI 25～30 kg/m^2），13% 肥胖（BMI > 30 kg/m^2）。结果显示，随访期间共出现 734 例（2.2%）新诊断的 2 型糖尿病患者。在校正年龄、糖尿病家族史、国籍、体育锻炼、空腹血糖、三酰甘油和白细胞计数后，BMI 每上升 1 个单位，糖尿病患病风险升高 10.6%（$P < 0.001$）。在代谢健康的男性中，相比体重正常者，肥胖和超重者的糖尿病患病风险比分别为 3.88 和 1.89（$P < 0.001$）。在体重正常组中，代谢健康者和肥胖者的糖尿病患病率每年分别为 4.24 例/1 000 人和 1.16 例/1 000 人（$P < 0.001$）。每增加 1 个代谢危险因素，肥胖组的糖尿病风险比体重正常组升高得更多。在合并至少 3 个危险因素的患者中，体重正常者的糖尿病每年发病率为 3.17 例/1 000 人，而肥胖者发病率每年高达 19.17 例/1 000 人。

从病理生理角度观察，有增殖性肥胖、肥大性肥胖和健康性肥胖之分。增殖性肥胖是指脂肪细胞数目增加，其特点是肥胖从儿童期开始，青春发育期进一步加重肥胖。脂肪主要堆积在身体的外周，故又称周围性肥胖，到成年可同时伴有肥大性肥胖。肥大性肥胖是只有脂肪细胞贮积脂肪量增多，但脂肪细胞数目增加不明显，其特点为肥胖常从中年时期开始，脂肪堆积在身体中央（躯干）部位，故又称中心性肥胖，其带来的不良后果比增殖性肥胖更为严重。健康性肥胖约占 30%，是指个体有超重或"肥胖样"表型，但心血管指标正常，心血管疾病的危险性似乎并未增加，减轻体重的意义未明。

2. 脂肪病

内脏脂肪堆积的后果严重，是 2 型糖尿病、血脂谱异常、代谢综合征和心血管病的直接致病因素，故称为脂肪病。当采用连续变量分析危险因素时，肥胖组中的代谢健康肥胖者和合并 3 个代谢性危险因素的肥胖者糖尿病风险均升高超过 3 倍。该研究与其他研究的不同之处在于将代谢健康肥胖定义为无其他危险因素，而其他研究将合并 1～2 个危险因素的人群也归为代谢健康。此外，该研究调查人群的基线年龄比较年轻，因此未来更有可能合并更多的危险因素。既往研究并未采用连续变量分析法来严格校正各种危险因素，这种校正对年轻成人的研究十分重要。因此，无论 BMI 如何，超重和肥胖均导致糖尿病风险升高，在健康代谢正常的年轻肥胖成人患者也是如此，从而否掉了所谓良性肥胖或代谢健康肥胖之说。

内脏肥胖的致病性来源于内脏脂肪细胞分泌的脂毒性细胞因子，目前发现，除了脂联素外，其他大多数脂肪因子可致病，引起心脏血管病变、组织炎症和一系列并发症。内脏肥胖的另一个重要特点是相关病变。与皮下脂肪组织相比，内脏脂肪组织的血管内皮细胞依赖性扩张受损，导致缺血、炎性因子和致病性脂肪因子分泌。

白色脂肪从激素原或微营养素生成类固醇激素，肥胖与饮食、循环激素水平和细胞因子有关，外周和腹部脂肪沉积表达前激素转换酶，生成的活性激素调节核受体和转录因子作用，因此，激素依赖性调节控制了特异性脂肪沉积基因的表达，造成外周组织与腹部组织的脂肪沉积差异。

二、病因与发病机制

单纯性肥胖的病因和发病机制尚不完全清楚，其主要原因是摄入的能量大于消耗的能量，但遗传因素不可忽视。脂肪细胞来源于成纤维细胞的分化。正常成人约有 350 亿个脂肪细胞，每个脂肪细胞含 $0.4 \sim 0.6\ \mu g$ 三酰甘油。重度肥胖者的脂肪细胞数目可增加至正常的 4 倍，而每个脂肪细胞的含脂量也相应加倍，因此，重度肥胖者的体脂含量可达到正常人的 10 倍。肥胖者体内过多的脂肪具有浸润作用，导致脂肪肝、血脂谱异常、糖尿病和动脉粥样硬化等。一般认为，人类的种族易患性、肥胖基因和肥胖相关基因变异（突变与多态性）以及个体的代谢类型（食欲、消化吸收功能、睡眠质量和代谢效能）是单纯性肥胖的发病基础，而不良生活方式（体力活动过少和能量摄入过多）为发病的必要条件。流行病学调查表明，多数单纯性肥胖者有家庭发病倾向，肥胖父母所生子女中，患单纯性肥胖者比父母双方体重正常者所生子女高 $5 \sim 8$ 倍，但多数单纯性肥胖并非肥胖基因或肥胖相关基因变异所致。从大样本肥胖人群的调查中发现，约有 250 个基因或表达序列标志（EST）的功能与肥胖有关，其中有些基因的生物学行为可能在肥胖的发病中起了关键作用（主效基因），而另一些基因所起的作用相对较弱。

（一）基因变异导致的肥胖

单基因突变所致肥胖的特点是具有明确的遗传性，肥胖发生年龄早、进展快、肥胖程度重和并发症多。

1. 肥胖基因突变

肥胖基因（ob）位于第 6 号染色体上，与 Pax4 非常接近，同时紧靠限制性片段长度多态性标志 D6RCK13。肥胖基因由 3 个外显子和 2 个内含子组成，编码 4.5 kb 的 mRNA，由外显子 2 和 3 编码的蛋白产物为瘦素。瘦素 mRNA 含 167 个氨基酸残基组成的开放性阅读框架。瘦素由白色脂肪组织分泌，其分泌呈脉冲式，并具有昼夜节律。瘦素通过与其受体（有 4 种异构受体）结合而发挥生理作用。将体内脂肪贮存的信息传送到下丘脑和弓状核饱食中枢，减少神经肽 Y 的分泌，摄食减少。ob/ob 小鼠有多食、肥胖、高血糖、高胰岛素血症、糖尿病、低体温和不育；而 db/db 小鼠的表型虽与 ob/ob 相同，但血瘦素水平升高。将 db/db 小鼠与野生型小鼠联体共生，则可使野生型小鼠的摄食减少而致死。由此可见，瘦素与调节摄食及肥胖发生有关。人的瘦素基因突变可引起极度肥胖。此外，瘦素基因突变还与低促性腺激素性腺功能减退症、免疫功能异常、高胰岛素血症相关，并与儿童生长发育迟缓、继发性甲状腺功能减退有一定关系。

2. 其他基因突变

POMC 基因突变可能与肥胖和肾上腺皮质功能减退有关。激素原转换酶 1 基因、MC4R 基因和 SIM1 基因突变可引起肥胖。先天性肥胖的病因很多，较常见于纤毛病、巴尔得—别德尔综合征和 Alstrom 综合征，由于这些肥胖综合征的临床表现多有重叠，诊断困难，确诊有赖于相关基因突变分析。研究发现，吻肽具有多种生理作用，主要调节生殖和性激素分泌，吻肽是联系营养和生殖功能的物质基础，可能与肥胖有重要联系。

（二）精神心理因素引起的肥胖

刺激下丘脑的腹内侧核可使动物拒食，而完全破坏这一神经核则引起多食。周围神经系统对摄食也有调节作用。神经肽的食欲兴奋性和食欲抑制性信号分别通过各自的受体途径影响和调节食欲与食量；进食足量后，通过周围神经将"饱感"信号传送到中枢神经，因而停止继续进食。神经精神方面的任何异常均可通过心理应激、精神感觉和运动功能的改变而促进食欲，导致肥胖。在悲伤或过于兴奋的情况下进食减少，说明精神因素对摄食也有调节作用。临床上，下丘脑病变易引起肥胖或消瘦。神经性贪食患者具有极度饥饿感和贪婪的食欲，患者要满足饥饿感就不停地进食，通常暴饮暴食，暴食后又引吐，这种现象与精神压抑和强迫观念有一定关系，但具体的发病机制未明。Facchinetti 等在 13 名肥胖儿童中发现，血浆 β-内啡肽升高，且不能被地塞米松抑制，推论肥胖儿童的 β-内啡肽不受 CRH 控制，而阿片类拮抗剂纳洛酮可使多食现象消失。肥胖者有胰岛素抵抗和与神经元细胞膜上的黑皮素受体 4（MC4R）作用，降低食欲和摄食量；瘦素也抑制 Agouti 相关肽的合成与分泌。

（三）激素引起的肥胖

调节摄食行为的激素很多，其中较肯定的激素是皮质醇、雌激素、食欲素与瘦素、胆囊收缩素（CCK）、CLP-1、葛瑞林和葡萄糖依赖性促胰岛素多肽（GIP）。

1. 皮质醇

单纯性肥胖者的皮质醇生成量增多，但因组织对皮质醇的清除增加，故血清皮质醇不一定升高。脂肪细胞在 11β-羟类固醇脱氢酶的作用下生成皮质醇，而且皮质醇的生成量与脂肪细胞的数量成正比，因此可出现库欣综合征样体脂分布和中心性肥胖。

2. 雌激素

青春期开始时，体脂约占体重的 20%。男性在青春期末的体脂减少到 15%，而女性则增加到 25%，成年肥胖以女性居多（特别是经产妇和口服避孕药者），提示性激素在单纯性肥胖的发病中起了一定作用。女性的体脂比例高于男性，而且其体脂的分布特殊（女性体型），绝经后体脂重新分布，多余的体脂同样积聚于内脏，故绝经后肥胖女性的心血管病和 2 型糖尿病的危险性较绝经前明显增加，说明雌激素起了重要作用。体外试验发现，雌激素对 11β-羟类固醇脱氢酶的影响具有组织特异性，雌激素降低该酶在肝、肾和睾丸的活性，但升高内脏组织前脂肪细胞的活性。因此，雌激素可增加皮下脂肪细胞的体积，抑制脂解；而绝经后因雌激素缺乏使脂解增加，纤溶酶原激活物抑制剂 1（PAI-1）减低，心血管病风险增加。

3. 食欲素与瘦素

食欲素可增强食欲，饥饿状态可上调前食欲素原表达。食欲素 A 受体（OXIR）是 G 蛋白偶联受体家族成员的一种，食欲素 B 受体（OX2R）与 OXIR 有 64% 的序列同源，两种受体存在交叉结合现象。OX1R 和 OX2R 仅存在于脑组织中，主要分布于下丘脑的"摄食中枢"，而瘦素受体主要分布于"饱食中枢"。瘦素是重要的能量调节激素。肥胖和代谢综合征患者的高胰岛素血症、胰岛素抵抗、免疫功能异常等均与瘦素抵抗有关。中枢性瘦素缺乏综合征是指下丘脑和其他脑细胞缺乏瘦素活性，导致能量代谢调节障碍；瘦素抵抗综合征通过刺激脑组织的瘦素受体和抑制食欲而降低体重，但单独用外源性瘦素并不能减低肥胖者的体重，因为肥胖者并不缺乏瘦素，相反存在瘦素抵抗。肥胖者脂肪细胞分泌的瘦素增多，后者作用于下丘脑的瘦素受体，抑制神经肽 Y（NPY）的分泌并促进 α-MSH 的释放，α-MSH 作用于 MC4-R（摄食抑制性），抑制食欲。瘦素也抑制 Agouti 相关蛋白（AGRP，α-MSH 拮抗剂）的分泌，使摄食减少，体重下降。中枢神经系统存在促进食欲和抑制食欲与摄食行为的两套调节系统。神经肽 Y、黑色素浓集素（MCH）、食欲素 A 和 B、甘丙素及 agouti 相关蛋白均为促进食欲的调节因子，而 α-MSH、CRH、胆囊收缩素（CCK）、可卡因和苯丙胺调节性转录物（CAR）、神经降压素、胰高血糖素样肽-1（GLP-1）和铃蟾肽（蛙皮素）均为抑制食欲的调节因子。

瘦素的中枢作用是调节食物摄取、能量消耗和脂肪分布，其外周作用是引起胰岛素抵抗和调节脂肪酸氧化。老龄化引起脂肪因子所致的炎症，伴有脂肪分布异常，内脏脂肪增多而皮下脂肪减少。一般在 30～50 岁体重增加，而增加的体重主要是脂肪组织，非脂肪组织（瘦组织、骨骼肌和骨骼）有所减少，棕色脂肪细胞活性下降。老年人的内脏、肌肉、肝和骨髓的脂肪组织增多。

4. "肥味"与脂肪食物摄取

目前公认舌有苦、咸、甜、酸和鲜 5 种味觉。用文字难以描述"肥味"，可能是进食多汁牛排的那种感受。目前已经找到这种基础味觉的许多证据。"肥味"（即脂肪酸受体）符合基础味觉受体的基本生理生化特征，与其他已知 5 种味觉没有重叠。

口腔和胃肠黏膜细胞表达脂肪酸化学感受器。食物中的脂肪以三酰甘油形式存在，口腔脂肪酶分解脂肪时生成游离脂肪酸。脂肪酸与受体 CD36、GPCR40/41/43/120 等结合，激活味觉细胞的延缓型调校钾（DRK）通道，产生"肥觉"。与肥胖者比较，瘦体型个体表达的脂肪酸化学感受器多，这些受体诱发细胞内 Ca^{2+} 释放，激活神经递质和相关激素分泌。摄入脂肪食物后，胃和胰腺脂肪酶分解脂肪，生成的脂肪酸再与肠神经内分泌细胞脂肪酸受体结合，刺激饱感激素释放，抑制食欲，而饱感诱导瘦素、CCK、PYY、GLP-1 等分泌。由于瘦体型者表达的脂肪酸受体明显多于肥胖者，容易产生饱感，脂肪食物摄取较少，而肥胖者因脂肪酸受体低表达，饱感反应迟钝，摄入较多脂肪食物才出现饱感，最终引起肥胖。所以，第六味觉——"肥觉"的根本调节机制在于脂肪酸受体的密度与活性，这可能是治疗肥胖与相关性疾病的新靶点。

（四）能量摄入过多引起的肥胖

不爱活动的人能量消耗减少，易发生肥胖。运动员在停止运动后、经常摄入高热量饮食、睡前进食或吸烟者在戒烟后都与单纯性肥胖的发生有关。能量摄入和能量消耗之间的平衡反映在体重上。

1. 节俭基因型

近几十年来，人类生存环境发生了巨变，这种变化远远超越了人类进化的速度和对环境的适应能力，人类的体重基本上缺乏有力的调节机制，人类生存环境的巨变必然影响到基因的表达和功能。环境因素通过"节俭基因型"和"共同土壤"导致肥胖。另外，现代文明显著减轻了体力活动的负担和能量消耗。人类进化过程中选择的"节俭"基因有利于食物充足时促进脂肪堆积和能量储存，以供天灾饥荒食物短缺时耗用。因此，具有在进食后能较多地将食物能量以脂肪形式储存起来的个体，就较易耐受长期饥饿而生存下来。这种有"节俭"基因型的个体在人类进化中有利于在逆境中生存。但是到了食品供应充足的现代社会，有"节俭"基因表达的个体就易出现肥胖、胰岛素抵抗和糖尿病；也就是说，在体力活动减少、热量供应充足的情况下，"节俭"基因转变成了肥胖和2型糖尿病的易感基因。流行病学调查表明，糖尿病、高血压、血脂紊乱、肥胖在家族中有聚集现象（代谢综合征）。"共同土壤"假设认为，这些疾病有各自不同的遗传和环境因素参与发病，但还可能有共同的遗传及环境因素基础，家族孪生子、同胞及亲属患者之间上述并发症发生的一致率高。

2. 能量摄入过多

能量消耗的去路有静息性能量消耗、热量生成和体力活动。静息性能量消耗由个体的大小和机体成分等因素确定，一般占能量消耗总量的50%～80%；热量生成用于食物的消化、吸收和体温的调节，约占10%；静息性能量消耗和热量生成是基本固定的，而体力活动所需的能量差异很大。但是，人类能量摄入和能量消耗之间的平衡主要靠个体的主观感受和行为自我控制。摄食行为容易受许多特殊食物、环境因素和心理因素的刺激，引起摄食过多。因此，个体每日的能量摄入量差异平均波动在20%～40%，而体力活动的波动更大。20世纪30年代，有研究者把一群小鼠随机分成两组：一组为限量组，喂食量为正常量的60%；另一组可以自由进食。1 000日后，限量组小鼠的骨骼还在缓慢发育生长，平均存活1 300日；而对照组小鼠6个月后骨骼全部停止生长，平均寿命仅900日，而且肥胖与肿瘤的发生率也比限量进食组高。这就是"麦卡效应"。以后的动物实验也得出相近的结论。有研究者曾做过一项动物实验：两群猴子，一群吃饱为止，另一群的进食量仅七八分饱。10年后，每餐吃饱的猴子腹部膨大，患血脂紊乱、脂肪肝、冠心病多，100只猴子只有50只存活。另一群猴子健康，精力充沛，100只中存活了88只。15年时，每顿饱餐的猴子全部死亡，高寿的猴子都在进食较少的群落中。

3. 能量密度过高

能量密度是指食物中脂肪的含量和比例，食物中的脂肪含量和比例越高，其能量密度也越大。能量密度在人类食欲和能量摄入行为的调节中起了重要作用。现代食品工业尽力提供高甜度、高能量食品，以适应人们口感需要。现代饮食的另一个问题是高脂肪。人们被脂肪的香味所诱惑，食物的能量密度相当高。

4. 代谢效能过强

机体将体外能量物质转化为自身贮存能量的效率差异很大，这种差异可理解为代谢效能。胖者和瘦者的钠钾ATP酶活性和对各种激素及环境刺激的代谢效能是不一样的，β_3-肾上腺能受体在肥胖的病因中有重要影响，可认为它是一种肥胖候选基因。静息代谢率的个体差异主要由机体中的瘦体质和遗传因素决定，此外也受甲状腺激素水平、交感神经活动性等的影响。RMR似乎是肥胖"易感因素"中最重要者。老年人往往因胰岛素抵抗和体力活动减少而导致肥胖，其中肌肉组织的胰岛素抵抗还伴有细胞线粒体功能紊乱，心肌GLUT4和解偶联蛋白-3表达降低，代谢效能明显降低，因此更易引起肥胖。糖皮质激素过多引起库欣综合征，包括了代谢综合征的所有成分，如肥胖、2型糖尿病、高血压、血脂紊乱、心血管病变等。在代谢综合征和肥胖中，虽然血清糖皮质激素水平不高或稍微升高，但更突出的表现在脂肪组织低度炎症与1型11β-羟类固醇脱氢酶（11β-HSD1，基因HSDIIB1）活性升高。113-HSD1反映了糖皮质激素在细胞内的作用强度，其活性越高，引起的炎症反应和能量—物质代谢的效应也越大。

5. 慢性炎症

慢性炎症与肥胖（如进食行为异常）的关系密切，炎症还是许多肥胖并发症（如血管病变）的主要原因。但是目前对两者的联系机制了解甚少。

6. 不安全食物

肥胖与不安全食物也有一定关系。不安全食物引起肥胖的原因是多方面的，可能主要与人为地增加食物的美感、色泽、含糖量、调味剂、食欲促进剂等有关，而要达到此目的，就很可能需要添加一些不安全的物质。

（五）疾病和药物促发的肥胖

1. 疾病导致的肥胖

疾病和药物促发的脂肪堆积属于继发性肥胖的范畴，但对理解肥胖的发病机制很有帮助。神经精神疾病、下丘脑疾病、库欣综合征、慢性酒精中毒是继发性肥胖的常见原因，这类疾病的共同特点是下丘脑功能紊乱，可能通过摄食、食欲和其他一些未知因素促进了肥胖的发生与发展。此外，进行腹膜透析的患者易发生肥胖，而肥胖又促进肾功能恶化。流行病学资料显示，患过先兆子痫的妇女以后易发生心血管病，因先兆子痫常与糖尿病、高血压、血脂紊乱、肥胖和代谢综合征相联系。研究表明，母乳喂养可在一定程度上预防肥胖的发生，这可能与母乳含有一些特殊的营养成分有关。

2. 药物导致的肥胖

许多药物可引起肥胖，各种药物导致肥胖的发生机制不同。

（六）妊娠期肥胖与血脂谱异常症

妊娠期高三酰甘油血症是诱发急性胰腺炎的重要原因，发病率高达10%～50%。胰酶水解三酰甘油所形成的游离脂肪酸可诱导炎症过程，发生胰腺炎后的病情和并发症往往比一般胰腺炎更严重。因为担心调脂药物的不良反应和对胎儿的不利影响，许多家族性高胆固醇血症妇女计划妊娠时，停用调脂药物。目前关于他汀类药物的致畸研究很少，而高胆固醇血症对孕妇和胎儿（致动脉硬化）的影响是肯定的，而调脂药物有一定的预防作用。因而应进一步研究，以确定两者的利弊关系，指导治疗。有学者认为，当一些不良因素（如尼古丁）作用于胎儿时，许多疾病（如代谢综合征）被程序化。因而，吸烟孕妇分娩的胎儿容易在成年后发生某些代谢性疾病。

妊娠期的血脂呈生理性升高，但三酰甘油和胆固醇的水平分别不应超过332 mg/dL和337 mg/dL，妊娠期的血脂谱异常主要有两种情况：超生理性高脂蛋白血症，三酰甘油在1 000 mg/dL以内，而且受饮食的影响较明显，但分娩后有可能进展为持续性血脂谱异常症；重症高脂蛋白血症，三酰甘油超过1 000 mg/dL，主要包括异常β脂蛋白血症、部分脂蛋白脂酶缺陷症。正常妊娠使胰岛素的敏感性下降60%，妊娠期肥胖产生的胰岛素抵抗显然更为严重，因而妊娠期肥胖是代谢综合征的危险因素。加拿大国家健康预防部专家建议：

①妊娠前接受正规健康检查，并对肥胖者进行减肥教育和干预，使 BMI 控制在 30 kg/m²，争取达到 25 kg/m²；②BMI 的计算应以妊娠前的身高和体重为标准，> 30 kg/m² 者定为肥胖；③肥胖者接受医学咨询，并进行体重和营养指导（Ⅱ-2B）；④告知肥胖风险，如心血管疾病、肺部疾病、妊娠高血压、妊娠糖尿病和阻塞性呼吸困难等，而坚持运动可减少风险；⑤告知胎儿先天性畸形的风险增加，并接受适当的医学筛选检查；⑥于第 2 个三月期（20~22 周）考虑肥胖相关产科问题与对策；⑦由于剖宫产的概率大，自然分娩的可能性下降；⑧产前与麻醉师商议手术方案与麻醉问题（Ⅲ-B）；⑨评估静脉血栓栓塞风险，必要时进行干预性预防。

通常情况下，皮下脂肪组织（SAT）被认为是一种保护性脂肪，而内脏脂肪（VAT）被认为是一种致病性脂肪。但事实上，不论是 SAT 还是 VAT 均具有保护和致病作用及独立的生理意义。过多能量主要以 SAT 方式贮存，但 SAT 的生成有限，当超过其能量贮存能力时，脂肪细胞变得肥大而导致缺氧、细胞免疫和激素/细胞因子分泌紊乱。能量代谢过度旺盛（能量溢流）表现为血清游离脂肪酸（FFA）水平升高，心包、血管和心肌脂肪沉积，引起动脉粥样化和心血管病，因此 VAT 增多只是 SAT 代谢异常的一种表现。脂毒性游离脂肪酸进入非脂肪组织（肝、骨骼肌、心肌、胰腺），引起糖尿病、高血压、血脂谱紊乱，间接导致心血管病。SAT 的能量溢流加剧 VAT 积蓄，进一步恶化脂肪代谢紊乱与心血管病。

三、病理

肥胖相关性肾病（ORG）的病理改变主要表现为肾小球体积增大，伴或不伴局灶节段性肾小球硬化。肾小球肥大伴肾小球血管密度降低可能是 ORG 的组织学特征性表现。电镜下主要改变为足细胞肿胀、微绒毛化和足突融合。根据病理改变特点，可将 ORG 分为肥胖相关性肾小球肥大症（OB-GM）和肥胖相关性局灶节段性肾小球硬化症（OB-FSGS）。

OB-GM 仅见肾小球体积增大，而无球性或节段性肾小球硬化，肾小管及肾间质病变轻，小动脉正常或呈轻至中度玻璃样变，免疫荧光检查常阴性。OB-FSGS 除肾小球体积增大外，还有局灶节段性肾小球硬化、FSGS，OB-FSGS 表现与特发性 FSGS 相似，在肾小球病变节段上可有 IgM 和 C3 沉积。电镜下，ORG 患者上皮细胞足突融合和微绒毛化不明显，脏层上皮细胞胞质内可见较多脂质及蛋白吸收滴。与特发性 FSGS 相比，ORG 患者局灶节段硬化的出现较肾功能损伤更早，肾小球硬化程度较轻，足细胞消失较少，肾小球肥大更多。ORG 早期起病隐匿，患者多无临床症状，可仅表现为微量蛋白尿，随病情进展，微量蛋白尿逐渐发展为肾性蛋白尿，极少数表现为肾病综合征，约 1/4 的患者可出现镜下血尿。

四、临床表现

（一）体重增加

1. 症状与体征

喜欢吃肥肉、甜食、油腻食物或啤酒者易于发胖。睡前进食和多吃少动为单纯性肥胖的常见原因。单纯性肥胖者的体重增加缓慢（女性分娩后肥胖除外），短时间内快速发胖应多考虑为继发性肥胖。一般轻、中度单纯性肥胖无自觉症状，重度肥胖者则有不耐热、活动能力减低，甚至活动时有气促，睡眠时打鼾。有的可并发原发性高血压、糖尿病、痛风等。约 1/2 的成年肥胖者有幼年肥胖史。吸烟者在戒烟后往往有体重增加趋势。能量代谢正平衡的结果是剩余的能量以白色脂肪的形式蓄积在体内。在 2 型糖尿病中，肥胖被认为是重要的环境因素，也是发展中国家糖尿病患病率急剧攀升的主要原因。头向后仰时，枕部皮褶明显增厚。胸部圆，乳腺因皮下脂肪厚而增大。站立时腹部前凸出于胸部平面，脐孔深凹。短时间明显肥胖者，在下腹部两侧、双大腿、上臂内侧上部和臀部外侧可见紫纹或白纹。儿童肥胖者的外生殖器埋于会阴皮下脂肪中，阴茎变小变短。手指和足趾粗短，手背因脂肪增厚而使掌指关节骨突处皮肤凹陷，骨突不明显。

2. 肥胖类型

肥胖有 3 种类型：①中心性肥胖，多见于男性，故又称为男性肥胖或腹部肥胖，多余的白色脂肪主要分布于腹内，尤其是腹部皮下、网膜和内脏器官；②周围性肥胖，多见于女性，故又称为身体下部肥胖或女性肥胖，多余的白色脂肪主要分布于髋部、大腿和下部躯干的皮下；③混合性肥胖，兼有中心性肥胖和周围性肥胖的特征。中心性肥胖者发生代谢综合征、糖尿病、高血压、血脂谱异常、冠心病和脑血管病的风险明显高于周围性肥胖和混合性肥胖者。

（二）高胰岛素血症和胰岛素抵抗

严重而长期的肥胖引起肥胖相关并发症，如臀部、腋部和大腿内侧皮肤变得粗厚而多皱褶，形如黑棘皮病。长期肥胖可合并高血压、代谢综合征、血脂谱异常、糖耐量异常与糖尿病、高胰岛素血症、冠心病、脑血管病、特发性颅高压、白内障、睡眠呼吸暂停综合征、脂肪肝、胆石症、胰腺炎、骨关节病、高尿酸血症与痛风等。当并发这些疾病时，可有相应的临床表现。肥胖少动者易进展为高血压，这类休息方式所花的时间越长，高血压的进展越快，反过来又加重肥胖。肾移植患者在术后易发生肥胖（移植后肥胖）。C 型肝炎因氧化应激等原因易发生肥胖和代谢综合征。精神性疾病易发生肥胖和代谢综合征。如青少年时期为低体重或消瘦，成年后肥胖者发生代谢综合征和心血管不良事件的风险更大。代谢综合征是肥胖的发展结果，其中肥胖后的异位脂肪沉积是导致胰岛素抵抗和 2 型糖尿病的重要原因。

肥胖患者存在高胰岛素血症和胰岛素抵抗，胰岛素调节外周组织对葡萄糖的利用率明显降低，周围组织对葡萄糖的氧化、利用障碍，胰岛素对肝糖生成的抑制作用降低，游离脂肪酸（FFA）升高，刺激 p 细胞分泌胰岛素增多而产生高胰岛素血症，并损害胰岛 p 细胞功能；FFA 可明显抑制 β 细胞对葡萄糖刺激的胰岛素分泌；FFA 升高可能使胰岛 β 细胞中脂酰辅酶 A 升高，后者为三酰甘油合成的原料，胰岛 β 细胞中脂质增加影响胰岛素分泌功能。高胰岛素血症降低胰岛素与受体的亲和力，胰岛素作用受阻，引发胰岛素抵抗，需要 β 细胞分泌和释放更多的胰岛素，又引发高胰岛素血症，如此形成糖代谢紊乱与 β 细胞功能不足之间的恶性循环，最终导致 β 细胞功能严重缺陷。

肥胖引起胰岛素抵抗的机制与炎症、线粒体功能紊乱、高胰岛素血症和脂肪毒性有关。肥胖也通过 RAAS、交感神经系统和代谢紊乱导致高血压。

（三）异位脂肪储积

肥胖者的过多脂肪可发生脂肪异位储积，异位脂肪储积于肝、肌肉、脾、胰腺和其他内脏器官，大量皮下脂肪和异位储积的脂肪在脂肪细胞因子和内分泌激素的作用下，脂解增加，血三酰甘油升高，肝游离脂肪酸释放增多，最终引起胰岛素抵抗、2 型糖尿病和代谢综合征。内脏脂肪蓄积引发胰岛素介导的葡萄糖清除率明显降低，促进胰岛素抵抗，导致脂代谢紊乱和高血压，这些代谢异常紧密联系，互为因果，在一定时期出现糖耐量减低或糖尿病。严重肥胖患者的骨骼肌积聚有大量的三酰甘油（IMCL），发生心血管病的风险急剧增加。发生肥胖后，肥胖脂肪组织的单核细胞转化为 1 型巨噬细胞，产生炎性细胞因子，脂肪滴中的蛋白含量降低，脂肪酸沉积减少而游离脂肪酸增高和脂肪炎症防御体系激活；ULK1 为细胞自噬的调节因子，激活脂肪炎症；脂质氧化诱导线粒体功能亢进，这种现象在肌肉、肝和棕色脂肪组织最明显，生成的大量 ATP 抑制线粒体功能，灭活 AMPK，降低胰岛素介导的葡萄糖摄取，以减少 ATP 生成。此外，高胰岛素血症也引起胰岛素抵抗和高血压。肥胖引起胰岛素抵抗、抑郁症、睡眠呼吸暂停、低睾酮血症、骨关节病等，这些并发症均与肥胖形成恶性循环，进一步加重肥胖和并发症，这是临床上肥胖治疗困难的重要原因之一。

（四）2 型糖尿病

肥胖是 2 型糖尿病的重要环境因素。流行病学研究显示，肥胖、体力活动不足是 2 型糖尿病的危险因素，肥胖和超重是发展中国家糖尿病患病率急剧攀升的主要原因。胰岛素抑制肝糖生成作用降低，FFA 升高，进而引起高胰岛素血症，损害胰岛 β 细胞功能。胰岛素作用受阻，引发胰岛素抵抗，糖代谢紊乱与 β 细胞功能不足的恶性循环导致 β 细胞功能严重缺陷和 2 型糖尿病。

（五）代谢综合征

许多代谢综合征患者存在肥胖、营养过剩、脂肪过度堆积。脂肪在胰岛细胞堆积导致 β 细胞分泌功能受损；脂肪在骨骼肌和肝脏堆积引起胰岛素抵抗。肝脏脂肪过多可导致血脂谱异常，血脂升高又可导致血栓形成和炎症状态。肥胖还可致高血压。营养过剩可迅速诱导氧化应激和炎症反应，产生过多的过氧化物，后者与核内转录激活因子（NF-κB）结合，减少NF-κB 抑制分子（IκB）表达，激活激活蛋白-1（AP-1）和早期生长反应基因-1（Egr-1）的表达。

（六）血脂谱异常

肥胖是血浆胆固醇升高的重要因素。体重增加可以促进肝脏合成载脂蛋白 B，LDL 增加；肥胖也增加胆固醇合成，抑制 LDL 受体合成。肥胖患者容易发生异位脂肪储积，在脂肪细胞因子和内分泌激素的作用下，脂解增加，血三酰甘油升高，肝游离脂肪酸释放增多。

（七）肥胖相关性肾小球病

有研究者在高血压检测及随访研究（HDFP）中对 5 897 名成人高血压患者随访 5 年，发现肥胖的高血压患者慢性肾病（CKD）发生率高达 34%，排除糖尿病影响因素后，超重和肥胖仍与 CKD 发病率明显相关。美国 CKD 发病原因的荟萃分析表明，约 24.2% 的男性和 33.9% 的女性 CKD 患者发病与肥胖相关。研究发现，超重或肥胖者更易于出现蛋白尿、高血压肾病、糖尿病肾病、局灶节段硬化性肾病、尿酸盐或草酸盐结石、肾细胞癌等。随着病情进展，超重或肥胖患者更快进入终末期肾功能不全。反之，减肥后上述病情可获得缓解。由此可见，肥胖不仅仅是 CKD 发生的危险因素之一，同时也加速了 CKD 病情进展，故将肥胖引起的一系列肾脏改变命名为肥胖相关性肾病（ORG）。ORG 多见于成年肥胖患者，男性多于女性，老年及儿童肥胖者也可发病。近年来，中国人 ORG 的发病率呈现快速上升趋势。肥胖对肾的影响包括功能性和器质性两个方面，功能性影响主要是肾小球高灌注和肾小球高滤过。器质性影响主要表现为局灶节段性硬化、肾小球体积增大、系膜增生和足细胞功能改变与足突融合。二者相互联系，共同促进 ORG 的发生发展。研究显示，内脏脂肪堆积，尿蛋白排泄增加同时伴随肾小球率过滤升高，提示血流动力学异常在肥胖导致的肾损伤中起着关键作用。

1. 发病机制与病理

肥胖患者血流动力学发生改变，压力过高导致肾小球体积增大、肾小球毛细血管袢扩张、肾小球滤过膜及相关分子结构发生相应变化，引起肾小球肥大、超滤，最终导致蛋白尿。ORG 的发病机制迄今仍不甚明了，可能与下列因素有关。

（1）胰岛素抵抗及高胰岛素血症：肥胖患者机体脂肪贮存过量，脂肪降解加剧，释放大量游离脂肪酸进入门静脉系统，阻碍肝脏摄取和灭活胰岛素，导致肝脏糖利用和糖原异生障碍，最终循环胰岛素的浓度增加。

另外，脂肪组织还可以释放 TNF-α 和 IL-6 等细胞因子，共同作用导致胰岛素受体表达下调而产生胰岛素抵抗，肥胖加重而致肾损伤。

（2）脂肪细胞因子异常：体重增加时，脂肪堆积，脂代谢异常，脂肪组织合成和释放多种脂肪细胞因子，引起高瘦素血症、低脂联素血症、游离脂肪酸增加等，从而导致胰岛素抵抗，肾脏足细胞消失融和，或因脂质代谢异常触发炎症反应，这些均直接或间接造成肾结构和功能损害。

（3）肾血流动力学变化：体重增加致使每个肾单位的工作量增加，肾小球高灌注及毛细血管内压力上升，导致肾小球超滤。同时肾素—血管紧张素—醛固酮系统（RAAS）激活及交感神经兴奋也造成血流动力学异常，引起肾高灌注、高滤过和肾损伤。

（4）RAAS 激活与高血压：①高瘦素血症、高胰岛素血症和胰岛素抵抗；②内脏脂肪使肾门和（或）肾实质受挤压而出现肾前性缺血；③内脏脂肪合成血管紧张素 1 型受体增加；④脂肪细胞分泌血管紧张素原、肾素、血管紧张素转换酶在内的 RAAS 系统的其他物质，刺激醛固酮分泌。脂肪组织还分泌 AT-4 受体，局部分泌 AT-2 和其他血管紧张素多肽，RAAS 系统激活，可直接或间接导致肾损害。

（5）炎症反应：肥胖与系统性炎症有关，但其分子机制尚不清楚，可能与脂肪组织分泌 C 反应蛋白（CRP）、TNF-α、IL-6、巨噬细胞移动抑制因子增多和脂联素减少有关。脾切除术加剧了高脂饮食患者肾脏和高血压所致的炎症反应。肥胖导致的慢性轻度全身性炎症和氧化应激促进全身代谢紊乱，炎症标志物和细胞因子（瘦素、C 反应蛋白、TNF-α、IL-6 和 MIF）升高，而抗炎的脂联素降低。同时，肾内交感神经系统和肾素—血管紧张素—醛固酮系统激活，加上血流动力学改变，出现肾小球高压力、高灌注、高滤过现象。肾小球肥大，可伴有局灶节段性肾小球硬化，单纯肾小球肥大者病理表现为肾小球体积普遍增大，系膜区增宽不显著，但可见肾小球血管袢内皮细胞肿胀，甚至泡沫样变性，节段性基底膜增厚，小灶性小管萎缩和纤维化或肾间质炎症细胞浸润。肾小球节段型硬化区 IgM 和 C3 沉积，足细胞肥大，足细胞密度减少，足突融合和足细胞间隙增宽。此外，ORG 患者存在肾间质肥大细胞数量增多，其主要分布在肾小管周围间质纤维化处及肾小球球囊周围，其数量与体重指数（BMI）、血压、肾小管损伤及肾功能恶化之间存在显著相关性，表明肥大细胞参与了 ORG 的发生和发展过程。严重肥胖患者出现大量蛋白尿，BMI≥28.0 kg/m²；肾小球体积增大，伴或不伴局灶节段性肾小球硬化（FSGS）。病变初期仅见微量白蛋白尿，肾小球滤过率（GFR）正常或增高，继而呈现中至大量蛋白尿，GFR 逐渐下降，血清肌酐增高，并缓慢进展到终末期肾衰竭。

2. 临床表现

ORG 多见于成年肥胖患者，老年及儿童肥胖者也可发生，男性多于女性。起病隐匿，突出表现为蛋白尿，少数患者出现大量蛋白尿，但无典型肾病综合征的表现，很少发生水肿与低蛋白血症，一般无肉眼血尿。约半数患者存在肾小管功能异常。部分患者伴肾功能不全。大多数患者合并胰岛素抵抗、糖耐量受损、高三酰甘油血症、高密度脂蛋白水平降低和高血压。

3. 诊断

目前尚无统一的诊断标准，诊断需结合临床表现和实验室检查，并除外其他肾脏疾病。高度怀疑者应早期行肾活检。主要诊断依据包括：①超重或肥胖 BMI > 28 kg/m^2，男性腰围 > 85 cm，女性腰围 > 80 cm；②微量蛋白尿或大量蛋白尿，无低蛋白血症和水肿，肾功能正常或轻度异常；③肾活检显示肾小球体积明显增大，伴或不伴节段基底膜增厚、小灶性小管萎缩和纤维化或肾间质炎症细胞浸润；电镜检查可见上皮细胞足突融合且范围局限；④脂代谢异常（包括高脂血症、脂肪肝及动脉硬化等）、糖代谢异常（糖耐量减低、糖尿病）、内分泌异常（高生长激素血症、高胰岛素血症、RAAS 激活）、高尿酸血症等；⑤除外其他肾脏疾病。

（八）肥胖相关性高血压与冠心病

营养过度导致交感神经兴奋和脂肪细胞肥大，脂肪细胞分泌的瘦素、抵抗素、脂联素、内脏脂肪素（visfatin）、TNF-α、IL-6、MCP-1、IL-1 增多，激活脂肪细胞 RAA 系统，引起脂肪细胞功能紊乱和炎症，血管周围的脂肪沉积分泌更多的脂肪细胞因子与其他炎症因子，作用于脂肪组织的微血管内皮细胞，微血管收缩导致高血压和冠心病。事实上，肥胖和 2 型糖尿病的基础治疗是基本相似的，强调肥胖的基础治疗的根本原因是肥胖是胰岛素抵抗、2 型糖尿病、血脂谱异常、代谢综合征、冠心病与高血压的共同病因。

精神病患者必须服用抗精神病药物，此类药物均有明显的致肥胖作用和肾损伤风险，治疗中应密切观察体重和肾功能变化，采取措施减少不良反应。

（九）肥胖与肾上腺激素

肥胖伴有肾上腺功能改变如儿茶酚胺分泌增加，下丘脑—垂体—肾上腺皮质轴（HPA）活性和醛固酮水平升高，脂肪组织糖皮质激素代谢异常与盐皮质激素受体活性增加。肾上腺激素与内分泌脂肪细胞相互作用，关系密切，并提出了脂肪—肾上腺轴的概念。

1. 盐皮质激素—脂肪组织相互作用

醛固酮通过盐皮质激素受体（MR）发挥作用，而包括脂肪细胞在内的许多细胞均表达MR。MR 活化促进前脂肪细胞分化为脂肪细胞，促进白色脂肪细胞的 TNF-α、MCP-I、IL-6分泌，降低棕色脂肪细胞解偶联蛋白1（UCP1）的表达，诱导脂肪细胞的炎症反应；MR 表达与 BMI 增加相关。MR 的上述作用主要通过糖皮质激素调节。因为糖皮质激素（GC，人类为皮质醇，其他动物为皮质酮）和盐皮质激素（醛固酮）均能与 MR 呈高亲和性结合，在上皮细胞中，MR 非醛固酮的结合特异性依靠细胞内的 2 型 11β-羟类固醇脱氢酶（11HSD2）将皮质醇灭活为皮质素，而脂肪细胞的 11HSD2 活性很低，故使较盐皮质激素浓度高 $10 \sim 100$ 倍的 GC 与 MR 结合。此外，脂肪细胞的 11HSD1 活性增强，由皮质素转化而来的皮质醇也增多。因此，糖皮质激素对脂肪组织的调节功能是由 MR 而非 GR 介导的。

盐皮质激素—脂肪组织相互作用有 3 种假说。第一，肥胖相关性高血压和代谢综合征患者的血清醛固酮增加，RAAS 活性上调。第二，醛固酮增加也与肾上腺—脂肪组织对话（即脂肪细胞因子直接刺激肾上腺醛固酮分泌）有关，醛固酮升高引起高血压和血管内皮细胞功能紊乱。而 MR 活性增强又促进脂肪细胞分化与脂肪细胞炎症，形成恶性循环，其介导因子很可能是亚油酸的氧化产物。第三，脂肪细胞的醛固酮通过自分泌或旁分泌方式调节脂肪细胞功能。盐皮质激素—脂肪组织相互作用的临床意义是盐皮质激素受体阻滞剂有益于肥胖性高血压、糖尿病和代谢综合征的治疗。醛固酮增多症可能存在脂肪细胞功能紊乱，给大鼠灌注醛固酮 12 日导致体重增加，但临床研究的结果不一致。

2. 糖皮质激素—脂肪组织相互作用

糖皮质激素调节脂肪细胞的分化、发育、代谢和分泌功能，GC 抑制棕色脂肪细胞 UCP1 表达，增加脂肪贮存，促进棕色脂肪向白色脂肪转换；能量供应充足时，皮质醇增加脂肪含量；而能量提供缺乏时，增加脂肪分解。肥胖患者的血清皮质醇不一定升高，提供 GR 和 MR 的激活，中心性肥胖主要与脂肪细胞的皮质醇增加和代谢作用增强有关，内脏脂肪堆积形成网膜库欣综合征。肥胖和代谢综合征伴有 HPA 轴功能异常，表现为肾上腺皮质醇增多，外周组织皮质醇代谢异常，24 小时尿游离皮质醇升高，对血管升压素和 CRH 的反应增强。

3. 肾上腺雄激素与脂肪组织

脂肪组织的 DHEA 浓度是血液的 10 倍以上，血液DHEA-S 与肥胖、心血管病和胰岛素抵抗相关，DHEA 拮抗脂肪生成，改善胰岛素抵抗，但也有反对意见，其原因可能是 DHEA 只是一种激素前体，必须通过转换成雄激素或雌激素后才能发挥生理作用，而雄激素与雌激素对脂肪组织的作用是不同的。

4. 脂肪组织与肾上腺髓质激素

脂肪细胞因子与儿茶酚胺存在对话现象，瘦素刺激儿茶酚胺分泌，而抵抗素的作用相反；儿茶酚胺促进脂肪细胞因子表达，同时抑制消瘦素和抵抗素分泌。因此，在肾上腺髓质和脂肪组织之间形成负反馈调节网络。肥胖者的交感神经兴奋性增强，是肥胖器官损害的重要原因。

五、辅助检查

虽然中国人的 BMI 较欧美人低，但是内脏型肥胖依然严重。美国的肥胖是指 BMI ≥ 30 kg/m²，内脏型肥胖是指腰围男≥102 cm，女≥88 cm。如果以中国标准 BMI≥28 kg/m² 为肥胖，以腰围男≥90 cm，女≥85 cm 为内脏型肥胖的话，那么中国肥胖发病率（12.2%）大约是美国肥胖（33.6%）的 1/3，但中国内脏型肥胖发病率（27.1%）超过美国内脏型肥胖发病率（52.9%）的 1/2。肥胖的辅助检查主要用于确定肥胖的类型、程度与并发症。

（一）体脂测量

临床上，诊断肥胖的主要是依据 BMI，但精确了解肥胖的特点还需要测量体成分，如非脂肪体质、肌肉体质和脂肪体质。在许多测量技术中，生物电阻分析简单、便利、无创且发现率高，适合临床应用，但需要应用肥胖特异性预测方程计算静息能量消耗。BMI 与全因死亡率或心血管病病死率间呈"U"形或"J"相关，BMI 为 25～27 kg/m² 时病死率最低，低于或高于此范围的 BMI 者病死率均上升。进一步研究发现，应用内脏脂肪评价心血管风险的准确性优于 BMI。腰围能较好地反映内脏脂肪含量。

（二）体成分测量

1. 人体测量

包括皮褶厚度、流体静力体重、体内中子活化分析、人体 γ 射线测量、总体 40 钾测量、MRI、双能 X 线吸收测量、CT 和生物电阻分析。

2. 身高—体重推算

方法简单，但只是粗略估计。男性标准体重（kg）＝身高（cm）－105，女性标准体重（kg）＝身高（cm）－110。如果被检者的实际体重超过标准体重的 20%，则为肥胖。标准体重百分率是将被检者实际体重与同龄同性别者的标准体重进行比较，计算公式为：标准体重百分率＝被检人实际体重/标准体重×100%。标准体重百分率≥120% 且 ＜125% 为轻度肥胖，≥125% 且 ＜150% 为中度肥胖，≥150% 为重度肥胖；标准体重百分率可能较单纯的身高—体重推算准确，但两者均不能确定全身肥胖和局部脂肪贮积的程度。

3. 体重指数（BMI）

我国正常人的体重指数在 18.5～23.9 kg/m² 以下，≥24 kg/m² 为超重，＞26 kg/m² 为轻度肥胖，＞28 kg/m² 为中度肥胖，＞30 kg/m² 为重度肥胖。中国肥胖问题工作组建议的超重和肥胖诊断分割点是：BMI（kg/m²）＜18.5 为体重过低，18.5～23.9 为正常，24.0～27.9 为超重，≥28.0 为肥胖。但也同时建议，为了与国际数据对比，在进行 BMI 数据统计时，应计算并将 BMI≥25 kg/m² 及 ≥30 kg/m² 的数据纳入。为更好地反映肥胖情况，曾提出许多公式，如 W/H（m）、W3/H、W/H2［W 为体重（kg），H 为身高（m）］等，实践证明后者虽然更为可靠，但计算过于复杂，使用不方便。BMI 与总体脂明显相关。

根据 BMI 可计算体脂百分率，其计算公式为：男性体脂百分率＝1.218（W/H2）－10.13；女性体脂百分率＝1.48（W/H2）－7.0。Poskill 等指出，判定儿童肥胖应以相对 BMI 来衡量。相对 BMI 是指同龄的第 50 百分位点的身高和第 50 百分位点的体重所得到相关 BMI 指数。BMI 与体脂含量的关系为曲线；也就是说，BMI 并不能直接代表体脂的多少，但因简单易行，故使用广泛。

4. 腰围（WC）和腰臀比（WHR）

腰围主要反映腹部的脂肪含量，而成年后的体重增加一般只反映体脂增多，因此腰臀比（WHR）能更好地反映中心性肥胖的程度。腰臀比是指以脐为标志的腰腹围长度（cm）与以髂前上棘为标志的臀部围长（cm）的比值。Despre 等对年龄在 18～42 岁、BMI 在 16～38 kg/m² 的 110 例男性的测量结果为：腰腹周长（91.7±13.7）cm（63.5～120.0 cm），臀周长（98.8±9.5）cm（75.9～125.2 cm），腰臀比值 0.93±0.06（0.78～1.04）。此结果没有将 BMI 正常者与异常者分开，因此不能作为正常参考值。Lemieux 等对 213 名男性和 190 名女性［年龄（37.3±12.1 岁）］进行了腰围和腰臀比值测量，WHR 男性为 0.94；女性为 0.88；腰围与腹部内脏脂肪堆积的相关性比 WHR 好。因此认为，用腰围来评估内脏脂肪堆积比 WHR 好，且不受性别的影响。BMI 与总脂肪量相同，但内脏脂肪含量可不同。例如，脂肪量相同的患者，内脏肥胖者的内脏脂肪可能比周围肥胖者高 50%。一般在相同腰围情况下，黄种人较白种人内脏脂肪含量更高。

5. 中心性肥胖指数（ICO）

ICO 为腰围与身高之比。因为身高与腰围存在正相关关系，对于身高特别长和身高特别短的个体来说，腰围并不能真实反映体脂含量。因此在肥胖的诊断中，应该考虑身高对腰围的影响。ICO 的敏感性优于腰围。

6. 内脏脂肪指数（VAI）

VAI 主要用于早期评价体内脂肪分布、功能和心血管病风险。BMI 不能反映体内的脂肪占比，BMI 与体脂属于曲线相关而非直线相关；而且性别、年龄、种族、肌肉含量和水分含量均影响 BMI 结果。老年人身高和肌肉萎缩及水分含量改变使 BMI 更难以反映体内脂肪含量。临床研究表明，BMI 不能继续作为评价心血管风险的指标。腰围与内脏脂肪含量有良好相关，但腰围不能将测量部位的皮下脂肪和内脏脂肪分开。VAI 是由经验型数学模型得来的，不仅结合了性别分类和年龄分层的特点，而且整合了 BMI 和腰围的优点，具有功能参数（三酰甘油、HDL）和功能特征。原始数据来源于人体学测量和血脂测量。在建立的脂肪分布模型基础上，用三酰甘油和HDL-C 校正，得到的 VAI 如下：女性 VAI =［WC 36.58 +（1.89 × BMI）］×（TG 0.81）×（1.52HDL）；男性 VAI =［WC 39.68 +（1.88 × BMI）］×（TG 1.03）×（1.31HDL）。式中，WC 为腰围（cm），BMI 为体重指数(kg/m^2)，TG 为三酰甘油（mmol/L），HDL 为高密度脂蛋白（mmol/L）。

决定 VAI 的变量包括腰围、三酰甘油和 HDL，故也可用于评价 PCOS、库欣综合征、泌乳素瘤、肢端肥大症、非酒精性脂肪肝、2 型糖尿病肥胖与代谢综合征的风险。VAI 可早期预测肥胖对心血管病的不良影响，这种肥胖称为脂肪功能紊乱（ATD），VAI 则为脂肪功能紊乱的敏感指标。但是，VAI 可能不适合用于 16 岁以下的儿童患者和营养不良者，且各地需要建立自己的 VAI 正常切割值。

7. 皮褶厚度（SFT）

皮褶厚度是用特制的卡钳测量不同部位的皮褶厚度。一般测量 4 个部位（肱三头肌、肱二头肌、肩胛下和髂嵴）；有的测量 7 个部位（胸、腋、肱三头肌、肩胛下、腹、股和髂前上棘）；也有学者只测定肱三头肌、腹和髂上 3 处的皮褶厚度。测定时，用拇指和示指捏起皮肤及皮下脂肪，然后将卡钳放在抓起皮褶的两侧，校正卡钳上的附属压力计，使卡钳施以皮肤的压力为 10 g/cm^2（压力影响测量结果）。3 秒后，从卡钳上可读出皮褶厚度。每处连测 3 次，取其平均值。皮下脂肪厚度等于皮褶厚度的1/2。此方法简单，但测量结果受测量者熟练程度和皮肤坚实度的影响，松软的皮肤组织易于受压，结果偏低。由于个体的体脂分布和皮下脂肪深度（0.1～0.7 mm）不同，皮褶厚度不能精确地反映全身实际的脂肪堆积量。此外，皮褶厚度还受年龄和性别的影响。根据皮褶厚度评定肥胖，应该建立不同年龄、性别和部位皮褶厚度正常值的上限。有学者提出，在儿童中，身高增长 10 cm，皮褶厚度增加 4 mm 以下为轻度肥胖，皮褶厚度增加 4～10 mm 为中度肥胖，皮褶厚度增加 10 mm 以上为重度肥胖。

8. 臂围

一般选择上臂肩峰突到尺骨鹰嘴连线的中点处作为测量臂围的部位，测量臂周长和肱三头肌处的皮褶厚度可以计算该部位的皮下脂肪面积：脂肪面积（cm^2）= SCa/2 + πS2/4。式中，S 为肱三肌皮褶厚度，Ca 为臂中部的周长。从臂周长和肱三头肌皮褶厚度还可计算出全身肌肉重量，其公式为：全身肌肉重量（kg）= 身高（cm）×（0.028 4 + 0.029）× cAMA。

式中，cAMA 为校正后的臂中部肌肉面积。因为计算臂中部脂肪面积的前提是假定臂中部是圆形的，肱三头肌皮褶厚度是脂肪缘平均直径的 2 倍，臂中部肌肉部分是圆的，骨骼被包括在人体测量臂肌肉面积之中，纠正假定所带来的误差后，称为校正后的臂中部肌肉面积。男女的 cAMA 计算公式不同。男性 cAMA =（MAC-πS）2/4π-10；女性 cAMA =（MAC-πS）2/4π-6.5。式中，MAC 为臂中部周长，误差 5% ~9%。

9. 体形修长指数（BSI）和体形圆钝指数（BRI）

在体重指数（BMI）、腰围（WC）和腰围（WC）/腰围—身高比值（WHtR）的基础上，Krakauer 和 Krakauer 于 2012 年提出体形修长指数（BSI）和体形圆钝指数（BRI）两个肥胖评价指标。身体形态指标（ABSI）正常 1 ~ 16，正常男性平均 4.64 ±1.88，女性平均 5.16 ±2.24。ABSI 的变化不依赖于身高、体重和 BMI，可预测心血管死亡风险。BRI 主要用于内脏脂肪沉积与心血管风险评价，但意义有待进一步明确。

$$ABSI = \frac{WC}{BMI^{2/3}Height^{1/2}}$$

（三）肥胖及其风险评价

1. 脂肪细胞计数及脂肪细胞脂质测定

有助于增殖性与肥大性肥胖的鉴别，脂肪细胞计数及平均脂肪细胞的脂质含量测定的常用方法是四氧化锇法。取一份脂肪细胞悬液作脂肪提取，测定脂质含量即可得到已知湿重的脂肪细胞每单位容积中所含脂质总量；另一份先通过尼龙筛以去除细胞碎屑，然后做脂肪细胞计数。过筛前，在脂肪细胞悬液中加入 2% 四氧化锇（放于 Collidine 缓冲液中），于 37 ℃下放置 48 小时。

$$脂肪细胞所含脂质量 = \frac{脂肪湿重 \times 每单位容积中所含的质量}{脂肪细胞总数}$$

每个脂肪细胞平均脂质含量为 0.5 ~ 0.6 μg。肥胖者脂肪细胞数增加 20 ~ 25 倍，脂肪细胞体积增大 50% ~ 100%。脂肪细胞计数及平均脂肪细胞的脂质含量可鉴别增殖性和肥大性肥胖，但其缺点是不含脂质的细胞未被计入。

2. 双能 X 线吸收法（DXA）体脂测量

用双能 X 线吸收法测量全身体脂成分具有准确、快速等优点。一般借助机器自带的软件将全身分为上肢、躯干及下肢等部分。躯干定义为腭以下、髋关节水平线以上及双侧肋外缘垂直线之间的区域；下肢则定义为髋关节水平线以下的组织。体成分测量对于评价中心性肥胖、高脂血症等多种代谢内分泌疾病以及骨质疏松的发生发展有重要意义。X 射线球管发生的 X 射线经 K 边缘滤波后，形成 70 keV 和 38 keV 两个能量不同的峰，它们经过密度不同的组织则有不同的衰减率。软组织的衰减率（Rst）可在测量时获得，纯脂肪和瘦组织的衰减（Rf 和 Rl）可从理论计算和人体试验中获知。

3. 磁共振成像

Rolland-Cachera 等用磁共振上臂成像测得儿童的上臂中部臂周长为（1.2 ±0.4）cm，可根据公式：［臂周长（C）－肱三头肌皮褶厚度（TS）×π/2］/4π 计算出臂中部的肌肉面积（UMA），上臂总面积（TUA）= C2/4π，将 TUA 减去 UMA 即得上臂的脂肪面积（UFA）。正常儿童为（13.8 ±4.6）cm²，而用传统的臂周长和肱三头肌皮褶厚度两指标，按公式计算所得的上臂中部脂肪面积为（11.2 ±4.4）cm²，比磁共振的测得值低。因为上臂中部皮下脂肪缘并非对称性分布，而是呈矩形，所以计算上臂中部脂肪面积的公式为上臂脂肪面积评估（UFE）。UFE = C（臂周长）×（肱三头肌皮褶厚度/2）。此公式计算出的UFE 为 12.4 ±5.0，与磁共振所测结果更为接近（上臂脂肪百分率＝UFE/TUA，正常儿童为35.9%±9.5%）。故可认为，UFE 为判断身体组成的可靠指标。此外，磁共振光谱测定能精确定量肝脏的脂肪含量。

4. 心脏功能评价

肥胖的主要风险是心血管并发症，因而早期发现这些病变有积极意义。人们发现，在肥胖的较早期，即有心肌舒张功能降低，左室收缩与舒张功能异常，右室收缩与舒张功能异常，心房肌变形等。严重肥胖或已伴有高血压、血脂谱异常或 2 型糖尿病者，可发现多种心血管病变。

5. 组织活检

非酒精性脂肪肝病（NAFLD）常伴有代谢综合征、肥胖和胰岛素抵抗。一般认为，肝脏超声和 CT 仅能提供定性信息，而肝活检是诊断 NAFLD 的金标准。

六、诊断

（一）诊断依据

ORG 目前尚无统一的诊断标准，需结合临床表现、BMI、实验室检查和肾脏病理检查，并排除其他肾脏疾病方能确诊。其主要诊断依据：①超重或肥胖，BMI ≥28 kg/m^2，男性腰围≥85 cm，女性腰围≥80 cm；②尿常规检查，有微量蛋白尿或蛋白尿，可出现大量蛋白尿；③肾活检，光镜下示肾小球体积明显增大，电镜下示上皮细胞足突融合且范围局限；④代谢异常，包括脂代谢异常、糖代谢异常、内分泌代谢异常、高尿酸血症等；⑤排除艾滋病病毒感染、滥用海洛因、孤立肾、先天性心脏病、镰刀形红细胞疾病、肾发育异常等疾病引起的继发性局灶节段性肾小球硬化。另外，糖尿病肾脏疾病、高血压性肾脏硬化等疾病也应排除。

（二）胰岛素抵抗评价

肥胖可分为胰岛素敏感性与非胰岛素抵抗性肥胖两类，胰岛素抵抗性肥胖伴有明显的氧化应激，AMP 活化蛋白激酶活性降低；沉默信息调节因子 1（SIRT1）、炎性细胞因子线粒体生物合成与功能也有明显改变。大多数肥胖者的胰岛素抵抗、2 型糖尿病、冠心病、高血压、肿瘤、神经变性疾病和非酒精性脂肪肝（NAFLD）风险高，但是部分同样肥胖者的胰岛素敏感，并发症风险低，称为胰岛素敏感性肥胖。肥胖胰岛素敏感者与肥胖胰岛素抵抗者的基因与蛋白表达差异。

约75%的严重肥胖者伴有胰岛素抵抗、炎症反应和氧化应激，三酰甘油贮存减少，脂肪分解旺盛，线粒体功能紊乱，内质网应激明显。

（三）肥胖相关性疾病诊断

肥胖与许多躯体疾病相关，其中最常见的是胆石症、胰腺炎、非酒精性脂肪肝、阻塞性呼吸睡眠暂停综合征、肥胖低通气综合征、高尿酸血症与痛风、性腺功能减退、骨关节病等。

1. 胆石症

胆石症的发生率随 BMI 升高而呈直线升高，但是，当肥胖者减肥时，胆石症的发生率也呈增加趋势，这可能与胆汁中的胆固醇过饱和可促进胆固醇结晶的成核作用有关。同时，减肥期间的胆囊收缩功能下降也促进了胆石形成。当肥胖者的减肥速度每周超过 1.5 kg 时，胆石症的发生率迅速升高。如果患者接受的是极低热量饮食（每日低于 2 512 kJ）、低脂饮食（每日 1~3 g）或胃肠手术治疗，其胆石症的发生率可达 25%~35%。低脂饮食使胆囊的收缩功能明显降低，每日低于 10 g 的脂肪摄入可引起胆囊无收缩。因此，应同时给予熊去氧胆酸每日 600 mg，以预防其发生。

2. 胰腺炎

主要是增加胆石症相关性胰腺炎和高三酰甘油血症相关性胰腺炎的发生率。胰腺炎的病情较非肥胖者重，男性肥胖特别容易诱发重型胰腺炎。胰周和腹膜后的大量脂肪堆积是引起胰腺炎后脂肪坏死和局部并发症的重要原因。

3. 非酒精性脂肪肝

线粒体功能紊乱可见于缺少运动、摄食过多和胰岛素抵抗所致的 2 型糖尿病以及非酒精性脂肪肝的全过程中。由于线粒体功能紊乱，能量生成的底物氧化障碍。非酒精性脂肪肝（NAFLD）的发生主要与脂质淤积即脂肪的异位储积有关。脂肪组织脂解增加，血三酰甘油升高，肝游离脂肪酸释放增多。另外，脂质生成也增多，同时伴肝脏的脂肪酸氧化增多。肝脏脂质过氧化和相关的细胞因子可直接损伤肝细胞，引起肝炎和肝纤维化。体重减轻后不一定能逆转 NAFLD。NAFLD 类似于一种特殊化的棕色脂肪与白色脂肪组织的混合体，可发生微管性脂质淤积（通常见于棕色脂肪）、大血管性脂质淤积（通常见于白色脂肪）和脂质小滴，肝脏的解偶联蛋白表达减少。这些病理改变引起脂肪细胞因子的大量生成，导致脂肪堆积和细胞氧化应激反应，进一步发展则引起 2 型糖尿病和肝纤维化及肝功能障碍。与肥胖和肝脂肪浸润有关的 NAFLD 表现为肝大、肝功能异常、脂肪变性、脂性肝炎、肝硬化，酶学指标升高。

4. 阻塞性呼吸睡眠暂停综合征

阻塞性呼吸睡眠暂停综合征患者在睡眠期间出现发作性呼吸暂停、呼吸困难和通气不足。检查时可发现心肺功能障碍和低氧血症。肥胖并发阻塞性呼吸睡眠暂停综合征和自发性脑脊液漏。

5. 肥胖低通气综合征（OHS）

肥胖低通气综合征是常见表现。肥胖低通气是指肥胖者日间出现高碳酸血症、低氧血症和睡眠呼吸障碍，且不能用神经肌肉、机械或代谢等原因解释的低氧血症状态。患者表现为通气障碍、睡眠性呼吸困难。坐位时的 PaO_2 < 45 mmHg，$PaCO_2$ > 70 mmHg。肥胖低通气综合征（OHS）易发生肺动脉高压和心血管病。$PaCO_2$ ≤ 50 mmHg，伴低氧血压，肺泡通气因呼吸表浅、膈肌抬高与潮气量下降而降低，OHS 的重型表现是肥胖肺换气不足综合征，其表现为重度肥胖、呼吸不规则、呼吸暂停、嗜睡、发绀、继发性红细胞增多症和右心肥大等。

6. 高尿酸血症与痛风

高尿酸血症与肥胖的关系密切，肥胖引起或合并高尿酸血症的机制包括生活习惯、环境因素、遗传因素等。内脏脂肪蓄积、尿酸生成过多和胰岛素抵抗引发肾脏尿酸排泄功能下降等。当劳累、饥饿时，脂肪分解动员产生热量供机体活动需要，脂肪分解伴随产生酸性代谢产物则抑制尿酸排泄，间接使血尿酸水平增高。高尿酸血症与肥胖之间可能存在某些遗传共同缺陷，瘦素可能是联系肥胖和高尿酸血症的中间环节。

7. 性腺功能减退

肥胖对男性和女性的性腺功能都有较大影响，对女性影响更明显。女性肥胖是发生多囊卵巢综合征、不育不孕、产科意外、产后无乳汁分泌、胎儿畸形的主要原因。肥胖女性不易受孕，发生妊娠并发症的概率增加，尤其是死胎和前置胎盘的发生率明显增高。多囊卵巢综合征（PCOS）的发病率随着肥胖的流行而增高，脂肪组织膨胀假说认为，皮下脂肪组织的膨胀是有限的，超过某个代谢临界线后，更多的脂肪将沉积于非脂肪组织中，并导致胰岛素抵抗和脂毒性。在 PCOS 患者中，肥胖引起的高胰岛素血症又进一步导致高雄激素血症、月经稀少和卵巢多囊。男性内脏肥胖者的炎症反应增强，内皮细胞功能紊乱，并伴血睾酮降低；内皮细胞功能紊乱和雄激素缺乏引起勃起功能障碍。一氧化氮合酶活性不足可引起血管扩张功能减退和阴茎勃起障碍，男性肥胖和性腺功能似乎形成恶性循环，肥胖引起性腺功能减退，而后者又加重肥胖，并成为心血管病的重要风险因素。

8. 骨关节病

负重关节因体重负荷明显增加而受损，主要累及双膝关节。

9. 肥胖相关性肿瘤

脂肪组织与肿瘤关系密切，肥胖和 2 型糖尿病患者的肿瘤发病率高于健康人群。过多的脂肪组织可通过性激素、胰岛素、生长因子和前炎症性细胞因子等引起肿瘤（肠癌、前列腺癌、乳腺癌、胰腺癌、肾癌等）或促进肿瘤生长。肥胖时，因亲脂性和脂溶性致瘤物在体内蓄积，引起肿瘤，同时又进一步促进肥胖。虽然肥胖与肿瘤的确切关系仍未明了，但联系肥胖和肿瘤的慢性化学中毒因子至少包括有机氯化物、杀虫剂和某些内分泌分裂剂。

七、鉴别诊断

必须注意，排除继发性肥胖后，才能诊断单纯性肥胖。按照发病年龄，继发性肥胖可进一步分为成人继发性肥胖和儿童继发性肥胖两类，两者的病因和鉴别诊断重点有较大差别。

（一）成人单纯性肥胖与继发性肥胖的鉴别

许多疾病可伴随或并发继发性肥胖。无论是单纯性肥胖还是继发性肥胖，在早期均缺乏典型表现。

1. 库欣综合征

早期的库欣综合征往往只有肥胖或肥胖伴多毛，容易被误诊为单纯性肥胖。鉴别的主要指标是 24 小时尿游离皮质醇。典型库欣综合征有向心性肥胖、皮肤紫纹、高血压、月经失调或闭经、满月脸、水牛背、多毛、多血质面容、骨质疏松等表现；血浆皮质醇、小剂量地塞米松抑制试验、肾上腺 CT、肾上腺静脉采血测定血浆皮质醇及动脉造影有助于诊断。

2. 多囊卵巢综合征（PCOS）

女性初潮后多年月经仍不规则、月经稀少和（或）闭经，同时伴或不伴有肥胖者应疑及 PCOS。典型 PCOS 有闭经或月经周期延长、不育、多毛、肥胖、痤疮、男性化等表现；血浆睾酮、去氢异雄酮及其硫酸盐升高，盆腔 B 超、CT 可见卵巢增大。其中，高雄激素血症、月经稀少或闭经、多囊卵巢是诊断 PCOS 的主要指标。

3. 下丘脑性肥胖

一般为均匀性肥胖，常伴有下丘脑其他功能紊乱的临床表现。自主神经功能检查、GnRH兴奋试验、头颅 CT 或垂体 CT 或磁共振脑电图等检查有助于明确下丘脑病变的性质。

4. 原发性甲状腺功能减退

伴肥胖时，有畏寒、全身水肿、脱发、贫血外貌、肌肉晨僵感、上睑下垂、跟腱反射恢复期延长及月经过多等表现；血甲状腺激素降低，TSH 升高。

5. 良性对称性脂肪增多症（BSL）

良性对称性脂肪增多症是一种病因不明的脂质代谢障碍引起的脂肪异常蓄积性疾病，可能与酒精性肝损害有关。患者多为男性，有长期烟酒嗜好史。临床表现为双侧上肢近端、肩背部、颈部、双侧乳腺、腹部（脐以上）皮下脂肪局部增多，近端肌肉萎缩等。患者合并有血脂谱异常、高尿酸血症、慢性肝损害、糖耐量异常及胰岛素抵抗。

（二）与其他肾病的鉴别

1. 糖尿病肾病

患者有糖尿病史，常伴有糖尿病其他并发症（如眼底、心脏等病变），主要病理改变为肾小球肥大、肾小球基底膜增厚、系膜区增宽、基质增多、K-W 结节、球囊滴、纤维蛋白帽、毛细血管祥微血管瘤、肾小管肥大、入球小动脉透明变性及动脉硬化等。肥胖相关性肾病易与结节性糖尿病肾病鉴别，但需与表现为单纯系膜病变的糖尿病肾病鉴别。与糖尿病肾脏疾病患者相比，单纯性肾小球肥大型（O-GM）患者系膜区增宽的程度轻，呈较均一的轻度增宽，无节段加重趋势，更少见节段系膜区中、重度增宽。尽管 O-GM 患者肾小管上皮细胞肥大，但糖尿病肾脏疾病患者未萎缩的肾小管肥大更明显，肾小管基膜增厚，有时扭曲呈带状；肾间质小动脉，尤其入球小动脉呈均匀一致性全层透明变性。肥胖患者肾脏病理检查免疫荧光发现 lgG 沿肾小球毛细血管祥线样沉积，尤其是毛细血管祥节段性基底膜增厚者，应检查糖代谢，注意排除早期糖尿病肾脏疾病的可能。

2. 特发性小灶性小管萎缩和纤维化

与特发性小灶性小管萎缩和纤维化患者相比，ORG 发病年龄较大，动脉硬化更严重，虽然部分患者可出现大量蛋白尿，但水肿、低蛋白血症不明显，血胆固醇水平、蛋白尿严重程度相对低于特发性小灶性小管萎缩和纤维化患者。两者间最重要的病理鉴别点是小灶性小管萎缩和纤维化患者非硬化肾小球直径显著大于小灶性小管萎缩和纤维化。下列特点有助于肥胖相关性肾病的诊断：①未硬化的肾小球体积普遍增大；②球性废弃的肾小球数目较多；③非节段硬化的肾小球重度系膜区增宽少见；④早期足细胞病变不显著，如足细胞足突融合等；⑤细胞性病变及塌陷性病变发生率低，肾小球脐部病变较多见；⑥间质小动脉及入球小动脉透明变性较特发性小灶性小管萎缩和纤维化更明显。

3. 高血压肾硬化

此病好发于中老年人，临床可表现为持续性蛋白尿，肾活检可出现继发性小灶性小管萎缩和纤维化改变。但常有高血压家族史，肾小管功能损害先于肾小球功能损害，出现蛋白尿前一般已有 5 年以上的持续性高血压，蛋白尿多为轻、中度，尿蛋白定量一般不超过 2.0 g，尿沉渣镜检有形成分少，有心、脑、眼底等其他靶器官损害表现。其特征性组织学改变为内膜增厚（常出现于弓形动脉和小叶间动脉）、玻璃样变（以入球小动脉最明显）及管腔狭窄，而 ORG 为肾小球弥漫性肥大或局灶节段性硬化。

八、饮食治疗

饮食控制、合理的膳食结构、运动及良好的生活习惯是预防超重的重要环节与基础。肥胖者，尤其是重度肥胖者不能仅依靠药物减肥。饮食控制、运动和药物治疗的基本目的是形成能量负平衡，达到这一目的即可获益。但是，能量负平衡后会出现两种减肥效果：①肌肉与脂肪均减少，但以脂肪丢失为主，这种现象称为健康减肥；②肌肉与脂肪均减少，脂肪丢失轻，而肌肉消瘦突出，这种现象称为非健康减肥，严重者甚至导致肌少症性肥胖。

（一）高蛋白饮食的减肥意义

高蛋白饮食有助于减肥的机制未明，高蛋白饮食能增加饱感激素 GIP、GLP-1 分泌，降低促进食欲激素分泌，增加食物的产能效应，改善糖代谢。减肥时，高蛋白饮食有利于保存肌肉。摄取葡萄糖或高碳水化合物食物常引起餐后胰岛素分泌，胰岛素抑制脂肪分解氧化，不利于减少脂肪含量。荟萃分析 18 个随机对照临床研究结果发现，50 岁以上者高蛋白饮食减肥更容易，肌肉含量保存更有效。但是，高蛋白饮食也提供了大量支链氨基酸，可能恶化某些代谢性疾病，增加酸性物质生成和肾脏负担。如果个体的能量需要较低，高蛋白饮食则转化为葡萄糖（糖异生）与酮体，加速能量正平衡，引起肥胖。

在一般的成人营养指南中，可接受的宏量营养素分布范围（AMDR）是含碳水化合物45%～65%，脂肪20%～35%，蛋白质10%～35%，推荐的膳食供给量（RDA）是蛋白质46 g/d（女性）和56 g/d（男性），即0.8 g/kg。高蛋白质饮食是指每日的蛋白质供给量超过0.8 g/kg，或超过总能量的15%。

（二）减肥药物治疗

因为减肥有助于改善由肥胖引起的肾小球高灌注和高滤过，降低血浆肾素和醛固酮水平，改善基底膜功能，减少尿蛋白丢失。肥胖相关性肾小球病（ORG）目前尚无特效药。主要针对调节血脂、控制血糖，通过使用胰岛素增敏剂、血管紧张素转换酶抑制剂、血管紧张素受体拮抗剂等药物联合治疗，缓解肾小球内压力及高滤过状态，降低蛋白尿，改善肾功能。抗氧化物（亚铁血红素、NOX4 抑制剂）抗IL-6 受体抗体可以缓解蛋白尿，减少肾脂质沉积及系膜细胞增生，但目前缺乏多中心大样本的临床资料证实。肥胖通过炎症反应、氧化应激、高胰岛素血症、RAAS 激活等损伤肾脏，形成 ORG。针对上述 ORG 可能的发病机制，采取综合性治疗措施，早期发现，积极治疗，争取逆转肾小球病变，防止肾衰竭发生。减轻体重是 ORC 最有效的治疗方法：减肥药物不良反应较多，故建议低热量、低脂饮食，增加运动。研究表明，通过对 63 例肾活检确诊为 ORG 的患者进行饮食控制和体育锻炼等方法进行减肥干预可缓解 ORG 患者的蛋白尿情况，且传统药物治疗不能达到其效果。血管紧张素转化酶抑制剂（ACEI）和血管紧张素 II 受体阻滞剂（ARB）均可控制高血压，纠正肾脏局部血流动力学异常，降低肾小球内高压力和高滤过状态，减轻炎症反应，修复肾小球内皮细胞及足细胞损伤，改善肾脏肥大，减少蛋白尿，保护肾功能。有研究显示，ACEI 与ARB 两者联合治疗优于单药治疗。抗瘦素受体抗体能拮抗瘦素诱导的肾小球内皮细胞增生。胰岛素增敏剂提高胰岛素敏感性是治疗肥胖性肾病的有效措施之一。可用二甲双胍及噻唑烷二酮类降糖药物改善胰岛素抵抗。大黄酸具有逆转胰岛素抵抗，改善机体代谢紊乱的作用。针对肥胖、高血压、高脂血症、高尿酸血症和高凝状态治疗。他汀类药物除调节血脂外，还能抑制内皮细胞炎症反应，抑制系膜细胞增生和细胞外基质的分泌，改善血管内皮功能。目前奥利司特、洛卡司、芬特明和吡酯已被 FDA 批准作为长期减肥药物，其他药物可短期试用。

九、成人肥胖手术治疗

重度肥胖的治疗包括生活方式干预、药物治疗和减肥手术。数十年来，有关减肥研究的证据显示，在改善长期健康和生活质量方面，生活方式干预和药物治疗对重度肥胖患者经常无效。而减肥手术可持续减轻体重，降低伴随疾病发病率，延长生存期。常见的减肥手术方式有 Roux-en-Y 胃旁路手术（RYGB）、垂直袖状胃切除术、可调节胃束带手术和胆胰十二指肠转流术等。

由于重度肥胖患者数量明显增加以及减肥手术有效性和安全性的提高，减肥手术数量逐年增加。近期减肥手术安全性的提高得益于手术量的增加、腹腔镜技术的转变和低风险可调节胃束带手术的增加。BMI $\geqslant$ 40 kg/m² 、内科治疗效果不佳、BMI $\geqslant$ 35 kg/m² 伴肥胖相关的严重疾病者可以考虑减肥手术。

（一）减肥手术的类型与作用机制

空肠回肠旁路术是使用小肠旁路连接近端空肠和末端回肠，通过肠吸收障碍使体重下降。然而，由于患者出现严重蛋白质—能量不足，该手术已经弃用。20 世纪 90 年代以来，标准的外科手术方式几乎全部从开放切口转为微创或腹腔镜下操作。

1. 减肥手术的类型

水平胃成形术是水平缝合胃上部，间隔含许多小孔允许食物通过。在垂直加带胃隔间手术中，垂直缝合于胃小弯平行处，出口或小孔用网领加固以防扩大。新型腹腔镜技术的引进及胃缝合带常出现分离或小孔趋于扩大，导致体重反弹或严重胃食管反流，现已弃用以上两种手术方式。胃旁路手术改良为 Roux-en-Y 胃旁路手术已演变为近期的腹腔镜形式，这包括一个 15～20 mL 的近端胃袋，一个更小的胃—肠通道，一条完全横断封闭的钉合线（防止分离或封闭失败）。可调节胃束带手术，在腹腔镜下放置，在胃上部形成一个可调节出口的小袋。胃束带使用含有充气气球的硅胶带，扣紧形成封闭的环形，固定于胃上部，另一部分放置于皮下，调节出口大小。两种更极端的小肠旁路（适度减少胃容积）为胆—胰转流术和胆—胰—十二指肠转流术，通常用于 BMI $\geqslant$ 50 kg/m² 的患者。近期的主要术式为垂直袖状胃切除术，该手术包括 70% 的胃垂直切除，形成一窄长的管状胃通道，无小肠旁路。

2. 作用机制

手术减肥的机制未明，可能与胃饥饿素、瘦素、胰高血糖素样肽 -1、胆囊收缩素、多肽 YY、肠道菌群及胆汁酸改变有关。

（二）不同减肥手术的有效性对比

1. Roux-en-Y 胃旁路术与可调节胃束带手术比较

Roux-en-Y 胃旁路术和可调节胃束带术是两种常见的手术方式，Roux-en-Y 胃旁路术在减轻体重方面优于可调节胃束带手术。在伴随疾病改善方面，Roux-en-Y 胃旁路术后 2 型糖尿病、高血压、血脂异常和睡眠呼吸暂停的缓解率更高。系统综述显示，Roux-en-Y 胃旁路术和可调节胃束带手术的平均体重减轻过量（excess weight loss，EWL）分别为

54.2%和54%。可调节胃束带手术在体重减轻方面不差于Roux-en-Y胃旁路术，而可调节胃束带手术的最优需求仍须进一步的研究。

2. 垂直袖状胃切除术与其他手术方式比较

近期有两项系统综述比较了垂直袖状胃切除术与其他手术方式的区别。其中一项纳入了15项随机对照试验共1 191例患者，随访时间从6个月到3年，分析发现，垂直袖状胃切除术、Roux-en-Y胃旁路术与可调节胃束带术EWL的范围分别为49%~81%、62%~94%、29%~48%；垂直袖状胃切除术和Roux-en-Y胃旁路术2型糖尿病缓解率范围分别为27%~75%和42%~93%。随机对照试验和非随机对照研究发现，与垂直袖状胃切除术相比，Roux-en-Y胃旁路术可明显降低BMI；同时总胆固醇、高密度脂蛋白胆固醇及胰岛素抵抗也得到了明显改善。显然，有关垂直袖状胃切除术长期有效性的数据还须进一步研究，垂直袖状胃切除术对体重减轻和伴随疾病改善的效果在Roux-en-Y胃旁路术和可调节胃束带术之间。

（三）减肥手术并发症

减肥手术后30~180日相关并发症的发生率为4%~25%，主要取决于并发症的定义、手术方式、随访时间和患者的不同。

1. 主要研究发现

在比较手术与非手术区别的11项（796例患者）随机对照研究中，手术组不良事件的发生率更高，术后最常见的不良事件为缺铁性贫血（小肠旁路占15%）和再次手术（8%）。LBSA-1研究前瞻性地评估了4 776例于2005~2007年首次接受减肥手术的重度肥胖患者术后30日的并发症，手术方式包括可调节胃束带手术（25%）、腹腔镜下Roux-en-Y胃旁路手术（62%）、开腹Roux-en-Y胃旁路手术（9%）和其他类型的手术（4%）。所有手术的30日病死率为0.3%，主要不良结局（主要复合终点包括死亡、静脉血栓栓塞症、再次干预，经皮、内镜下或手术或住院时间超过30日）的发生率为4.1%；并发症风险升高的主要预测因子为既往静脉血栓栓塞症、阻塞性睡眠呼吸暂停、功能损害状态（步行距离<61 m）、BMI极高（≥60 kg/m²）以及使用开腹Roux-en-Y胃旁路术式。

一项对361项研究（97.7%为非随机的观察性）共85 048例患者的Meta分析发现，不同腹腔镜手术的30日病死率明显不同。可调节胃束带手术、垂直袖状胃切除术、Roux-en-Y胃旁路手术和胆胰十二指肠转流术的病死率分别为0.06%（0.01%~0.11%）、0.21%（0~0.48%）、0.16%（0.09%~0.23%）和1.11%（0~2.70%）；开腹手术的病死率明显高于腹腔镜下的手术。此外，对9 382名患者的研究发现，在临床中使用5项临床指标（BMI≥50 kg/m²，男性，高血压，肺栓塞的已知危险因素，年龄≥45岁）组成的预后风险评分可有效预测Roux-en-Y胃旁路手术后90日病死率。与没有或只有一项临床指标的患者（0.26%）相比，有5项临床指标患者的死亡风险更高（4.3%）。

2. 再次手术

在对3 227例接受这类手术的前瞻性队列研究中，1 116名患者（35%）接受了再次调整手术，这主要是由于近端扩大（26%）、出口或管道问题（21%）及腐蚀（3.4%），无急性的束带滑脱报告。随着手术技术的改良，由于胃袋明显近端扩大导致的校正手术已明显减少，从40%降到6.4%，也未发现急性的束带滑脱，但有5.6%患者的胃束带被移除。而其他长期队列则显示可调节胃束带的移除率有可能高达50%。在LABS-2队列研究3年的随访中，可调节胃束带手术的校正手术率或再手术率高于 Roux-en-Y 胃旁路手术。但一项对长期研究的系统综述发现，可调节胃束带手术（26% ~60%）的校正手术率与 Roux-en-Y 胃旁路手术（22% ~38%）相当。

3. 社会心理风险

观察性研究发现，部分减肥手术后药物滥用、自杀及营养不良的长期风险增加。Roux-en-Y 胃旁路手术和垂直袖状胃切除术后酒精的吸收加快、相同酒精量后血液酒精浓度明显增加，增加了生理性狂饮的频率和随后的酒精滥用。减肥手术后自杀风险有可能增加，尽管相关原因不明。

4. 营养不良

减肥手术后维生素 D、钙、铁、锌和铜等维生素和矿物质的缺乏常见。建议手术前筛查患者的铁、维生素 B_{12}、叶酸和维生素 D 营养状态；术后应常规给予营养补充。此外，每年应接受维生素和矿物质缺乏筛查。注重术后饮食和营养治疗，应及时处理术后并发症恶心呕吐、低血糖症、吻合口溃疡—狭窄以及减肥失败等。

母亲减肥术后营养不良可引起胎儿神经管发育缺陷，妊娠前和妊娠期应给予适当补充铁剂、叶酸、钙剂、维生素 A、维生素 B_{12} 和维生素 D，直至分娩，防止后代发生先天性神经管缺陷症。1991 年，NIH 减肥手术共识会议支持以下决策：①所有患者均应该有机会与医生探讨任何既往被忽略的手术选择及每一项手术的优点和缺点；②医生必须与患者充分讨论术后可能结果、手术能解决的问题、术后治疗依从性、短期和长期并发症和终生医疗监视项目等。

5. 高草酸尿症

Roux-en-Y 胃旁路术后容易并发高草酸尿症，发病率增加约 2 倍（既往无肾结石病史者）或 4 倍（既往有肾结石病史者）。Roux-en-Y 胃旁路术通过肠转运异常、肠道缓解变化和营养不良 3 种途径引起高草酸尿症。草酸的生成、转运、吸收均增加，而草酸排泄减少。RYGB 后高草酸尿症的防治方法主要包括：①多饮水（每日尿量在 2 L 以上），水中加入柠檬汁更有效；②低脂饮食（<25% 热量）；③低草酸饮食（每日 <100 mg）；④低盐（每日 <2 300 mg）、高动物蛋白（0.8 ~1.0 g/kg）饮食；⑤柠檬酸钾或柠檬酸钙口服；⑥有益菌种；⑦维生素 B_6。

（高翠华　曾海勇）

第二节　代谢综合征

代谢综合征（MS）是多种代谢异常发生在同一个体的临床状态。这些代谢异常包括糖耐量减低或糖尿病、中心性肥胖（腹型肥胖）、脂代谢紊乱［三酰甘油（TG）升高、小而密的低密度脂蛋白胆固醇（LDL-C）升高、高密度脂蛋白胆固醇（HDL-C）降低］、高血压等。代谢综合征中的每一项都增加心血管疾病的危险性，糖尿病 10 年内新发心血管事件的危险与冠心病者相似。MS 的各组分有协同作用，同时合并多种异常时发生心血管疾病的危险性更大。这些代谢异常紧密联系，恶性循环，互为因果，严重影响人们的健康和生活质量。

很长一段时间 MS 没有统一的定义。1988 年，Reaven 将上述多种代谢异常表现联系在一起，称为"X综合征"，也有学者称为"Reaven综合征"。1989年，Kaplan将以高胰岛素血症为基础的内脏性肥胖、糖耐量异常、高TG血症和高血压作为冠心病的危险因素，概括为"死亡四重奏"。1991年，De Fronzo将这组代谢异常命名为"胰岛素抵抗综合征"。1995年，Stern提出共同土壤学说，认为胰岛素抵抗是滋生上述疾病的共同危险因素。鉴于此综合征与多种代谢性疾病联系密切，1998年，世界卫生组织（WHO）对该综合征推荐使用"代谢综合征"来命名。MS已编入"国际疾病分类-9"（ICD-9）的临床修正版中，编码为277.7。这说明MS不仅仅是一个学术研讨的问题，而是作为一个正式疾病诊断名称，可以用于医学文献。近年来，由于代谢综合征的主要危害是心脏和血管事件风险明显增高，故也称为心脏代谢综合征（CMS）。心脏代谢综合征是指损害心血管的结构和功能的一组代谢异常群的总称，代谢异常主要包括中心性肥胖（腹型肥胖）、糖耐量减低或糖尿病、脂代谢紊乱、高血压、高尿酸血症等，这些疾病群称为代谢综合征，代谢综合征中的每一组分紧密联系，恶性循环，互为因果，最终增加心血管疾病（冠心病、心肌梗死和卒中等）的危险性。在各类文献中，CMS又称心脏代谢病、心脏代谢风险或胰岛素抵抗综合征。

一、流行病学特点

流行病学调查显示，MS人群的发病率正快速上升。患病率为2.4%~35.3%。美国以ATP-Ⅲ标准对8 814名20岁以上的美国人进行了MS患病率的调查发现，年龄未校正和校正后MS的患病率分别为21.8%和23.7%。美国印第安人MS的患病率明显高于黑种人、白种人和墨西哥裔美国人。芬兰MS的患病率远较美国的调查结果低；而印度人似乎较西方人更容易发生MS。中国人群尽管肥胖程度不及西方，但MS的患病率超过14%，且中国人中腹型肥胖及脂肪分布异常更明显。MS的患病率与地区、种族、性别、年龄、生活方式、经济状况相关，国内北方、城市人群、肥胖和超重者、老龄、男性MS的患病率较高。男性MS的患病率高，除了性激素的因素外，可能与男性超重、腹型肥胖及高TG血症有关。MS的组分和其对心血管疾病的预测能力随种族不同而有所差异，同时它们也受遗传和环境因素的影响。血管事件在西方以冠心病多见，而在中国则以脑血管病更为常见。

二、病因与病理生理

MS是一组复杂的代谢紊乱群，其病因与发病机制尚不完全清楚，一般认为主要有3种可能：①肥胖和脂肪组织功能异常；②胰岛素抵抗；③一些独立危险因素的共聚遗传和环境因素的共同作用。代谢综合征发病机制未明，但与本综合征的发病中心环节——多器官胰岛素抵抗有密切关系。胰岛素抵抗除导致2型糖尿病外，还引起血管收缩、肾脏钠重吸收增加和高血压。其中，脂肪酸和脂肪细胞因子代谢紊乱是引起胰岛素抵抗的重要原因。过多脂肪酸释放入血，刺激肌肉摄取葡萄糖，抑制肝糖生成。系统炎症和炎性细胞因子则进一步加重胰岛素抵抗。此外，肝脏摄取过多游离脂肪酸后，促进极低密度脂蛋白和三酰甘油生成，引起血脂谱异常。

（一）MS的家族聚集现象

婴儿出生时低体重是成年后产生腹型肥胖及胰岛素抵抗的危险因素，MS是遗传和环境因素共同作用的结果，可用"节俭基因型"假说和"胎儿胰岛素"假说来解释。

1. "节俭基因型"假说

"节俭基因型"假说提出，在机体中存在着一类节俭基因，这种基因在恶劣的生存条件下（如食物不足）有助于机体渡过难关，生存下去。一旦食物充足或过剩，这种基因有利于能量贮存和肥胖，对健康构成威胁，使机体易发生糖耐量异常、糖尿病、脂代谢紊乱等。如胎儿在母体内营养不良，必有"节俭"表现，使体重保持低水平以适应能量短缺的内环境，此时可伴有胰岛 β 细胞发育不良及胰岛素抵抗，以免发生低血糖，出生后一旦热量摄入过多，引起青春期发育提前（女性）、腹型肥胖、2 型糖尿病和 MS。

2. "胎儿胰岛素"假说

"胎儿胰岛素"假说认为，多基因遗传背景决定的胰岛素抵抗使胰岛素调节的子宫内胎儿的生长缓慢，并且使个体在儿童和成人期出现胰岛素抵抗。低出生体重、胰岛素抵抗以及后来的糖耐量异常、糖尿病和高血压等疾病都是同一胰岛素抵抗基因型的表型。

（二）肠降血糖素系统与心脏代谢综合征

肠降血糖素包括 GLP-1 和葡萄糖依赖性胰岛素分泌肽；2 型糖尿病患者餐后的 GLP-1 释放减少，胰高血糖素分泌增加，心血管组织表达 GLP-1 受体（GLP-1R），GLP-1 对心血管系统具有一定的保护作用。GLP-1 可促进心肌葡萄糖代谢，增加胰岛素敏感性，改善心脏和血管内皮细胞功能，降低血管阻力。

1. 抑胃肽（GIP）

最初从猪的肠组织中提取而来的一种微弱抑制胃酸分泌的多肽，因而称为抑胃肽（GIP），继而发现 GIP 具有葡萄糖依赖性胰岛素分泌作用，从而称为葡萄糖依赖性胰岛素分泌肽。GIP 含 42 个氨基酸残基，由十二指肠和空肠的 K 细胞合成，进食脂肪或葡萄糖促进 GIP 分泌，GIP 与胰腺、脂肪、血管内皮细胞、脑组织和胃肠细胞的 GIP 受体（GIPR）结合而发挥作用。GIPR 属于 7 次跨膜的异四聚体 G 蛋白偶联胰高血糖素超家族成员，GIPR 激活后，细胞内钙离子和 cAMP 升高，激活磷酸肌醇 3-激酶（PI-3K）、蛋白激酶 A（PKA）、蛋白激酶 B（PKB）和 MAPK 信号通路。正常健康者的 GIP 半衰期约 7 分钟，2 型糖尿病患者约 5 分钟，GIP 被 DPP-4 灭活，并经肾排泄。GIP 直接作用于胰岛 β 细胞，引起葡萄糖依赖性胰岛素分泌和 β 细胞增殖，延长 β 细胞的存活寿命，是生理状态和肝硬化、高胰高血糖素血症和非糖尿病患者促进胰岛素分泌的主要因素，但在 2 型糖尿病患者中，GIP 的作用明显减弱。但 GIP 抑制胰高血糖素作用微弱，故难以成为治疗 2 型糖尿病的理想药物靶点。脂肪摄入促进 GIP 分泌，而 GIP 刺激脂肪合成，上调脂蛋白脂酶表达，增加胰岛素敏感性。

2. 胰高血糖素样肽-1（GLP-1）

GLP-1 为小肠上段细胞分泌的一种多肽，与特异性 G 蛋白偶联受体结合后，活化胰岛 β 细胞的碳酸酐酶，促进胰岛素的分泌。因此，GLP-1 类似物可用于糖尿病的治疗。GLP-1$_{7-36}$酰胺由小肠下段内分泌细胞分泌，是胰高血糖素原加工处理后的一种产物。糖类、蛋白质和脂肪消化产物的吸收可刺激它释放入血液循环。在循环中，GLP-1$_{7-36}$酰胺的浓度相对较低，但是，它是胰岛素分泌有效的刺激物。给健康者输注 GLP-1$_{7-36}$酰胺，使其剂量与餐后血液循环中葡萄糖升高的水平相称，可以引起依赖葡萄糖的胰岛素分泌。GLP-1$_{7-36}$酰胺通过作用于 β 细胞上的特异性受体，激活腺苷环化酶，使细胞内 cAMP 浓度增加，也可能对细胞膜上的离子通道有作用。

3. 二肽基肽酶-4（DPP-4）

DPP-4 由 766 个氨基酸残基组成，含丝氨酸蛋白酶活性，可裂解含有丙氨酸和脯氨酸残基的细胞因子和结构相似的多肽。DPP-4 的膜结合型与可溶性组分均具有生物活性，可迅速降解 GLP-1 和 GIP，生成的 GIP 3-42 无活性，而衍生的 $GLP-1_{9-36}$ 仍然有葡萄糖依赖性胰岛素分泌作用核心血管作用。慢性高血糖和糖尿病患者的 DPP-4 活性增高，是 GLP-1 和 GIP 缺乏的作用原因之一。因此，可用 DPP-4 抑制剂或 GLP-1 类似物治疗 2 型糖尿病。

（三）脂肪因子分泌异常和低度炎症

许多 MS 患者存在肥胖、营养过剩、脂肪过度堆积等。脂肪在胰岛细胞堆积可导致 β 细胞分泌功能受损；脂肪在骨骼肌和肝脏中堆积可致胰岛素抵抗；肝脏脂肪过多可导致血脂异常；血脂升高可致血栓形成和炎症状态，肥胖还可致高血压。这些病理生理学改变均可能与脂肪组织功能异常有关。肥胖本身就是一种炎症前状态，肥胖者体内有大量的炎症因子如 TNF-α、IL-6 和 CRP 等，这些炎性因子可直接干扰胰岛素的信号通路导致胰岛素抵抗和 MS 的各种表现，由此提出 MS 发病的炎症假说。关于炎症的起源，有学者认为，营养过剩（饮食中含大量糖、奶油等快餐食品）可诱导氧化应激和炎症反应，从而导致胰岛素抵抗和 MS。研究证实，摄入大量快餐食品，可迅速诱导氧化应激和炎症反应，产生过多的过氧化物，后者与核内转录激活因子 NF-κB 结合，减少 NF-κB 抑制分子（IκB）表达以及激活激活蛋白-1（AP-1）和早期生长反应基因-1（Egr-1）两种炎症前转录因子的表达。AP-1 可以调节基质金属蛋白酶的转录，Egr-1 可以诱导组织因子和 PAI-1 的表达，从而全面激活炎症反应。肥胖者如果控制饮食，每日进食 4 187 kJ（1 000 kcal），增加水果和纤维并增加运动，4 周后可显著减少氧化应激反应和炎症因子。

MS 还涉及持续低度炎症反应，许多炎症标志物如超敏 C 反应蛋白（sCRP）、炎症因子（如 TNF-α、IL-6）增加，血浆脂联素下降。与皮下脂肪比较，肥大的内脏脂肪细胞能表达更多的生物活性物质，如细胞因子、生长因子和补体，而脂联素明显降低。脂联素是一种具有抗糖尿病、抗高血压和抗动脉硬化作用的脂肪细胞因子，因此低脂联素血症是 MS 和心血管病的重要危险因素。

（四）胰岛素抵抗

胰岛素抵抗是一个慢性亚临床炎症过程，来自脂肪组织的脂肪因子对胰岛素抵抗的发生有重要作用。另外，胰岛素抵抗时，脂肪组织、骨骼肌细胞、肝和动脉血管组织等不同程度地增加一些细胞因子的表达，这些细胞因子通过自分泌和旁分泌机制，进一步降低组织细胞对胰岛素的敏感性。此外，短期升高氨基酸水平，可引起入肝及骨骼肌胰岛素抵抗。改善胰岛素抵抗能否改善除糖耐量以外的 MS 组分以及降低心血管病的危险性，尚待开展一些大型临床前瞻性研究取得有力的证据。MS 表现多样，每个组分还受到独立于胰岛素抵抗的因素调控，如血脂异常受遗传和饮食调节等。肥胖者并不都有胰岛素抵抗，胰岛素抵抗者也并不都超重或发展成 2 型糖尿病。临床上，有学者称 MS 为胰岛素抵抗-MS，不完全准确，因为胰岛素抵抗不是 MS 的唯一病理机制。MS 中的高皮质醇血症和中心性肥胖提示，其病因与患者长期暴露于过量的糖皮质激素有关。患者的下丘脑—垂体—肾上腺轴处于兴奋状态（功能性皮质醇增多症），其原因多为慢性应激或出生时低体重，血皮质醇升高导致内脏脂肪积聚。另外，皮质醇代谢也有异常，其中最突出的改变是脂肪组织和肝脏的11β-羟类固醇脱氢酶-1 活性增高。因此认为，MS 具有库欣综合征的许多特点，而中枢和周围皮质醇分泌与代谢异常起着关键作用。

内源性大麻酯（EC）系统与上述心血管疾病多重危险因素有关。EC 系统是体内存在的生理系统，它作用于中枢神经和外周组织，起调节体重、影响糖脂代谢和吸烟成瘾的作用。EC 是其受体内源性的激动剂，在细胞膜按照需求产生，代谢作用迅速改变，一般仅在 EC 产生的局部起作用。肥胖和尼古丁的刺激引起 EC 系统过度激活，在脑部伏隔核引起食欲兴奋和吸烟依赖，促进食物摄取增加，造成吸烟成瘾。在外周脂肪组织导致脂肪积聚，进而引发胰岛素抵抗，糖耐量受损，脂联素和 HDL-C 均下降，TG 升高。总之，MS 包括多种相互有关的危险因子，后者可直接促进动脉粥样硬化性心血管病（ASCVD）的发生和发展（MS 增加 ASCVD 事件相对危险近 2 倍，与无 MS 者比较，它使无确诊 2 型糖尿病者发生 2 型糖尿病的危险增高近 5 倍）。这些危险因子包括致动脉粥样硬化性脂质异常（高 TG 和 apoB、小 LDL-C 颗粒、低 HDL-C 浓度）、高血压、高血糖、血栓状态及炎症状态。这种代谢危险因子的群集伴有 2 型糖尿病危险。MS 是否有独立而唯一的病因目前尚不清楚，与多种内在的危险因子密切相关，其中最主要的是腹型肥胖和胰岛素抵抗，其他常见的有体力活动少、年龄老化、内分泌失衡、遗传或人种的易患性等。

（五）脂肪酸代谢紊乱

心脏代谢综合征的病理生理改变是胰岛素抵抗，其主要表现形式是游离脂肪酸（FFA）代谢紊乱引起的高血糖症与血脂谱异常。脂肪组织释放过多的（FFA）损害胰岛素作用，刺激肌肉组织摄取葡萄糖，同时抑制肝脏葡萄糖生成，此外，过多（FFA）进入肝脏，升高三酰甘油生成和血清三酰甘油浓度，后者使极低密度脂蛋白中的三酰甘油转入高密度脂蛋白，高密度脂蛋白清除加速，其血清浓度降低。

胰岛素抑制脂肪分解，三酰甘油被脂解是血浆 FFA 的主要来源。因此，脂肪组织胰岛素抵抗刺激脂肪分解，FFA 释放并进入血流，血浆胰岛素增高并不能完全代偿胰岛素抵抗，故肥胖者的基础脂肪分解率升高，血浆 FFA 升高。在骨骼肌，FFA 引起的胰岛素抵抗改变了细胞内的胰岛素信号转导和胰岛素介导的葡萄糖摄取，血浆 FFA 从正常基础浓度（约 400 $\mu mol/L$）升至 800 $\mu mol/L$，肌肉中的脂肪酸（包括长链脂肪酸乙酰辅酶 A 和二酰甘油）代谢旺盛，这些脂肪酸的代谢产物刺激蛋白激酶 C（丝氨酸/苏氨酸激酶）磷酸化胰岛素受体底物-1 的丝氨酸/苏氨酸残基，抑制了胰岛素对磷酸肌醇 3-激酶的激活作用，其下游的葡萄糖转运体-4 的生成与转运功能减弱。

细胞内脂肪酸代谢的其他因素也与胰岛素抵抗有关，骨骼肌和肝脏线粒体功能缺陷引起脂肪酸氧化障碍和胰岛素抵抗，过多的细胞内脂肪酸使反应性氧族生成增加，激活 NF-κB 前炎症因子途径，家族胰岛素抵抗。正常人的腹部脂肪组织约占脂肪总量的 10%，腹部脂肪组织过多（15%）伴有胰岛素抵抗，分解的腹部脂肪以 FFA 形式进入门脉系统和肝脏，引起肝脏胰岛素抵抗，但不会导致肌肉胰岛素抵抗。肝脏和肌肉异位脂肪沉积伴有明显的胰岛素抵抗，胰岛素抑制肝糖输出的作用减弱，而肌肉异位脂肪沉积也产生类似现。脂肪组织分泌的多种炎症因子引起胰岛素抵抗，其中的脂联素可增强胰岛素的敏感性。TNF-α 抑制胰岛素信号，IL-6 刺激肝脏 C 反应蛋白生成，巨噬细胞化学趋化蛋白 1 和 IL-834 激活中性粒细胞，制动免疫细胞迁移。

胰岛素抵抗引起高血压，高胰岛素血症增加肾脏钠的重吸收，而脂肪酸本身可收缩血管。

脂肪酸转运体的功能与亚细胞定位。细胞外液的脂肪酸（FA）浓度在 0.3～2.0 mmol/L 内波动，它们主要与白蛋白结合（300～600 μmol/L，每个白蛋白分子可结合 5～10 个脂肪酸分子；细胞通过 3 种途径摄取长链脂肪酸（LCFA）、极长链脂肪酸（VLCFA）、单不饱和脂肪酸（MUFA）和多不饱和脂肪酸（PUFA）；FABPpm（FABPAST）将脂肪酸锚定在细胞质膜 CD36 脂肪酸转位子与 FABPc（1-FABP）结合，促进其透过脂质双层；脂肪酸通过单纯的被动扩散或翻转机制通过膜结构，脂肪酸可与 10 个不同的 FABP 或乙酰辅酶 A 合酶合成的 FA-CoA 形成乙酰辅酶 A 酯；VLCFA 主要由 5 个 FATP 中某个组分转运，这些合成酶使 VLCFA 转换成极长链乙酰辅酶 A 酯。在细胞质中 FA 与 FA-CoA 酯组成 FABP 与 ACBP 的各种细胞器通道，ACBP 与不同长度及不同饱和的 FA 结合选择性不同，进行氧化或合成更为复杂的脂质复合物；质膜 FABPpm 与线粒体膜的天冬氨酸氨基转移酶（AST）成分相同，称为 ABPAST。因此，FABPpm 的功能取决于细胞的部位，细胞质 FABPc（L-FABP）具有多个 FA 结合位点，而其他 FABP 仅存在一个结合位点。

花生四烯酸（AA）可从食物中直接获得或通过亚油酸转换而来，血清中的脂蛋白 PLA2 和膜结合磷脂可提供花生四烯酸与类花生酸，这些物质是抗炎和维持免疫细胞功能所必需的；亚油酸在脂肪酸去饱和酶（FADS）和延长酶（ELOVL）的作用下，转换为花生四烯酸；人体内大约含有 1 009 花生四烯酸，分布于组织和膜结构中，其代谢转换率所致组织的代谢需要而不同。

（六）内皮细胞调节障碍

代谢综合征伴有冠脉系统的微血管功能紊乱包括冠状静脉 PO_2 下降，血管内皮素依赖性血管扩张缺陷和 NO 缺乏和血管收缩因子（如前列环素和 EDHF）增多等。

三、MS 组分与诊断

（一）腹型肥胖与 MS

BMI、腰围是肥胖和腹型肥胖的预测因子。肥胖和腹型肥胖不但是 MS 的组成之一，而且是该综合征中其他疾病的危险因子，肥胖构成了 MS 的主要部分。人类不同种群体脂含量差异很大，各种群的体脂含量对健康的影响也有差别。因此，不同种群的超重/肥胖诊断标准也有不同，通常以体重指数（BMI）估测全身肥胖，而以腰围或腰臀比（WHR）估测腹型肥胖。

（二）胰岛素抵抗和高胰岛素血症

包括基础空腹高胰岛素血症（贯穿病程）、β 细胞对葡萄糖反应性增强［口服糖耐量试验（OGTT）和静脉葡萄糖耐量试验（IVGTT）］、低胰岛素血症（晚期）、胰岛素介导的葡萄糖清除率降低、β 细胞对葡萄糖的敏感性降低（晚期）、胰岛素受体数目减少（肌肉和脂肪组织）、胰岛素受体酪氨酸激酶活性降低、一些蛋白激酶 C 亚基过度表达、葡萄糖转运蛋白 4（GLUT4）表达改变、糖原合成酶活性降低（肌肉/脂肪组织）。

（三）促凝和抗血栓因子

血栓的形成主要取决于机体内促凝血因子和抗血栓形成因子之间的平衡以及纤维蛋白溶

酶原激活因子和抑制因子之间的平衡。在 MS 中，这两个系统都有向血栓形成前期状态的位移，表现为血凝增加、纤维蛋白溶解功能减退、内皮抗血栓形成的能力下降以及血小板反应性增强等。实验室检查可发现 MS 患者血清中纤溶酶原激活物抑制因子 -1（PAI-1）的浓度以及血浆纤维蛋白原均明显升高，从而导致易栓症。血管壁（内皮）损伤、血液流动形式（血流动力学）变化和血液成分的改变（血小板、凝血因子、抗凝血因子、纤维蛋白溶解和抗纤维蛋白溶解因子）是血栓形成的基本因素。血管内皮损伤和血小板活化与动脉血栓形成的关系更为密切。血栓形成后综合征（PTS）是一种深静脉血栓形成（DVT）后的重要并发症之一。约 1/3 的 DVT 患者发生 PTS，严重时表现为久治不愈的静脉性溃疡。

（四）非酒精性脂肪肝

非酒精性脂肪肝（NAFLD）是指非长期饮酒所致的弥漫性肝细胞大泡性脂肪变性及其并发的非酒精性脂肪性肝炎（NASH）与肝硬化。NAFLD 与肥胖、糖尿病、血脂异常、高血压和胰岛素抵抗等因素密切相关，是代谢综合征在肝脏的表现，也是心血管疾病（CVD）的独立危险因素，而 2 型糖尿病是单纯性脂肪肝发展成为 NASH 和肝硬化的危险因素。

NAFLD 发病机制未明。"二次打击"假说认为，肥胖或糖尿病等因素导致体内胰岛素过多引发胰岛素抵抗（首次打击）引发肝脂肪变性。脂肪变性的肝细胞活力下降，增多的氧化代谢产物引发氧化应激（二次打击），使脂肪变性的肝细胞发生炎症、坏死，甚至纤维化。在这一过程中，胰岛素抵抗可能不仅参与了首次打击，还参与了二次打击。高血糖、高胰岛素加速脂肪变性、肝纤维化这一病理过程是 NAFLD 发展为终末期肝病的高危因素。

空腹状态下，肝糖原分解为葡萄糖释放入血，供周围非胰岛素依赖组织的应用。正常状态下，胰岛素限制血糖的过度生成。2 型糖尿病患者普遍存在肝脏胰岛素抵抗，表现为血糖生成的抑制作用受损，肝糖生成增加，空腹血糖升高，刺激胰岛分泌胰岛素并引起空腹高胰岛素血症。胰岛素抵抗时，脂肪组织分解并释放游离脂肪酸增多而氧化受抑制，增多的脂肪酸可直接经门静脉排至肝脏，在肝细胞内堆积，通过抑制胰岛素受体后信号传导通路和减少胰岛素清除，加重胰岛素抵抗。正常状态下的胰岛素通过抑制脂肪组织的脂质分解，抑制低密度脂蛋白（LDL）的生成，并且可以直接抑制肝脏 VLDL-apoB 生成，引起高三酰甘油血症、高 VLDL 血症和小而密的 LDL 增加。肝脏的氧化应激增强，反应性氧产物随 NAFLD 加重而增多，脂质过氧化，库普弗细胞被激活并释放炎性细胞因子，肝细胞发生气球样变和点状坏死，同时吸引中性粒细胞和淋巴细胞趋化至肝小叶，形成脂肪性肝炎。氧化应激可通过形成活性氧，引起肝细胞内蛋白质、DNA 和脂质变性并积聚，进而形成 Mallory 小体并激发自身免疫反应。库普弗细胞是肝脏特有的巨噬细胞，可分泌多种细胞因子、前列腺素、一氧化氮和活性氧等。TNF-α 促进胰岛素抵抗及肝脏炎性反应，加重肝损害。脂肪细胞分泌大量的炎症因子，如瘦素、TNF-α 和 IL-6，降低保护性因子脂联素的分泌。

肝脏是调节糖代谢和胰岛素敏感性的重要组织。在糖尿病前期的一段较长时间内，代谢异常逐渐进展加重，并最终形成代谢综合征、临床糖尿病和心血管病，即心脏代谢综合征。2003 年，凡具备下列 1～5 项和第 6 或第 7 项中任何一项者即可诊断为 NAFLD：①无饮酒史或饮酒（乙醇）量每周小于 140 g（男性）或 70 g（女性）；②除外病毒性肝炎、药物性肝病、全胃肠外营养和肝豆状核变性等可导致脂肪肝的特定疾病；③除原发疾病表现外，可有乏力、消化不良、肝区隐痛、肝脾大等非特异症状及体征；④体重超标和（或）内脏性肥胖、空腹血糖增高、血脂紊乱、高血压等代谢综合征表现；⑤血清转氨酶和 γ-谷氨酰转肽酶（γ-GT）轻至中度增高（小于 5 倍正常值上限）；⑥影像学检查符合弥漫性脂肪肝的影像学诊断标准；⑦肝活体组织改变符合脂肪性肝病的病理学诊断标准。临床分型包括非酒精性单纯性脂肪肝、非酒精性脂肪性肝炎和非酒精性脂肪性肝炎相关肝硬化。肝活检是非酒精性脂肪肝诊断的"金指标"，适合于有进展为肝硬化和肝癌的高危人群。

（五）MS 与多囊卵巢综合征（PCOS）

PCOS 主要表现为生殖系统和物质代谢功能紊乱，骨骼肌是平衡和调节外周葡萄糖摄取利用的主要器官，PCOS 存在胰岛 β 细胞胰岛素分泌紊乱和胰岛素抵抗。正常血糖高胰岛素钳夹试验中肌肉活检显示骨骼肌的葡萄糖摄取明显减少，胰岛素介导的 IRS-2 明显增加，因此，PCOS 患者的胰岛素抵抗的成因复杂，但 PCOS 与代谢综合征的许多组分是相同的和重叠的。

（六）MS 与睡眠障碍

现代生活方式显著改变了人们的睡眠习惯，在过去的几十年里，人们的平均睡眠时间由以前的 8 小时减少到了 6.5 小时，形成慢性睡眠不足状态。此外，倒班、旅行等原因使睡眠缺少规律，干扰了生物钟的调节功能。阻塞性睡眠呼吸暂停（OSA）综合征发病率高达 4% ~ 15%，不但干扰睡眠中枢，而且损害血红蛋白功能，是心血管病的独立风险因素。OSA 干扰糖代谢，引起高血压，也是 2 型糖尿病、代谢综合征的风险因素。

（七）MS 的其他组分

MS 的其他组分包括高血压、2 型糖尿病、微量蛋白尿、血脂谱异常、心脑血管病和睡眠呼吸暂停综合征等。微量白蛋白尿的出现表示机体的肾小球通透性增加，这与动脉血压升高、内皮功能紊乱和激素的作用有关，其中，高血压是微量白蛋白尿的最重要的危险因素。微量白蛋白尿与胰岛素抵抗可能存在某种联系。无论是糖尿病还是非糖尿病者微量白蛋白尿均为心血管疾病独立的高危因素。

血脂谱异常表现为 HDL-C 降低，TG、LDL-C、小而密 LDL、LDL/HDL 比值与游离脂肪酸（FFA）升高。apoA Ⅰ是 HDL 中的主要载脂蛋白；apoB100 是 LDL 中唯一的载脂蛋白，也是 VLDL 重要的载脂蛋白。在 MS 中，可出现 apoB100 明显增加，apoA Ⅰ降低，因此，apoA Ⅰ/apoB100 的比值较小。另外，apoA Ⅱ也是 HDL 中的主要成分，其浓度也有所下降。研究发现，个体空腹 TG 的浓度越高，其餐后高脂血症的程度越严重。而餐后高脂血症在冠心病的发病机制中可能具有重要作用。

SAS 与 MS 的关系密切，互为因果；长期的 SAS 诱发或加重 MS，而后者是 SAS 的最重要危险因素。约 70% 的 SAS 患者伴有肥胖，肥胖使上呼吸道组织增厚，导致气道阻塞。此外，SAS 也与血脂谱异常、胰岛素抵抗、血糖和血压升高有因果关系。

（八）诊断标准和工作定义

MS 目前尚无一致认同的诊断标准。这是各家研究 MS 的结果间尤其是患病率、发病率等难以进行比较的原因。目前，较受注目的诊断标准或定义如下。

1. WHO 关于代谢综合征的定义

世界卫生组织（WHO）在"糖尿病定义、诊断及分型"的咨询报告中提出了 MS 的定义。

2. NCEP ATPⅢ 关于代谢综合征的定义

2001 年，美国胆固醇教育计划成人治疗组第三次报告（NCEP ATPⅢ）提出代谢综合征的诊断标准。

这两个标准/定义一致的方面是 MS 应包括糖耐量异常、高血压、血脂紊乱及肥胖，不一致的方面是对各项代谢异常的诊断分割点并不完全一致。两个标准中的肥胖诊断分割点均不适用于中国人。2004 年，中华医学会糖尿病学分会建议采用 WHO 的 MS 的工作定义，但有两点修正：①肥胖的诊断暂按中国肥胖问题工作组的中国人超重及肥胖建议的诊断分割点；②胰岛素抵抗可采用中国人背景人群中稳态模式评估公式－HOMA－胰岛素抵抗的下 4 分位数分割点来定义有无胰岛素抵抗，但不作为基本判定指标，仅用于资料积累，以进一步确定此标准的应用价值。

3. 国际糖尿病联盟（IDF）关于代谢综合征的定义

2005 年，IDF 公布了 MS 的国际通用定义，根据 IDF 的定义，有下列情况者可诊断为 MS。

以上标准或工作定义均纳入了 MS 组成的几个主要方面。所不同的是，对各项代谢异常的诊断分割点并不完全一致，或采用的测量值不同，只有 WHO 把微量白蛋白尿列入诊断中，这可能与各个国家所处的地域、生活方式、种族、特征、体重以及 MS 的易患性等不同有关。因而，用以上任何一个标准对世界不同地域、不同人种群体的检测，都是不合适的，这给学术交流带来了很大的难度。迫切需要建立一个国际一致的诊断标准，而且有分别制订成人和儿童标准的必要性。

4. 儿童代谢综合征

随着社会经济水平的提高，儿童肥胖和代谢综合征的发病率逐渐增高。美国 12～19 岁人群 MS 发病率为 4.2%。国际糖尿病联盟 2007 年 7 月提出"代谢综合征"的定义：腹型肥胖（腰围≥同年龄同性别第 90 百分点），加上 2 种或 2 种以上的下列临床特征：①三酰甘油≥1.7 mmol/L；②高密度脂蛋白胆固醇＜1.03 mmol/L；③收缩压≥130 mmHg 或舒张压≥85 mmHg；④血糖值≥5.6 mmol/L；⑤2 型糖尿病。各年龄段腰围 P90 值。我国济南市对 9～12 岁 3 354 名儿童进行的流行病学调查显示，超重检出率为 14.9%，肥胖率为 12.3%，肥胖儿童 MS 的患病率为 22.9%，整体儿童 MS 的患病率为 2.3%，而市区肥胖和 MS 的患病率高于周边农村，而市区内无明显差异。

5. 心脏代谢综合征的诊断与评估

心脏代谢综合征也可见于单基因突变性酶缺陷性疾病，其心脏代谢紊乱的发病机制研究得较清楚，发病的中心环节似乎在于诱导型多潜能干细胞（iPS）的构塑功能紊乱。

一般根据 WHO 和美国胆固醇教育计划成人治疗组第三次报告确立诊断，其中最主要的指标是胰岛素抵抗性糖代谢紊乱、中心性肥胖、高血压和血脂谱紊乱。

心肌的能量代谢网络的显著特点是代谢弹性，即心肌的能量代谢在各种刺激因素与病理生理状态下，具有高度可调节性及可塑性特点。来自多条分解途径的产能物质（脂肪酸、葡萄糖、酮体和氨基酸）汇集到乙酰辅酶 A 分子后，进入三羧酸循环；通过氧化磷酸化为心脏提供 95% 以上的 ATP；心脏能量代谢受多种转录因子、蛋白质调节因子及底物代谢调节因子的调控。

葡萄糖代谢辅助途径生成的代谢产物不直接参与能量供应，但具有许多重要的生理功能；肥大性缺血性或糖尿病性心脏病的 3 条葡萄糖代谢辅助途径均出现异常，是引起心脏代谢综合征的原因。机械负荷增加引起心肌细胞肥厚、高血压或瓣膜病变；代谢性重建的特点是脂肪酸氧化（FAO）减弱而糖酵解增强，出现胎儿样代谢状态，ATP 合成减少，能量供应不足；与此相反，肥胖或糖尿病患者的心脏 FAO 升高，而葡萄糖氧化减弱。来源于心脏、肾、动脉和循环血液的异常相互作用于内皮细胞，引起氧化应激、炎症、高凝状态，而年龄、肥胖、体力运动和吸烟等加速上述病变的发展。

残差风险代表将要发生重要心血管事件（MCVE）的风险。有关他汀类药物治疗的临床研究发现，他汀类药物降低 LDL-胆固醇水平约 28%，降低血管改变相对风险约 31%；而 69% 的残余风险是引起动脉粥样硬化进展与相关并发症的主要因素，这些非脂质因素包括 HDL-胆固醇降低、组织重建、内皮细胞功能紊乱、吸烟、高血压、糖尿病、有创损伤和炎症状态等。

TOPCAT 试验旨在评估醛固酮拮抗剂螺内酯对慢性射血分数保留心力衰竭（HFPEF）的疗效，研究结果显示未达到主要终点，但该研究的最终结果显示，部分患者心力衰竭住院药物治疗的结局得到改善。通过平均 3.3 年的治疗，螺内酯组和安慰剂组心血管死亡、心脏骤停死亡或心力衰竭住院的比率分别为 18.6% 和 20.4%，结果无统计学差异；其中螺内酯组和安慰剂组心力衰竭住院率分别为 12% 和 14.2%。有学者指出，在主要结果为中性的前提下，所有其他二次分析结果都应该被认为是暂时的。过去几十年，射血分数降低的心力衰竭的治疗取得重大进展，患者生存率明显改善，但射血分数正常的心力衰竭研究收效甚微。尽管盐皮质激素受体拮抗剂螺内酯已被证明可以改善心力衰竭患者的结局、改善射血分数、降低病死率和心力衰竭住院率，但尚无证据显示哪种治疗对射血分数保留的心力衰竭患者有效。TOPCAT 是第一项评估螺内酯对 HFPEF 临床效果的随机双盲试验，纳入 6 个国家（阿根廷、巴西、加拿大、格鲁吉亚、俄罗斯和美国）233 个中心的 3 445 例症状性患者，随机分为螺内酯组（每日 15 ~ 45 mg）及对照组。左室射血分数至少为 45%，中位数为 56%。患者在过去 1 年有住院史或过去 60 日内利钠肽（BNP）水平升高。在研究过程中，定期监测血肌酐和血钾水平变化（在任何剂量变化和每次随访时测量）。研究结果显示，两组主要复合终点无显著差异，两组全因死亡、脑卒中、心肌梗死和总体住院率亦无显著差异。两组总体严重不良事件率相似，螺内酯组高钾血症发生率增加 1 倍，血肌酐水平超过上限的发生率增加了近 1 倍，螺内酯组低钾血症的发生率低于安慰剂组。这些发现强调了射血分数保留的患者使用螺内酯治疗时监测的重要性。TOPCAT 试验凸显了利钠肽水平监测作为不良结局预测因子的重要性和作为临床试验的纳入和质控标准的价值。

四、综合干预治疗

随着对 MS 发病机制和危险因素认识的逐步深入，如何科学地干预和治疗 MS，更有效地防止由其导致的心脑血管事件已刻不容缓。虽然人们已认识到对 MS 的处理必须综合干预结合个体化治疗，但由于缺乏针对 MS 处理的指南，目前对 MS 的每一组分的干预借用单病治疗模式。因此，有必要对目前有关高血压、糖尿病、肥胖症和血脂紊乱控制指南进行整合，达到更好地控制 MS 的目的。MS 防治的主要目标是改变 MS 的自然病程，阻止或延缓其向临床动脉粥样硬化性疾病的进展。与此关系密切的一个目标是减少临床前 2 型糖尿病患者变为临床 2 型糖尿病的危险。目前尚缺乏对 MS 患者的个体化治疗或综合干预其靶器官损害及心血管事件的前瞻性、横断面或回顾性的多中心临床试验。MS 的处理应在心血管病预防的总框架内进行，以生活方式的干预为前提和基础，以降低心脑血管病的各种危险因素为手段，强调治疗必须个体化，应针对每个个体的 MS 组分进行联合治疗。干预措施包括生活方式和环境因素的改变和必要的药物治疗，以全面控制各项代谢危险因素。

（一）非药物治疗

1. 一般治疗

控制饮食总热量摄入，调整饮食结构，减少脂肪摄入，并控制饮食总热量摄入。提倡坚持持续时间较长的有氧运动。通常认为，在 6 ~ 12 个月内通过饮食运动减轻体重的 7% ~ 10%，可以改善胰岛素抵抗。合理膳食可以使 NAFLD 患者受益。《美国膳食指南》强调了热量控制和身体活动，在保证总热量的控制下，建议选择低糖、低饱和脂肪酸、高不饱和脂肪酸的食物，少吃油炸食物，多吃蔬菜，适当补充各种维生素，使膳食结构合理，达到营养平衡，同时每日应参加 30 ~ 45 分钟的中等强度的体育活动。在饮食和运动治疗减肥不理想的情况下，可加用减肥药物治疗。

2. 低盐饮食

低盐饮食有利于降低血压，减轻心脏负荷，预防和治疗心力衰竭。

（二）药物治疗

1. 奥利司他

奥利司他是非中枢性肠道脂肪酶抑制剂，能抑制摄入的脂肪，使吸收减少约 30%。用药 1 年后可有效降低体重，第 2 年体重可维持不变，并减轻胰岛素抵抗，降低高血脂和高血糖等肥胖相关危险因素。常用剂量为 120 mg，每日 3 次，餐中服用。长期服用，要注意脂溶性维生素的补充。

2. 利莫那班

利莫那班为选择性 I 型大麻素受体拮抗剂，可使 I 型大麻素受体处于"安静"状态，因此它在减小腰围、减轻体重和改善代谢方面有明显的作用，有望成为一种新的降低心血管疾病高危人群心脏代谢危险因素的方法。利莫那班是世界上第一个改善超重或肥胖者心血管病代谢危险因素的选择性 I 型大麻素受体拮抗剂新药被批准正式用于临床，它将为降低肥胖人群的心血管病发病率提供一种新方法。有研究显示，每日服用利莫那班片剂 20 mg，可以显著减轻体重、缩小腰围、降低糖化血红蛋白（HbA1c）和三酰甘油、升高高密度脂蛋白胆固醇（HDL-C）水平。但不少接受利莫那班治疗的患者因不良反应而停药，最常见的不良反应为恶心、伴随抑郁症状的情绪改变、焦虑和眩晕。但大多轻微而短暂。开发选择性 I 型大麻素受体拮抗剂成为未来 MS 的治疗方向。

对极度肥胖者还可考虑腹部抽脂或手术治疗，手术治疗主要有 3 种：可调节胃束带胃减容术、袖状胃切除术和胃肠转流手术（GBP），其中 GBP 是近年出现的一种术式，独特之处在于改变了食物的正常生理流向，按照食物是否通过分为两部分消化道区域：①食物转流区，即大部分胃、十二指肠及近段空肠，为一盲段消化道，此部分消化道无食物通过；②食物流经区，即远段空肠及回肠，此部分消化道提前接纳食物。GBP 可体重减轻，降低身体脂肪负荷；纠正高血脂，改善胰岛 β 细胞的功能；改变肠—胰轴、肠—脑轴神经内分泌调节功能，而胃转流手术后抑胃肽（GIP）、胰岛素、促胰酶素以及 YY 肽升高，胆囊收缩素

（CCK）下降，消除胰岛素抵抗，提高胰岛素敏感性。但该术式患者的选择应该谨慎，适用于 BMI > 35 kg/m² 的患者。随着一些新的脂肪因子（瘦素、脂联素、GLP-1 等）的发现和功能确认，可能为肥胖等药物干预带来曙光。

3. 噻唑烷二酮类药物

除减轻胰岛素抵抗外，还有胰岛 β 细胞功能保护作用，同时还有调节脂代谢、抗感染和抗动脉硬化的作用。噻唑烷二酮类和二甲双胍合用为理想的治疗方案，罗格列酮因心血管不良反应已经停用。

4. 调脂药物

调脂药可以纠正脂代谢紊乱，改善肝脏脂肪变性。目前关于他汀类药物用于活动性肝病或不能解释的持续 ALT 异常的患者存在争议，但应用正常剂量的他汀类药物治疗肝酶升高的患者，不增加肝毒性。心血管疾病的一级和二级预防研究表明，在 ALT 小于正常值 3 倍的情况下，应用他汀类药物是安全的。常用的调脂类药物如下。①贝特类：是一类过氧化物酶增殖体受体激动剂 α（PPAR-α），不仅能调整脂代谢紊乱，还有增强抗动脉粥样硬化的作用。对饮食控制不能达标的高 TG 血症和高胆固醇血症，尤其适用于高 TG 血症伴 HDL-C 降低和 LDL-C 轻度升高的患者。常用吉非罗齐（每次 600 mg，每日 2 次）和非诺贝特（每次 200 mg，每日 1 次）；②他汀类：是治疗高 LDL-C 血症的首选药物，常用的他汀类药物有辛伐他汀（每次 20 ~ 80 mg，每日 1 次）、阿托伐他汀（每次 10 ~ 80 mg，每日 1 次）等。贝特类与他汀类合用要慎重，以免发生横纹肌溶解和肾衰竭等不良反应。高血压伴有多种心血管危险因素（3 个或 3 个以上）而无血脂谱异常的代谢综合征患者建议使用他汀类药物，其适用对象是：年龄大于 55 岁者（尤其是男性）；左室肥厚，尤其伴有心电图异常者，如左支传导阻滞、左室劳损、心肌缺血所致的 Q 波与 ST-T 异常等；外周动脉病变；以前有过一过性脑缺血发作或卒中；微量白蛋白尿或临床白蛋白尿；糖尿病；吸烟；早发心血管病家族史；总胆固醇/高密度脂蛋白胆固醇比值≥6.0。

新型 PCSK9 抑制剂阿利罗库单抗（Alirocumab）或依洛尤单抗（Evolocumab）的适应证为杂合子家族性高胆固醇血症的治疗或他汀类药物不能有效降低 LDL-C 的心血管高危者。预留的适应证为杂合子家族性高胆固醇血症和非家族性高胆固醇血症或混合型血脂异常饮食控制的辅助治疗。ODYSSEY-Outcomes 试验的主要终点包括冠心病死亡、任何非致死性心肌梗死、致死和非致死性缺血性卒中和不稳定型心绞痛需住院治疗；次要终点包括任何冠心病事件的初次发作、主要冠心病事件、任何心血管事件和全因死亡率。该药安全性可接受，严重的治疗相关不良事件较少，但对心血管疾病发病率和病死率的效果尚未确定。

5. 降血压药物

虽然代谢综合征患者高血压属于原发性高血压的范畴，但因为患者可能存在多种并发症，尤其当合并有糖尿病和糖尿病肾病时，降压药物的选择需要根据具体病情而定，应强调降压治疗的个体化。但是，临床上，患者能达到治疗的目标血压者不足 40%，因而必须具体分析个体的降压治疗失败原因，并予以纠正，尽快实现高血压的联合控制。

钙通道阻滞剂中毒威胁生命时，一般建议采用大剂量胰岛素和生命支持抢救。大剂量胰岛素静脉注射后，以每小时 0.5 ~ 2.0 U/kg 的剂量维持，改善血流动力学指标，降低病死率。但是发生低血糖症和低钾血症的风险极高。严重休克患者需要采用生命支持方法，但容易引起肢体缺陷、血栓形成和出血并发症。钙剂、多巴胺和去甲肾上腺素在改善血流动力学指标的同时，也有组织缺氧的不良反应。胰高血糖素、阿托品、4-氨基吡啶、左西孟旦、血浆置换和乳化剂和维拉帕米有一定效果。

6. 降糖药物

美国 ADA 指南和中国糖尿病指南均强调血糖控制，使血糖达标，在选择降糖药物时应以改善胰岛素抵抗的药物为主，双胍类及噻唑烷二酮类是两类常用的胰岛素增敏剂。二甲双胍降低肝脏的糖异生、抑制胃肠道糖的吸收，增加组织对糖的摄取和利用，与改善胰岛素的敏感性有关。二甲双胍可抑制肝脏肿瘤坏死因子的表达，增加磷酸蛋白激酶（AMPK）的活性。荟萃分析显示，二甲双胍与单纯饮食治疗比较可以使更多的患者肝酶正常化、改善肝脏组织学变化。同样对于没有糖尿病的 NAFLD 患者，应用二甲双胍可以改善肝脏的脂肪病变。噻唑烷二酮类可以改善脂肪组织的分布，使肝脏和骨骼肌组织的脂肪向脂肪组织转移，改善周围组织和肝组织的胰岛素敏感性，增加血浆脂联素的水平，降低血糖和肝脏脂肪组织的沉积。

口服降糖药物中，双胍类、α-葡萄糖苷酶抑制剂和噻唑烷二酮类有改善胰岛素敏感性的作用，较为适用；磺脲类及胰岛素有增加体重的不良反应，选用时应予以考虑。有 MS 或伴有其他心血管疾病危险因素者，应优先选用双胍类及噻唑烷二酮类；α-葡萄糖苷酶抑制剂适合于同时有餐后血糖高者。

7. 心脏代谢综合征的特殊治疗

心脏代谢综合征风险（CMR）是指增加心脏血管事件和发生糖尿病的风险因素，包括传统的风险因素（高血压、血脂谱紊乱、吸烟等）和新发因素（如腹型肥胖、炎症状态等）。所有 40 岁以上者均需要进行心脏代谢综合征风险评估，18～39 岁者存在一些情况时也需要进行评估：①高危人群（如南亚土著人、黑种人）；②早发性心血管疾病者；③存在 1 个传统风险因素或新发风险因素者，如糖尿病、高血压、肥胖等。心脏代谢综合征风险增加患者的首要治疗是改变不健康生活方式，控制热量摄入，增加体力运动和能量消耗、戒烟等。体力运动每周 3～5 日，每日 30～60 分钟，同时每日节食约 500 kcal，使每周的体重下降在 0.5 kg 左右，药物治疗主要包括调脂药物、降压药物和降血糖药物，直至体重、血脂谱、血糖、血压基本达到正常。

五、病例报告

（一）病例资料

患者 43 岁，男性，仓库体力劳动者，劳动强度大。重度吸烟 25 年，少量饮酒（每周 20 mL）。因肥胖伴高血压 10 年，于 2011 年 10 月就诊。BMI 31.7 kg/m^2，腰围 104 cm。血清总胆固醇 277.7 mg/dL，三酰甘油 448.2 mg/dL，HDL-C 36.7 mg/dL，空腹血糖 5.68 mmol/L，肌酸激酶、AST、ALT、GGT 正常，尿素氮 7.6 mmol/L，肌酐 97 μmol/L，GFR > 60 mL/min。30 岁接受过腹腔镜胆囊切除术，父母双方家族均有高血压、高胆固醇血症和肥胖患者，诊断为代谢综合征。由于工作性质，患者不可能也无必要接受饮食与运动干预，应用非诺贝特（160 mg/d）、伐尼克兰、阿司匹林、奈必洛尔（2.5 mg/d）和烟酸等治疗 1 个月（其中伐尼克兰仅口服 1 周）无任何不良反应，血清三酰甘油降至 349 mg/dL，而胆固醇升高至 310 mg/dL，肌酸激酶正常（121 U/L）。加用阿托伐他汀（20 mg/d）后，血脂谱明显改善，三酰甘油 154.1 mg/dL，胆固醇 249.8 mg/dL，但肌酸激酶升至 18 979 U/L。询问患者得知，患者1周前开始应用健身器材进行锻炼，运动后感觉肌肉疼痛和全身僵硬，并排出黑色尿液。住院3日后症状消失，停用伐尼克兰2周后，同时服用上述3种调脂药物。ALT 131.5 U/L，AST 247.7 U/L，GGT 38 U/L，LDH 463 U/L。停用他汀类和贝特类药物，滴注 Salsol 液体 2 L，第2日肌酸激酶从 5 134 U/L 降至 1 823 U/L，AST 131.3 U/L，ALT 95.5 U/L，LDH 386 U/L，胆固醇 257.2 mg/dL，三酰甘油 151.5 mg/dL，肾功能和甲状腺功能正常，2日后出院。治疗方案更改为严格禁酒、低脂低盐低碳水化合物（每日摄入量 180 g），口服鱼油和 omega-3 脂肪酸，禁用他汀类、贝特类药物。转氨酶、肌酸激酶和 LDH 进一步下降（AST 58.8 U/L、ALT 72.1 U/L、CK 526 U/L、LDH 417 U/L）。1 个月后 CK 和转氨酶正常，总胆固醇 238.3 mg/dL，三酰甘油 216.1 mg/dL，所有症状消退。

（二）病例讨论

本例诊断为贝特类、他汀类药物引起的肌炎（横纹肌溶解症）。体力活动是处理代谢综合征和预防心血管并发症的最有效基础方法。药物治疗虽然有效，但不良反应较多。本例先用贝特类药物治疗，继而因不能坚持体育运动而改用他汀类和贝特类药物合用，因剧烈体力活动而导致严重肌炎与横纹肌溶解。

（潘锦炎　毛春梅）

高尿酸血症与痛风目前已成为常见的代谢性疾病。全球经济发展带来的饮食结构的改变，特别是酒精类饮料和蛋白类食品的大量摄入是导致痛风发病的重要原因。我国高尿酸血症患病率约为13.3%。高尿酸血症和痛风不但引起关节剧痛、畸形、骨折，还诱发高尿酸性肾病导致尿毒症，诱发和加重心肌梗死、冠心病等心脑血管疾病，使心脑血管疾病的患病率增加，已成为一种严重危害公众健康的代谢性疾病。

第一节　高尿酸血症

一、定义及流行病学特点

高尿酸血症（hyperuricemia，HUA）是指在正常嘌呤饮食状态下，37 ℃时，两次空腹血尿酸水平：男性或绝经后女性 ≥420 μmol/L（7.0 mg/dL），绝经前女性 ≥360 μmol/L（6.0 mg/dL）。该浓度为尿酸在血液中的饱和浓度，超过此浓度时尿酸盐即可沉积在组织中，造成痛风组织学改变。

随着饮食结构改变及人均寿命的延长，全球范围内高尿酸血症的患病率呈逐渐升高趋势。美国健康和营养检查调查（NHANES 2007—2016），美国高尿酸血症的患病率约为20%。近年来，我国高尿酸血症的患病率已接近欧美发达国家。高尿酸血症的流行总体呈现逐年升高的趋势，男性高于女性，且有一定的地区差异，南方和沿海经济发达地区较同期国内其他地区患病率高，尤其重要的是高尿酸血症的患病人群呈现日益年轻化的趋势，酒精类、海产品和高蛋白、高胆固醇食物的摄入增加是主要原因。

二、分类与发病机制

（一）分类

根据发病机制不同，可将高尿酸血症分为原发性和继发性高尿酸血症两类。原发性高尿酸血症是指先天性嘌呤代谢紊乱和（或）尿酸排泄障碍引起的高尿酸血症。

常见的先天性嘌呤代谢酶缺陷有（图7-1）：次黄嘌呤—鸟嘌呤磷酸核糖转移酶（HPRT）缺陷、磷酸核糖焦磷酸（PRPP）合酶活性增加、磷酸核糖焦磷酸酰基转移酶（PRPPAT）增多或活性增加、腺嘌呤磷酸核糖转移酶（APRT）缺陷、黄嘌呤氧化酶活性增加等，这些酶的改变均可导致血尿酸水平升高。

肾是尿酸排泄的主要器官，肾小球滤过率（GFR）降低、近端肾小管对尿酸的重吸收增加和尿酸分泌减少均可导致肾脏尿酸排泄减少，其中近端肾小管对尿酸的重吸收增加是先天性肾脏尿酸排泄减少的主要原因。由于尿酸为极性分子，不能自由透过细胞膜脂质双分子层，其在细胞内外的转运依赖离子通道。近端肾小管对尿酸的重吸收和分泌由一系列离子通道协同完成，包括 GLUT9、URAT-1、ABCG2、MRP4、NPT1、OAT1、OAT3 等，其中 GLUT9、URAT-1 为近端肾小管尿酸重吸收的主要离子通道，ABCG2、MRP4 为近端肾小管分泌尿酸的主要离子通道，编码上述离子通道的基因单核苷酸多态性与肾脏尿酸排泄减少密切关联，是导致肾脏尿酸排泄减少的重要原因。

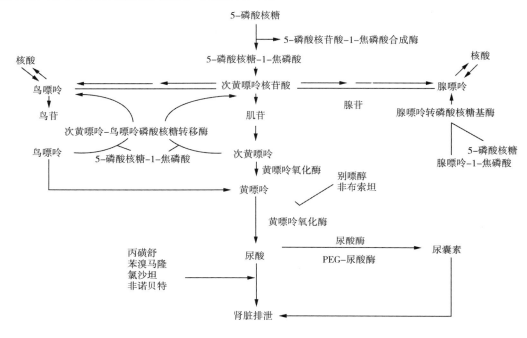

图7-1　嘌呤代谢示意图

继发性高尿酸血症是由各种比较明确的病因导致的尿酸合成增多和（或）尿酸排泄减少引起的高尿酸血症，如糖原累积病、血液病、肿瘤、慢性肾炎等疾病引起的血尿酸升高，均为继发性高尿酸血症。

（二）肾脏尿酸排泄

肾脏是尿酸排泄的主要器官，约90%原发性高尿酸血症是因肾脏尿酸排泄减少所致。人类肾脏尿酸排泄经历了肾小球滤过、分泌前重吸收、肾小管主动分泌和分泌后重吸收4个过程，这是人类血尿酸明显高于低级动物的重要原因。

如图7-2所示，尿酸100%从肾小球滤过，98%～100%的尿酸又在近端肾小管起始部S1段主动重吸收；到达近端小管曲部S2段的尿酸，50%分泌到管腔，随原尿到达近端小管的直部S3段，又有40%～44%尿酸被二次重吸收，最终经肾小球滤过的尿酸仅有6%～10%随尿液排出体外。

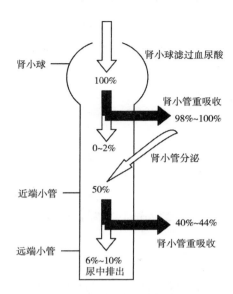

图7-2 尿酸在肾脏中的排泄

（三）高尿酸血症的发病机制

1. 尿酸生成过多

（1）生理性升高，如摄入过多嘌呤类食物、长期禁食与饥饿。

（2）先天性代谢性疾病，如莱施—奈恩（Lesch-Nyhan）综合征、糖原累积病等。

（3）其他代谢性疾病，如糖尿病酮症酸中毒、乳酸性酸中毒及酒精性酮症等。

（4）某些血液病，如白血病、多发性骨髓瘤、淋巴瘤、红细胞增多症、溶血性贫血等。

（5）肿瘤广泛转移和溶解、肿瘤放疗或化疗后。

（6）某些药物也可使尿酸生成增多，如肿瘤化疗药物、能量合剂、肌苷片、胰酶制剂等可使尿酸合成底物增加，而维生素 B_1 和维生素 B_{12}、叶酸等可使尿酸转化增加，从而升高尿酸。

2. 尿酸排泄减少

（1）慢性肾脏病变，主要有慢性肾小球肾炎、肾盂肾炎、多囊肾、高血压晚期、铅中毒等。

（2）药物如噻嗪类利尿药、呋塞米、阿司匹林、大剂量维生素 C、喹诺酮类抗生素、青霉素类抗生素、胰岛素、吡嗪酰胺、乙胺丁醇、左旋多巴、静脉注射硝酸甘油等均能减少肾脏尿酸排泄，引起高尿酸血症及痛风。

3. 混合性（尿酸生成多合并尿酸排泄减少）

（1）葡萄糖-6-磷酸酶缺乏。

（2）果糖-1-磷酸醛缩酶缺乏。

（3）大量饮酒。

（4）休克。

三、临床表现

本病可见于任何年龄段，患病率随年龄增长有逐渐增高趋势。临床上仅表现为血尿酸升高，无其他临床症状。继发性高尿酸血症除血尿酸升高外，还伴有其原发病的临床表现。在原发性高尿酸血症患者中，10%~20%发展为痛风。从血尿酸增高至痛风症状出现可达数年甚至数十年。

四、实验室及特殊检查

（一）血清尿酸测定

目前广泛使用的方法为尿酸酶法。血尿酸水平受饮食、运动、药物等因素的影响，因此要求受检者在检查前，需空腹 8 小时以上，晚上 10 时后禁食、禁水，次日起床空腹采静脉血进行测定。男性正常值为 210~416 μmol/L，女性正常值为 150~357 μmol/L。

男性及绝经后女性：血尿酸≥420 μmol/L 为高尿酸血症；绝经前女性：血尿酸≥360 μmol/L为高尿酸血症。

（二）尿酸清除率

尿酸清除率（Cua）=尿尿酸×每分钟尿量/血尿酸。受检者低嘌呤饮食 5 日后，留取 24 小时尿液，应用尿酸酶法检测尿酸水平，根据尿酸清除率将高尿酸血症分为以下 3 型。

（1）尿酸排泄不良型：尿酸排泄 <0.48 mg/（kg·h），尿酸清除率 <6.2 mL/min。

（2）尿酸生成过多型：尿酸排泄 >0.51 mg/（kg·h），尿酸清除率≥6.2 mL/min。

（3）混合型：尿酸排泄 >0.51 mg/（kg·h），尿酸清除率 <6.2 mL/min。

考虑到肾功能对尿酸排泄的影响，以肌酐清除率校正，根据 Cua/Ccr 比值对 HUA 分型如下：>10% 为尿酸生成过多型，<5% 为尿酸排泄不良型，5%~10% 为混合型。

（三）肾脏 B 超检查

B 超下，可发现尿酸盐结晶、尿酸盐结石和肾囊肿等。尿酸易在酸性环境中形成结晶或结石，因此尿酸盐结晶或结石多位于肾集合管、肾窦、肾盂等处，呈泥沙样或不规则形状，体积一般 <0.5 cm，结构松散，在 X 线下不显影。

（四）其他检查

包括尿常规、血生化、心电图等检查。

五、高尿酸血症与其常见相关疾病

（一）高尿酸血症与肾损害

高尿酸血症人群中，虽然大部分患者处于无症状状态，但研究表明，无症状高尿酸血症不仅导致肾脏疾病的发生，而且可加重已有的肾损害，使肾衰竭的发病风险增加。

当血尿酸水平男性超过 420 μmol/L，女性超过 357 μmol/L 时，终末期肾病的发生危险分别增加 4 倍和 9 倍。对 6 400 例肾功能正常人群调查研究发现，与血尿酸水平 <300 μmol/L 相比，血尿酸水平 >480 μmol/L 者，在 2 年内发生肾功能不全的危险性在男性增加 2.9 倍，而在女性增加 10.0 倍。有研究者对 97 590 例成年男性随访 5.4 年，发现血尿酸高于 510 μmol/L者，肾衰竭风险较尿酸在 298~381 μmol/L 者增加 8 倍。在血尿酸控制良好的肾脏疾病患者中，肾功能继续恶化者占 16%，而血尿酸未控制的患者中，肾功能继续恶化者占 47%。对伴有高尿酸血症的慢性肾功能不全患者使用别嘌醇减少尿酸生成，可有效延缓肾脏病进展。肾结石是高尿酸血症患者常见的并发症。高尿酸血症患者中肾结石的患病率达10%~30%。血尿酸高于780 μmol/L者，肾结石患病率高达50%，其中约80%为尿酸性肾结石，余为尿酸和草酸钙的混合型结石及单纯的草酸钙或磷酸盐结石。如果肾结石未能及时清除，易合并慢性泌尿系统感染，加速尿毒症的进展。如伴有高血压、糖尿病等，则进入尿毒症期更快。如能给予早期诊断和恰当治疗，肾脏病变的程度可以减轻或停止发展，这一点有别于其他类型肾脏疾病。

（二）高尿酸血症与心脑血管疾病

（1）高尿酸血症与冠心病：研究显示，血尿酸水平与传统心血管疾病危险因素密切关联，高尿酸血症是动脉粥样硬化等心血管疾病的独立危险因素。有关资料显示，高尿酸血症患者心脑血管疾病的发生率是正常人群的2~5倍。冠心病患者如果合并高尿酸血症，心肌梗死的发生率将明显升高，死亡率明显增加。在已确诊的冠心病患者中，血尿酸>433 μmol/L人群的死亡率约是血尿酸<303 μmol/L人群的5倍；血尿酸每升高59.5 μmol/L，在死亡危险度方面，男性增加48%，女性增加126%。高血压是脑卒中的主要危险因素，高血压患者一旦合并高尿酸血症，则脑卒中的概率将增加3~5倍。这些研究说明高尿酸血症可诱发和加重动脉粥样硬化性疾病，增加动脉粥样硬化患者心肌梗死、脑卒中的发病率和死亡率。

高尿酸血症引起动脉粥样硬化的机制包括：①高尿酸血症促进低密度脂蛋白氧化和脂质过氧化；②尿酸盐作为促炎介质，通过经典和旁路激活补体，刺激中性粒细胞释放蛋白酶和氧化剂，刺激肥大细胞，激活血小板，促进血小板聚集和血栓形成，血管平滑肌增生；③高尿酸血症使氧自由基生成增加，启动氧化应激反应；④高尿酸血症时，尿酸微结晶沉积于血管壁，引起局部炎症，直接损伤血管内膜，导致内皮细胞功能紊乱；⑤高尿酸血症常合并高胰岛素血症和脂代谢紊乱，从而导致动脉粥样硬化形成。

（2）高尿酸血症与高血压：研究资料显示，高血压患者常伴发高尿酸血症。未经治疗的高血压患者中约25%合并高尿酸血症；使用利尿剂治疗的高血压患者中，约50%合并高尿酸血症；而在急进型高血压中，高尿酸血症发病率高达75%。而高尿酸血症患者中也常伴发高血压。高尿酸血症患者中高血压的发病率高达40%~60%。男性血尿酸水平每增加1.14 mg/dL，高血压发病相对危险增加1.4倍。血尿酸水平>420 μmol/L者比<420 μmol/L者发生高血压的危险增加2.19倍。

原发性高血压伴发高尿酸血症的机制可能与下列因素有关：①排钾利尿剂的应用，增加肾小管对尿酸盐的重吸收；②高血压微血管损害导致组织缺氧，抑制离子交换与转运，使肾小管分泌尿酸被抑制；③高血压引起肾脏病变，如肾动脉硬化、肾血管阻力增加等导致高尿酸血症。

（三）高尿酸血症与肥胖

高尿酸血症与肥胖关联密切。有研究表明，BMI<25.0 kg/m² 的人群中，高尿酸血症的患病率为17.8%，而在BMI>25.0 kg/m² 的人群中，高尿酸血症的患病率高达37.1%。美国Framingham研究显示，男性体重每增加30%，血清尿酸含量增加1.0 mg/dL，女性体重每增加50%，血清尿酸含量则增加0.8 mg/dL。对中国汉族和维吾尔族的调查研究发现，肥胖特别是腹型肥胖与高尿酸血症密切关联，高尿酸血症患者肥胖发生率是普通人群的2.09倍。

肥胖引起或合并高尿酸血症的机制包括多个方面，除饮食在内的生活习惯及酒精摄入等环境因素外，内脏脂肪蓄积引起的胰岛素抵抗是导致血尿酸水平升高的重要原因，因为胰岛素抵抗可导致肾脏尿酸排泄减少。此外，肥胖患者进食过多，由 NADP-NADPH 介导的5-磷酸核糖向磷酸核糖焦磷酸（PRPP）合成途径活跃，导致尿酸产生增多。另外，肥胖患者存在明显的交感神经系统和肾素，血管紧张素系统的激活，使脂肪组织分泌血管活性因子，导致肾血流量下降，肾脏尿酸排泄减少。

（四）高尿酸血症与糖代谢紊乱

早在 20 世纪 50 年代，Griffiths 等就发现，如果应用尿酸酶抑制剂将大鼠诱导为高尿酸血症状态，则大鼠胰岛素水平明显降低，血糖水平明显升高。进一步研究发现，胰岛 β 细胞表面有必需氨基酸精氨酸残基的尿酸特异性识别位点，该位点与尿酸结合可影响葡萄糖信号转导，显著抑制离体大鼠胰岛 β 细胞基础胰岛素和葡萄糖刺激后胰岛素的分泌。这提示高尿酸血症可导致大鼠糖代谢紊乱。

目前已有大样本横断面和前瞻性病例对照研究的结果支持高尿酸血症是糖代谢紊乱的独立危险因素这一结论。2006 年土耳其学者对 1 877 例男性和女性研究对象进行横断面分析发现，血尿酸水平最高组的糖尿病患病风险是最低组的 1.89 倍。Dehghan 等对 4 536 名非糖尿病人群进行长达 10 年的前瞻性队列研究发现，血尿酸水平最高组的糖尿病患病风险是最低组的 2.83 倍。在校正了体重、腰围、血压和高密度脂蛋白胆固醇的影响后，血尿酸水平最高组的糖尿病患病风险仍达最低组的 1.68 倍。与 Dehghan 等的研究结果相似，中国台湾学者 Kuo-liong Chien 等对 2 690 例原发性高尿酸血症患者进行了长达 9 年的随访研究发现，糖尿病的累计发病率高达 20.4%，在校正了年龄、性别和体重指数的影响后，血尿酸水平最高组的糖尿病患病风险是最低组的 1.63 倍。日本学者对 2 310 例日本成年男性随访 7 年的研究结果显示，血尿酸水平最高组的糖尿病患病风险是最低组的 1.78 倍。不同种族、不同地域的研究结果说明，长期慢性高尿酸血症将促进人体糖代谢紊乱的发生和发展。

六、预防与治疗

（一）预防

1. 关注高尿酸血症易发人群

高龄、男性、肥胖、高血压、高血脂、高血糖、一级亲属中有高尿酸血症或痛风史、静坐的生活方式、经济状况好及合并心、脑、肾等脏器疾病的人群均为高尿酸血症的易发人群。

2. 避免各种危险因素

（1）饮食因素：进食高嘌呤食物如肉类、海鲜、动物内脏、浓肉汤等，饮酒（尤其是啤酒）以及剧烈体育锻炼等均可使血尿酸水平升高。

（2）药物因素：如小剂量阿司匹林（每日服用 <325 mg），袢利尿剂和噻嗪类利尿剂、替米沙坦、环孢素-A、麦考酚酯、吡嗪酰胺、乙胺丁醇等均可抑制肾脏对尿酸的排泄，使血尿酸升高。

（3）疾病因素：高尿酸血症多与心血管和代谢性疾病伴发，相互作用，相互影响。因此注意对这些患者进行血尿酸的检测，及早发现高尿酸血症。

（二）治疗

1. 治疗原则

（1）合并心血管危险因素或心血管疾病者：应同时进行生活指导及降尿酸药物治疗，

将血尿酸水平长期控制在 360 μmol/L 以下。

（2）对于有痛风发作的患者：需将血尿酸水平长期控制在 300 μmol/L 以下，以防止反复发作。

（3）对于既无心血管危险因素和心血管疾病，又无痛风的高尿酸血症患者：如果血尿酸水平大于 540 μmol/L，应即刻进行生活指导及降尿酸药物治疗，使血尿酸水平长期控制在 360 μmol/L 以下。

（4）如果血尿酸水平在 480 ~ 540 μmol/L，可先进行 2 ~ 3 个月的生活指导，如果无效，再考虑使用降尿酸药物治疗，使血尿酸长期控制在 < 360 μmol/L。

（5）如果血尿酸水平在 420 ~ 480 μmol/L，一般通过生活指导，可使血尿酸长期控制在 420 μmol/L 以下。

2. 一般治疗

（1）生活指导：生活方式的改变包括健康饮食、戒烟酒、坚持规律合理的运动和控制体重等，不但有利于高尿酸血症的防治，而且有利于高尿酸血症的伴发病如冠心病、肥胖、代谢综合征、糖尿病、高脂血症及高血压等的治疗。

1）饮食指导：高尿酸血症、有代谢性心血管危险因素及中老年人群，饮食应以低嘌呤食物为主。常见的高嘌呤食物有鱼肉、动物内脏、贝类（蛤蜊、蚝、扇贝等）、蟹、香菇等，应限制食用；肉类、虾、豆类、豆制品、菠菜等为中嘌呤食物，可适量选用；蔬菜、水果、牛奶、鸡蛋等嘌呤含量较低，可放心选用。啤酒和白酒均为高尿酸血症的危险因素，因此应严格控制饮酒。果糖摄入过多会导致体内腺嘌呤核苷酸产生增多，进而促进尿酸生成，因此应少食含果糖的食物及饮料。荟萃分析显示，饮食治疗一般可以降低 10% ~ 18% 的血尿酸或使血尿酸水平降低 70 ~ 90 μmol/L。

2）多饮水，戒烟酒：维持每日 1.5 L 以上液体摄入，保证尿量在 1 500 mL 以上，最好每日尿量在 2 000 mL 以上，以利于尿酸排泄，预防尿路结石形成，同时提倡戒烟，禁啤酒和白酒，红酒适量。

3）坚持运动，控制体重：养成良好的运动习惯，每日中等强度运动 30 分钟以上，肥胖者应减体重，使体重控制在正常范围。但运动前后应注意补充水分，以防止大汗淋漓造成的尿酸从肾脏排泄减少。尽量从事较舒缓的运动，如慢跑、打太极拳、游泳、踢毽子等。

4）碱化尿液：当尿 pH < 6.0 时，需碱化尿液。使尿 pH 维持在 6.2 ~ 6.9，以利于尿酸盐结晶溶解和从尿液排出。因为尿 pH < 6.2 可尿酸盐易形成结晶，但尿 pH > 7.0，易形成草酸钙及其他类型的结石。常用的药物有碳酸氢钠或柠檬酸钾口服。

碳酸氢钠（小苏打）的用法为 1 ~ 2 g，每日 3 次。由于本品在胃中产生二氧化碳，增加胃内压，常见嗳气和腹胀等不良反应，也可加重胃溃疡，长期大量服用可引起高血压、碱血症及电解质紊乱、充血性心力衰竭和水肿，肾功能不全者慎用。晨尿呈酸性时，可晚上加服乙酰唑胺 250 mg，以增加尿酸溶解度，避免肾结石的形成。

柠檬酸钾钠合剂：Shohl 溶液（柠檬酸钾 140 g，柠檬酸钠 98 g，加蒸馏水至 1 000 mL），每次 10 ~ 30 mL，每日 3 次。使用时应监测血钾浓度，避免发生高钾血症。此外也可选用柠檬酸钾钠颗粒剂、片剂等。

（2）避免长期使用可能造成血尿酸升高的治疗其他疾病的药物：建议经过权衡利弊去除可能造成尿酸升高的治疗其他疾病的药物。例如，噻嗪类及袢利尿剂、烟酸、小剂量阿司匹林等均可升高尿酸，对于需服用利尿剂且合并高尿酸血症患者，避免应用噻嗪类及袢利尿剂。而小剂量阿司匹林（每日＜325 mg）尽管升高血尿酸，但作为心血管疾病的重要防治措施不建议停用。其他可以使血尿酸升高的药物还有环孢素 A、麦考酚酯、吡嗪酰胺、乙胺丁醇等。

（3）积极治疗与血尿酸水平升高相关的代谢性及心血管危险因素：欧洲抗风湿联盟（EULAR）、英国风湿病学会（BSR）、美国风湿病学会（ACR）等多个权威学术机构均强调，积极控制与高尿酸血症相关的心血管危险因素应作为高尿酸血症治疗的重要组成部分。常见的高尿酸血症相关心血管危险因素包括肥胖、酒精滥用、代谢综合征、2 型糖尿病、高血压、高脂血症、冠心病或卒中的危险因素、慢性肾病等。

3. 降尿酸药物的选择

降尿酸药物主要包括抑制尿酸合成药物、促进尿酸排泄药物及促进尿酸分解药物。通常，根据肾功能、24 小时尿尿酸排泄量、患者的依从性及经济承受能力等选择药物。

（1）抑制尿酸合成药物：主要为黄嘌呤氧化酶抑制剂，代表药物为别嘌醇和非布索坦。

1）别嘌醇：主要通过抑制黄嘌呤氧化酶，使次黄嘌呤不能转化为尿酸。口服后在胃肠道内吸收完全，2 ~ 6 小时血药浓度达峰值，3 小时内在肝脏即完全代谢为有活性的氧嘌呤醇，氧嘌呤醇的半衰期为 15 ~ 24 小时，主要由肾脏排出体外。别嘌醇可迅速降低血尿酸浓度，抑制痛风石及尿酸结石形成。

该药适用于体内嘌呤产生过多，而肾功能正常及痛风石或尿酸结石比较明显患者，为目前降尿酸治疗的首选药物。常用剂量 100 mg，每日 2 ~ 4 次。别嘌醇的常见不良反应主要有腹泻、恶心、呕吐、白细胞减少、血小板减少等，停药和对症治疗后一般可恢复。个别患者可发生严重不良反应如急性肝细胞坏死、重症多形红斑性药疹、剥脱性皮炎型药疹、大疱性表皮坏死松解型药疹等。

别嘌醇使用注意事项：①小剂量起始，逐渐加量，不但能预防痛风发作，而且可以规避严重的别嘌醇相关的超敏反应；②肾功能下降时，如肌酐清除率（Ccr）＜60 mL/min，别嘌醇推荐剂量为每日 50 ~ 100 mg，Ccr＜15 mL/min 时禁用；儿童治疗继发性高尿酸血症常用量为 6 岁以内每次 50 mg，一日 1 ~ 3 次；6 ~ 10 岁，一次 100 mg，一日 1 ~ 3 次；③密切监测别嘌醇常见的超敏反应，别嘌醇超敏反应多发生在使用后的 1 ~ 728 日（平均 47 日），最常见的为剥脱性皮炎，比较严重的有史—约（Stevens-Johnson）综合征、中毒性表皮坏死松解症等，文献报道死亡率达 20% ~ 25%。

超敏反应的主要危险因素有使用噻嗪类利尿剂、肾衰竭及 HLA-B * 5801 阳性。有研究证明，HLA-B * 5801 与别嘌醇超敏反应密切相关。由于 HLA-B * 5801 在亚洲人群中阳性率较高，达 6% ~ 12%，而在白人中仅为 2%，因此，2012 年美国风湿病学会（ACR）建议，亚裔人群在使用别嘌醇前，应进行 HLA-B * 5801 快速 PCR 检测，对于结果阳性的患者禁止使用。

2）非布索坦：是一种高效的非嘌呤类黄嘌呤氧化酶选择性抑制剂，其降尿酸作用优于别嘌醇，不良反应少，适用于轻、中度肾功能不全（Ccr 30 ~ 89 mL/min）及对别嘌醇过敏者。该药于 2009 年在美国上市，常用剂量为 40 mg 或 80 mg，每日 1 次，治疗高尿酸血症患者，每日 80 mg 的疗效优于每日 40 mg 和别嘌醇 300 mg。非布索坦常见的不良反应包括肝功能异常、恶心、食欲缺乏、腹泻等胃肠道反应，以及关节痛、皮疹等，发生率与别嘌醇相当。

（2）促进尿酸排泄药物：该类药物共同的作用机制为抑制尿酸盐在肾小管的主动重吸

收，增加尿酸盐从肾脏的排泄，降低血尿酸水平。代表药物为苯溴马隆、丙磺舒。主要适用于肾脏尿酸排泄减少的高尿酸血症患者。为避免用药后尿尿酸浓度急剧增高而导致肾脏损害及尿路结石，用药时应从小剂量开始，在用药的同时口服碳酸氢钠或柠檬酸钾钠碱化尿液，并多饮水，将尿液 pH 维持在 6.5~6.9。该类药物由于促进尿酸排泄，可能引起尿酸盐晶体在尿路沉积，有尿酸结石的患者属于绝对禁忌证。也不推荐儿童使用。

1）苯溴马隆：常用剂量每日 50~100 mg，4 小时内起效，6~8 日血尿酸值可降至 360 μmol/L 以下。该药长期使用对肾功能没有影响，可用于 Ccr>20 mL/min 的肾功能不全患者，对于 Ccr>60 mL/min 的成人无须减量，与降压药、降糖药和降脂药合用没有药物相互影响。该药可对抗噻嗪类利尿剂所致的高尿酸血症，可增强苯丙酮香豆素、双香豆素乙酯等的抗凝效应。肾功能不全时疗效降低，心力衰竭和中重度高血压患者慎用。

2）丙磺舒：初始剂量为 0.25 g，每日 2 次，2 周后逐渐增至 0.5 g，每日 3 次。最大剂量不应超过每日 2 g，只能用于肾功能正常的高尿酸血症患者，肾功能不全、对磺胺类药过敏者禁用。不宜与水杨酸类药、阿司匹林、依他尼酸、氢氯噻嗪、保泰松、吲哚美辛及口服降糖药合用。

3）其他：URAT1 抑制剂是一类新型的降尿酸药物，其作用机制与苯溴马隆相似。初步研究的结果显示，单药治疗降血尿酸作用强于苯溴马隆。

此外，氯沙坦除降压作用外，可通过促进肾脏尿酸排泄使血尿酸在原有基础上进一步下降 7%~15%；非诺贝特、阿托伐他汀除降低血脂水平外，也兼有降低尿酸的作用。

（3）促进尿酸分解的药物：此类药物主要为尿酸酶，通过将尿酸分解为可溶性尿囊素、过氧化氢和二氧化碳，排出体外，降低血尿酸水平。主要用于重度高尿酸血症、难治性痛风，特别是肿瘤溶解综合征患者的治疗。生物合成的尿酸氧化酶主要有：①重组黄曲霉菌尿酸氧化酶（rasburicase），又名拉布立酶，粉针剂，适用于化疗引起的高尿酸血症患者；②聚乙二醇化重组尿酸氧化酶（PEG-uricase），静脉注射使用，每 2 周 1 次，可迅速改善难治性痛风患者的关节症状，促进痛风石的溶解，2010 年 FDA 同意该药用于难治性痛风或痛风石难以溶解的痛风患者的治疗。由于该类药物均为蛋白质类药物，静脉滴注时可出现过敏、输液反应、痛风复发等，且价格昂贵，目前不作为降尿酸的一线用药。符合该药适应证的痛风患者必须经医生进行综合健康评估，然后由医生决定是否应用该类药物。

（4）如果单用一种降尿酸药物不能使尿酸降至 360 μmol/L，可考虑降尿酸药物联合使用，联合用药注意事项：①别嘌呤醇和非布索坦不能联合使用；②苯溴马隆和丙磺舒不能联合使用；③别嘌呤醇和非布索坦可分别与苯溴马隆或丙磺舒联合应用；④联合用药血尿酸达标（≤360 μmol/L）后，选择一种降尿酸药物长期维持。

（孔德焕　周　莹）

第二节　痛风

一、定义及流行病学特点

痛风是长期嘌呤代谢紊乱和（或）尿酸排泄减少引起的一组异质性慢性代谢性疾病，其临床特点为高尿酸血症、反复发作的急性痛风性关节炎、慢性关节肿胀、痛风石形成，可累及肾脏引起肾脏病变，并常诱发和加重心脑血管疾病及其他代谢性疾病，已成为严重危害人类健康的重大疾病。

该病在世界各地的发病率为 $0.3\% \sim 4.0\%$。2008 年美国痛风患病率为 3.9%，而在 80 岁以上的老年人中，其患病率高达 12.6%。2010 年，中国痛风患病人数已超过 5 000 万。有关资料显示，痛风是导致 40 岁以上男性关节疼痛和畸形的最主要原因。2009 年山东沿海居民痛风流行病学调查结果显示，痛风患病率为 1.36%，已接近欧美发达国家水平。

二、诱因与发病机制

饮酒、高嘌呤食物、劳累、寒冷、感染、情绪波动、创伤及手术等为痛风常见诱因，但不同地域、不同种族群体痛风常见诱因不同。例如，在山东青岛，啤酒加海鲜是痛风最常见的诱因，而青海省格尔木地区，高原缺氧和动物内脏是痛风最常见的诱因；汉族是痛风高发人群，而哈萨克族和维吾尔族人群痛风的患病率明显低于汉族人群。

痛风是尿酸钠晶体在关节内及其周围组织广泛沉积引起的急慢性炎症反应（图7-3）。当血尿酸水平 $>420~\mu mol/L$ 时，尿酸钠晶体将析出并沉积于关节及其周围软组织，诱导巨噬细胞趋化和吞噬尿酸钠晶体，激活巨噬细胞内的炎症复合体 NALP3，产生成熟的 IL-1β，IL-1β 通过与关节滑膜表面的受体结合，使关节滑膜细胞释放前炎性因子，进而诱导其他巨噬细胞和中性粒细胞趋化、黏附和吞噬尿酸盐晶体，大量释放 TNF-α、IL-6 等炎性介质，产生炎症反应。在此过程中，高尿酸血症是痛风发作的必要条件，单核细胞对尿酸盐晶体的吞噬是痛风发作的始动因素，细胞因子对中性粒细胞的趋化是关键环节，中性粒细胞对尿酸盐晶体的吞噬和大量炎性因子的释放是痛风发作的直接原因。

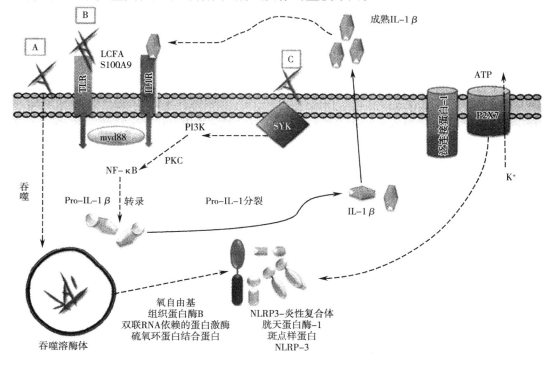

图7-3 痛风发病机制示意图

原发性高尿酸血症与痛风均属于多基因遗传性疾病，其发病是遗传因素和环境因素相互作用、共同作用的结果，其中约60%与遗传因素有关，约40%与环境因素有关，但目前对其遗传易感性尚缺乏深入的认识，目前所知的痛风易感基因如SLC2A9、ABCG2、SLC17A1、S/C22A11、SLC22A12、SLC16A9、GCKR、LRRC16A、PDZK1等只能解释少部分患者高尿酸血症的病因，但不能解释大部分患者痛风的发病原因。

三、临床表现

临床上原发性痛风分为5期，即无症状期、急性关节炎期、间歇期、慢性关节炎及痛风石期、肾病期。

（一）无症状期

该期仅表现为血尿酸一过性或持续性升高，无其他临床症状。在原发性高尿酸血症患者中，10%~20%可发展为痛风。从血尿酸增高至症状出现可达数年甚至数十年。

（二）急性关节炎期

急性痛风性关节炎往往起病急骤，24小时内炎症反应达到高峰。初发时往往表现为单关节受累，继之可累及多个关节，以第一跖趾关节为好发部位，其次为足背部、踝、足跟、膝、腕、指和肘关节。常为夜间发作，数小时内出现患处关节及周围软组织明显肿胀、发热、活动受限及剧烈疼痛，疼痛常影响行走及睡眠。可伴有体温升高、白细胞增多、红细胞沉降率增快等全身症状。一般急性关节炎期经数小时至数日可自行缓解。急性关节炎缓解后，常无明显临床症状，有些患者存在局部皮肤瘙痒脱屑，甚至仅表现为高尿酸血症。

（三）间歇期

从急性痛风性关节炎发作终止，到急性痛风性关节炎再次发作，这一段时间称为痛风间歇期。该期除存在高尿酸血症外，患者一般无痛风的其他临床表现。间歇期可持续数月到数年不等，初次发作有较长间歇期（1~2年），约60%患者1年内复发，约78%患者2年内复发，约7%患者10年内仅发作一次，少数终生发作1次。随着痛风病程的延长及痛风发作次数的增多，受累关节增多，间歇期逐渐缩短，甚至消失。

缓解期是痛风有别于其他类型关节炎的典型临床特征，也是预防痛风发作的最佳干预阶段。缓解期降尿酸治疗，使尿酸达标是预防痛风发作的最有效措施。但目前许多医生和患者忽视了该阶段的治疗，这也是痛风反复发作的重要原因。

（四）慢性关节炎及痛风石期

若痛风未经治疗或者治疗不规范，导致痛风反复发作，将进入慢性关节炎及痛风石期。该期有以下临床特点。①发作频繁，缓解期缩短甚至消失，疼痛加剧。②受累关节增多，表现为多个关节同时发作，可伴有发热，一般为低热，偶见高热。③出现关节畸形、功能受限。④痛风石形成，常出现在耳郭、手足、胫前、尺骨鹰嘴等处，如痛风石破溃，可导致无菌性溃疡，分泌物中可检测出白色粉末状的尿酸盐结晶。⑤骨质破坏甚至骨折，痛风引起的骨质破坏影像学多表现为虫蚀样、斧凿样的骨质缺损，后期可表现为骨皮质的不连续甚至骨折。

痛风石为位于四肢关节周围质地偏硬、状如石子的硬结，主要由于尿酸盐晶体在皮下沉积导致无菌性炎症所致，痛风石不断聚集扩大可使皮肤绷紧，最终导致皮肤破裂。可见豆腐渣样尿酸盐晶体流出，长期迁延不愈。当血尿酸浓度超过 535 μmol/L 时，约50%的患者会出现痛风石；而血尿酸低于 475 μmol/L 时，只有约10%的患者出现痛风石。病程越长，血尿酸水平越高，痛风石发生率越高，痛风石的数目越多，体积越大。另外，经饮食控制和药物治疗后，长期将血尿酸控制在 300 μmol/L 以下，可使痛风石逐渐缩小甚至消失。

如图7-4所示，在慢性痛风治疗过程中由于血管中尿酸浓度急剧降低，关节腔及其周围尿酸盐晶体溶解，关节腔及其周围尿酸浓度升高，尿酸反渗入血，血管中尿酸浓度急剧升高，尿酸由血管反渗透入关节腔，引发痛风发作，称为转移性痛风，又称二次痛风。有关资料显示，慢性痛风急性发作患者中一半以上的患者为转移性痛风，小剂量秋水仙碱使转移性痛风的发生率明显降低。

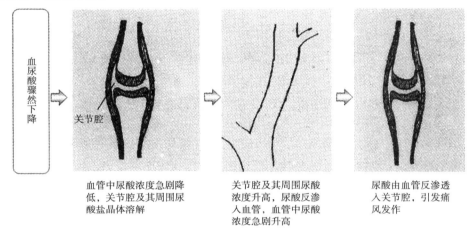

图7-4 二次痛风的发作原理

转移性痛风的临床特点：①多发生在降尿酸治疗过程中，血尿酸水平明显好转时；②主要表现为痛风突然发作，如果未及时治疗，痛风将反复发作；③可累及单个及多个关节；④疼痛较以往轻，红肿一般不明显；⑤偶尔出现高热、关节剧烈疼痛等症状；⑥小剂量秋水仙碱治疗有效。

（五）肾病期

大量尿酸盐在肾脏沉积所导致的肾脏损伤称为痛风性肾病，又称高尿酸性肾病。临床表现为尿酸结石，小分子蛋白尿、水肿、夜尿增加、高血压及血、尿尿酸升高及肾小管功能损害等。该病多发生在痛风病史10年以上患者，进展缓慢。与其他慢性肾脏疾病不同，该病如能早期诊断并给予恰当的治疗，肾脏病变可减轻或停止发展，否则，将进入尿毒症期。临床上20%~60%的痛风患者有不同程度的肾损害，在降尿酸药应用前，有10%~25%的痛风患者将进展为终末期肾衰竭。

1. 痛风性肾病的病理特点

与其他原因引起的肾病和肾间质病变不同，痛风性肾病是由于尿酸盐晶体在肾脏沉积，诱发单核细胞和中性粒细胞聚集，释放炎性因子，对肾脏造成损伤所致，不存在免疫复合物损伤机制。尿酸盐更易在酸性环境中形成晶体，因此尿酸盐晶体特别容易沉积在远端肾小管和集合管部位，其典型的病理特征表现为肾间质和肾小管内出现尿酸盐沉积或痛风石，可见双折光的针状尿酸盐结晶，这些结晶造成其周围单个核细胞浸润，导致肾小管上皮细胞坏死、肾小管萎缩、管腔闭塞、间质纤维化，进而肾单位毁损。

2. 痛风性肾病的临床分型

（1）慢性尿酸性肾病：为尿酸盐结晶在肾间质沉积引起。起病隐匿，早期可仅表现为轻度腰痛及间歇性蛋白尿和镜下血尿；随着病程进展，可发展为持续性蛋白尿、肉眼血尿、高血压，如处理不当，一般 10~30 年后可进展为氮质血症甚至尿毒症。

（2）急性尿酸性肾病：起病急骤，由大量尿酸盐结晶沉积于肾间质及肾小管内，肾小管管腔被尿酸填充、阻塞所致。患者可突然出现少尿、无尿，如处理不及会造成急性肾衰竭。主要见于骨髓增生性疾病、恶性肿瘤放化疗后或应用噻嗪类利尿剂后，也可发生于短期内尿酸显著升高的原发性高尿酸血症及痛风患者。

（3）尿酸性肾结石：为尿酸盐结晶沉积在肾脏形成的泥沙样、砂砾状结石。男性较女性多见，多发于青壮年。细小泥沙样结石可以通过尿液排出，较大结石常引起肾绞痛、血尿、尿路感染及尿路梗阻等症状。

3. 痛风性肾病的临床分期

（1）无临床表现的痛风性肾病：这类痛风患者一般症状比较轻，平时也很少有痛风性关节炎发作，没有肾脏病的临床症状，尿常规检查正常，各项肾功能检查也在正常范围内。因此，临床上难以确诊，只有做肾穿刺活检进行病理检查才可确立诊断。

（2）早期痛风性肾病：一般没有明显的临床症状，大多是在做尿常规检查时发现微量蛋白尿，而且呈间歇性特点，此时尿中白蛋白与 β_2-微球蛋白明显增加，表明有早期肾小球与肾小管功能受损。部分患者可出现夜尿增多、尿比重低等临床表现。

（3）中期痛风性肾病：该期患者尿常规检查已有明显改变，蛋白尿变为持续性，尚可发现红细胞或者管型。患者可出现轻度水肿及低蛋白血症。部分患者还会出现高血压、腰酸、乏力、头昏、头痛等症状。相关的肾功能检查可发现轻至中度肾功能减退，但血中尿素氮与肌酐水平一般不会有明显升高。

（4）晚期痛风性肾病：患者最突出的表现是肾功能不全的加重，尿量逐渐减少，尿素氮、肌酐进行性升高，出现明显的氮质血症，甚至可发展为尿毒症。

四、诊断与鉴别诊断

（一）诊断

对于中年以上的男性，有或无诱因而突然出现第一跖趾等单个关节的红、肿、热、痛、功能障碍，尤其是伴有泌尿系统结石病史或者痛风石者，均应考虑痛风可能。结合血尿酸增高及骨关节摄片，受累关节软骨骨质穿凿样缺损，滑囊液检查发现有尿酸盐结晶等，一般诊断并不困难。

1. 痛风诊断标准

目前对于痛风的诊断，参照美国风湿病学会（ACR）制定的诊断标准。

（1）关节液中有特异性尿酸盐结晶。

（2）用化学方法或偏振光显微镜证实痛风石中含尿酸盐结晶。

（3）具备以下 12 条（临床表现、实验室检查、X 线表现）中 6 条。

1）急性关节炎发作 >1 次。

2）炎症反应在 1 日内达高峰。

3）单关节炎发作。

4）可见关节发红。

5）第一跖趾关节疼痛或肿胀。

6）单侧第一跖趾关节受累。

7）单侧跗骨关节受累。

8）可疑痛风石。

9）高尿酸血症。

10）不对称关节内肿胀（X 线证实）。

11）无骨侵蚀的骨皮质下囊肿（X 线证实）。

12）关节炎发作时关节液微生物培养阴性。

2. 痛风诊断标准的评价

ACR 诊断标准中的第 1、第 2 条均强调只要发现或证实尿酸盐结晶即可确诊痛风。但作为创伤性检查，尿酸盐结晶临床获取存在一定的难度。实际工作中，90% 以上的痛风患者通过 ACR 诊断标准中第 3 条来诊断。参照 ACR 诊断中的第 3 条即符合 12 条中的 6 条来诊断痛风的敏感性为 87.6%，误诊率为 19.5%。

3. 痛风诊断线索的价值（按价值大小排序）

（1）痛风石（证实或可疑）。

（2）应用秋水仙碱治疗后，炎症反应在 48 小时内明显缓解。

（3）不对称关节周围肿胀（X 线证实）。

（4）第一跖趾关节疼痛、肿胀。

（5）单侧第一跖趾关节受累。

（6）高尿酸血症。

（7）无骨侵蚀的骨皮质下囊肿（X 线证实）。

（8）单侧跗骨关节受累。

（9）四肢关节疼痛、肿胀 2 次以上，发病急，1~2 周内自行缓解。

（10）夜间发作。

（11）明显红肿且炎症反应在 1 日内达高峰。

（12）关节炎发作时关节液微生物培养阴性。

（二）鉴别诊断

容易误诊为痛风的疾病主要有假性痛风、骨性关节炎、类风湿性关节炎和化脓性关节炎等。

1. 假性痛风

假性痛风是指焦磷酸钙双水化物结晶沉着于关节软骨所致的疾病。多见于甲状腺激素替代治疗的老年人，常为单关节炎，慢性时可侵犯多关节，呈对称性，进展缓慢，与骨关节炎相似。常累及膝、髋、肩、肘等大关节，四肢小关节较少受累，很少累及第一跖趾关节。临床表现与痛风相似，但症状较轻。血尿酸水平不高，关节滑液中可发现焦磷酸钙双水化物结晶，X 线摄片可见关节软骨成点状或线状钙化（图 7-5）。

2. 骨性关节炎

骨性关节炎是一种慢性关节疾病，主要病理改变是关节软骨的退行性变和继发性骨质增生。起病缓慢，多在 40 岁以后发病。女性发病率高于男性。常累及膝、髋等负重关节，往往伴有压痛、骨性肥大、骨性摩擦音等体征。关节痛与活动有关，休息后疼痛可缓解。血尿酸水平一般不高，X 线表现为关节间隙变窄，关节面凹凸不平（图 7-6）。骨性关节炎与痛风性关节炎的鉴别要点见表 7-1。

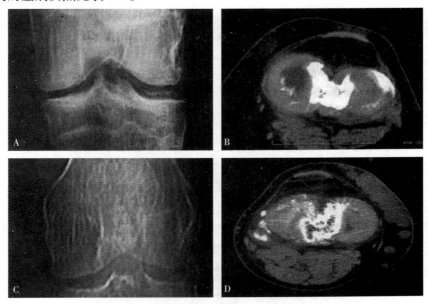

图 7-5　假性痛风与痛风性关节炎的影像学改变

注　A. 膝关节假性痛风，X 线示半月板钙化线，边缘锐利；B. 假性痛风性关节炎 CT 可见半月板内斑片状、条状钙化；C. 膝关节痛风性关节炎，X 线示关节间隙增宽；D. 痛风性关节炎 CT 可见半月板表面见高密度的尿酸盐沉积，并与周围软组织内痛风结节相延续。

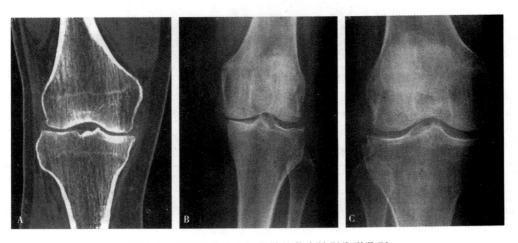

图 7-6　痛风性关节炎与骨性关节炎的影像学鉴别

注　A. 膝关节痛风性关节炎：CT 冠状位示周围软组织见高密度痛风结节，未见明显关节退变征象；B. 膝关节骨性关节炎：内侧关节间隙变窄，关节面边缘见骨赘形成，周围软组织无明显肿胀改变；C. 膝关节痛风性关节炎合并骨性关节炎：X 线平片示弧形骨质破坏，云雾状软组织肿胀，髁间隆突变尖。

表 7-1 骨性关节炎与痛风性关节炎的鉴别要点

鉴别要点	骨性关节炎	痛风性关节炎	骨性关节炎合并痛风
软骨破坏	有（早期）	少见（早期）	有
关节间隙变窄	常见	少见	常见
骨赘	有	无	有
关节面下囊变	常见	少见	常见
骨质破坏	无	常见	常见
高密度结节	无	有	有
软组织肿胀	少见	常见	常见

3. 类风湿性关节炎

类风湿性关节炎是一种以关节滑膜炎为特征的慢性全身性自身免疫性疾病。发病年龄多为 20~45 岁，女性多见。好发于手、腕、足等小关节，反复发作，呈对称分布。近侧的指间关节最常发病，呈梭状肿大。早期有关节红肿、热痛和功能障碍，晚期关节出现不同程度的僵硬、畸形。晨间关节僵硬，肌肉酸痛，适度活动后僵硬现象可减轻。类风湿因子多为阳性，血尿酸水平正常。X 线显示关节面粗糙，关节间隙变窄、融合，但骨质穿凿样缺损不如痛风明显（图 7-7）。类风湿性关节炎与痛风性关节炎的鉴别要点见表 7-2。

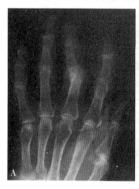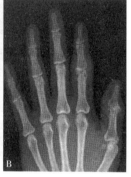

图 7-7 类风湿性关节炎与痛风性关节炎的影像学改变

注 A. 手部类风湿性关节炎，第 3 近节指关节半脱位，周围软组织肿胀。多个指间关节间隙变窄，伴有广泛骨质疏松；B. 手部痛风性关节炎，第一指间关节、第二近节指间关节骨缘见虫蚀样骨质破坏，未见明显脱位，周围软组织肿胀，内见云雾状高密度，无骨质疏松改变。

表 7-2 类风湿性关节炎与痛风性关节炎的鉴别要点

鉴别要点	类风湿性关节炎	痛风性关节炎
好发部位	手足小关节	第一跖趾关节
肿胀	梭形对称	信心性
关节间隙变窄	常见	无
骨髓水肿	常见	少见
骨质破坏	较小，边缘模糊	较大，边缘硬化
骨质疏松	常见	少见
高密度结节	无	有
关节脱位	常见	少见

4. 化脓性关节炎

化脓性关节炎是一种由化脓性细菌直接感染，并引起关节破坏及功能丧失的关节炎。好发于儿童、老年体弱和慢性关节疾患者。男性多见，常见于 10 岁左右儿童。约 90% 为单关节炎，成人多累及膝关节，儿童多累及髋关节。突发寒战、高热等中毒表现。关节红、肿、热、痛，压痛明显，活动受限。原发感染病的症状和体征。血尿酸水平正常。关节腔积液细菌培养阳性。关节滑囊液检查无尿酸盐结晶（图 7-8）。本病与痛风性关节炎的鉴别要点见表 7-3。

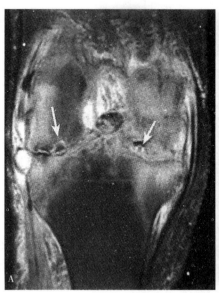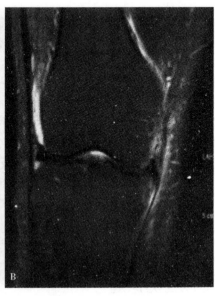

图 7-8　化脓性关节炎与痛风性关节炎的影像学改变

注　A. 膝关节化脓性关节炎，MR 冠状位示关节间隙变窄，弥漫性软骨和软骨下骨质破坏，股骨和胫骨见大片状骨髓水肿，周围软组织肿胀；B. 膝关节痛风性关节炎，关节间隙尚正常，可见长 T_1 高压脂信号的痛风结节，相邻骨质见小片状骨髓水肿信号，周围软组织肿胀。

表 7-3　化脓性关节炎与痛风性关节炎的鉴别要点

鉴别要点	化脓性关节炎	痛风性关节炎
软组织积气	可有	无
骨质破坏	关节面下多见	关节面边缘多见
关节间隙变窄	有	少见
高密度结节	无	有
关节脱位	常见	少见
死骨	有	无
骨膜反应	有	少见
骨质疏松	有	少见
关节强直	多见	少见

（三）辅助检查

1. 血液检查

血尿酸升高是痛风患者重要的临床生化特点。男性及绝经后女性正常上限为 420 μmol/L，而绝经前女性为 360 μmol/L。另外，急性痛风性关节炎发作期间可有外周血白细胞增多、红细胞沉降率加快。痛风性肾病发展到肾小球功能受损阶段时，可出现血尿素氮和肌酐升高。

2. 滑囊液检查

通过关节腔穿刺抽取关节滑囊液，在偏振光显微镜下可发现双折光的针状尿酸钠晶体。此外，滑囊液的白细胞计数一般在（1～7）×10^9/L，主要为分叶核粒细胞。

3. 尿液检查

尿常规及尿酸排泄分数是常见的尿液检查方法。

4. 影像学检查

早期急性痛风性关节炎仅表现为软组织肿胀，关节显影一般正常。随着病情进展，可出现关节软骨缘破坏、关节面不规则、关节间隙变窄。受累关节骨质边缘可出现吞噬样或斧凿样缺损，边缘锐利，缺损边缘骨质可有增生反应。痛风性关节炎晚期时，关节附近骨质被破坏，边缘可呈穿凿样改变，严重时可出现病理性骨折。

五、治疗原则

痛风的治疗原则为分期、分级、综合、联合，即根据痛风发病的不同时期，不同严重程度，多种治疗方式联合，综合处理痛风及其并发症。

（一）分期治疗原则

（1）痛风急性期：主要以镇痛为主，一般不主张使用降尿酸药物。

（2）间歇期：主要以降尿酸为主，根据肾脏尿酸排泄能力，合理选择降尿酸药物。

（3）慢性期：镇痛、降尿酸等治疗同步进行。

（4）肾病期：使血压、血糖、血脂、尿酸达标，辅以改善肾功能药物。

（二）分级治疗原则

（1）镇痛：根据疼痛程度不同，合理选择镇痛药物。

（2）消肿：根据肿胀程度不同，药物选择和持续用药时间不同。

（3）降尿酸：血尿酸的水平不同，降尿酸药物的选择和剂量不同。

（4）排石：肾结石的大小不同，排石方法不同。

（5）溶石：痛风石的大小和位置不同，治疗方法不同。

（6）保肝：转氨酶的种类和程度不同，保肝药物的种类和剂量不同。

（7）保肾：肾功能异常的程度不同，保肾药物的种类和剂量不同。

（8）降糖：血糖升高的程度不同，降糖药物的种类和剂量不同。

（三）综合治疗原则

在治疗痛风性关节炎的同时，兼顾痛风并发症的治疗，体现"多病同治"及"多病分治"的治疗原则。因为痛风患者特别是老年患者往往多病缠身，而不同疾病之间相互影响，所以在治疗时应根据患者的病情和身体状况，权衡利弊，综合考虑，辨证施治。

（四）联合治疗原则

在治疗痛风过程中，参照痛风的分期、分级及药物间的相互作用，合理选择用药，组合优化治疗方案。

六、治疗目标与措施

（一）治疗目标

痛风的治疗目标：①迅速终止急性关节炎发作，缓解疼痛；②将血尿酸水平控制在360 μmol/L以下；③促进已形成的尿酸盐结晶的溶解；④延缓和阻止痛风性肾病的发生发展，保护肾功能；⑤预防痛风性关节炎复发。

（二）治疗措施

1. 生活方式干预治疗

改变不良的生活方式和饮食习惯，避免过度紧张、劳累、受寒、关节损伤、感染等诱发因素，可避免或减少痛风发作。

2. 镇痛、消肿治疗

（1）镇痛治疗的必要性：痛风急性发作时，如果治疗不及时、拒绝治疗或治疗不当，疼痛持续时间将会延长，对局部关节的侵害也会加重，是急性痛风性关节炎转为慢性痛风性关节炎的重要原因。此外，对伴有缺血性心脑血管疾病的患者，痛风发作时，如果不能及时镇痛，将增加心肌梗死和卒中的发病风险。因此，对于疼痛程度较重的痛风患者，原则上都应给予及时的镇痛治疗。

（2）关节疼痛的分级：具体如下。

0 分：无疼痛。

1 分：有疼痛，但可被忽视。

2 分：有疼痛，无法忽视，但不影响正常生活。

3 分：有疼痛，无法忽视，部分影响正常生活。

4 分：有疼痛，无法忽视，所有日常活动都受影响；但能完成基本生理需求，如进食、睡眠和如厕等。

5 分：剧烈疼痛，无法忽视，不能完成基本生理需求。

（3）常用镇痛药物：目前临床上常用的痛风镇痛药物主要有秋水仙碱、非甾体抗炎药和糖皮质激素等。

1）秋水仙碱：一直作为缓解痛风疼痛的特效药在临床上广泛使用。该药主要通过抑制细胞内肌动蛋白活性，抑制单核细胞和中性粒细胞趋化及炎性因子的释放，发挥镇痛作用。但由于其有效量和中毒量非常接近，约80%服用该药治疗痛风的患者将出现腹痛、腹泻等消化道中毒症状，因此限制了该药在临床的广泛使用。2009 年 FDA 批准小剂量秋水仙碱可用于痛风的预防和治疗，其用法如下。

急性痛风性关节炎：秋水仙碱 0.5 mg，每日 3 次；或首剂量 1.0 mg，1 小时后再服0.5 mg。该方案特别适用于痛风初次发作、疼痛评分＞3 分或不能明确诊断者。该方案不但使秋水仙碱不良反应的发生率明显降低，而且对急性痛风性关节炎有明显疗效。治疗 3 日后，治疗方案改为秋水仙碱 0.5 mg，每日 3 次，治疗 7～10 日，总疗程 10～14 日。该方案在使用过程中应特别注意剂量和疗程。

秋水仙碱疗程不足是目前普遍现象，这也是痛风反复发作的重要原因。这有两方面的原因：其一，患者的依从性差，大部分患者认为只要关节不痛了，就不需要再继续用药了，因此自行停药；其二，医生强调的不够，急性痛风性关节炎秋水仙碱连续应用 10 ~ 14 日的依据在于痛风从发作到自然终止一般需 7 ~ 14 日，秋水仙碱治疗 2 ~ 3 日后虽然疼痛缓解、肿胀减轻甚至消失，但此时炎症并未完全消失，继续巩固治疗 7 ~ 10 日是病情和预防复发的需要。

应用秋水仙碱时应注意：①肾功能不全时剂量要减量，内生肌酐清除率低于 30 mL/min 者禁用；②与他汀类降脂药合用将增加他汀类药物的不良反应——肌溶解的机会；③与下列药物合用将增加秋水仙碱中毒机会，如钙调蛋白抑制剂、P-糖蛋白或强 CYP3A4 抑制剂（克拉霉素、红霉素、环孢霉素 A、酮康唑、氟康唑、维拉帕米、双硫仑等）。

预防痛风反复发作：二次痛风是慢性痛风患者治疗过程中痛风反复发作的常见原因，2012 年美国风湿病协会建议小剂量秋水仙碱长期使用，预防痛风反复发作。具体用法为：秋水仙碱 0.5 mg 或 1.0 mg qd，连续使用 2 ~ 12 个月。

2）非甾体抗炎药（NSAID）：该类药物镇痛效果好，是治疗急性痛风的一线用药，也可用于痛风的预防。该类药物主要通过抑制 COX-1 和 COX-2，抑制花生四烯酸转化为前列腺素而发挥作用。体内的花生四烯酸，在 COX-1 和 COX-2 的作用下，产生不同作用的前列腺素。COX-1 途径产生的前列腺素，有保护胃黏膜、抑制血小板活化、维持肾血流量、维持肾功能、巨噬细胞分化等生理作用，同时有加重炎症的病理作用。COX-2 途径产生的前列腺素，有维持肾功能的生理作用，也有导致炎症、疼痛、发热、异常调节的增殖的病理作用。因此，COX-2 选择性抑制剂是目前急性痛风治疗首选的 NSAID。

目前临床常用的 NSAID 大部分为非选择性 NSAID，如吲哚美辛、布洛芬、双氯芬酸等，高选择性环氧化酶-2 抑制剂如依托考昔和罗非昔布，特别是依托考昔已广泛应用于急性痛风的治疗，在临床应用中不但获得了好的效果，而且胃肠道不良反应明显低于非选择性 NSAID。急性痛风性关节炎是该药的绝对适应证，具体用法为：依托考昔 120 mg，每日 1 次，连用 3 日；改为 60 mg，每日 1 次，连用 7 日，停药。

对于单用 NSAID 效果不佳者，可考虑联合用药，原则如下。①对于疼痛评分 <3 分的急性痛风性关节炎患者，在排除该类药物使用禁忌前提下，可选择使用 1 种非甾体抗炎药。必要时可与该类药物软膏外敷联合应用。②对于疼痛评分 3 ~ 4 分者，最好与小剂量秋水仙碱联合用药。③对于疼痛评分 4 ~ 5 分者，最好选用依托考昔与小剂量秋水仙碱联合用药。④对磺胺药过敏者，非甾体抗炎药中可选依托考昔。

NSAID 使用注意事项：①为减少胃肠道不良反应，尽量应用选择性环氧化酶-2 抑制剂如依托考昔等，消化道溃疡患者慎用；②该类药物均可诱发和加重肾缺血，导致肾功能不全，因此肾移植、慢性肾功能不全患者禁用；③该类药物可抑制血小板的活化，因此血小板异常、妊娠、分娩及血液病患者禁用；④该类药物长期使用可诱发和加重心脑血管疾病，因此高血压、心脑血管疾病患者慎用；⑤尽可能短期用药，不宜长期应用。

3）糖皮质激素：可作为急性痛风的一线用药，其用药途径分为局部用药和全身用药。

局部用药：①痛风急性发作时，在密切观察的情况下，将关节腔内液体吸出，并将长效类固醇激素注入关节腔内，效果好，不良反应小，患者耐受好；②痛风急性发作时，将地塞米松 10 mg 均匀涂于内含 NSAID 的电热片上，利用超声电导仪将地塞米松和 NSAID 导入受累关节，该方法镇痛效果佳，不良反应少，患者的依从性好。

全身用药：痛风急性发作时，将地塞米松 5～10 mg 加入液体中静脉滴注，连用 3～5 日；或强的松 10～30 mg 顿服，连用 5～7 日，可迅速缓解症状，但停药后易复发。

糖皮质激素使用过程中的注意事项：①尽可能短期用，不要长期用，因为糖皮质激素连续应用超过 3 个月，痛风石的发生率增加 5 倍；②尽可能局部用，不宜全身用，因为局部用药镇痛效果好，不良反应少；③尽可能与秋水仙碱合用，不宜单独用，因为合用不但镇痛效果更好，而且停用糖皮质激素后痛风复发降低。

（4）关节肿胀的治疗原则：肿胀主要是尿酸盐晶体在关节腔及其周围沉积引起无菌性炎症所致。尿酸晶体消融，局部炎症改善后，肿胀多可消退。应当依据关节肿胀评分进行分级治疗。

关节肿胀评分：0 分，皮肤纹理、骨突无改变，关节无积液；1 分，皮肤纹理变浅，附近骨突清晰可见，关节积液少量；2 分，皮肤纹理基本消失，肿胀与骨突相平，骨突标志不明显，关节积液中等；3 分，皮肤纹理完全消失，肿胀高出骨突，骨突标志消失，关节积液多，影响功能。

对于肿胀评分在 2 分以内者，镇痛治疗后，肿胀多在 1 周内消退，一般不超过 10 日。对于肿胀评分达 3 分者，关节腔内积液较多，吸收较慢，肿胀消退较慢，可考虑关节腔内抽液及生理盐水冲洗，仅适用于较大关节。对于肿胀长期不消退的患者，应尽量将血尿酸长期维持在 300 μmol/L 左右，同时小剂量秋水仙碱及碱性药物长期维持。

3. 降尿酸治疗

（1）降尿酸的目的：①阻止新的尿酸盐晶体沉积；②促使已沉积的晶体溶解；③逆转和治愈痛风；④预防和治疗相关并发症。

（2）尿酸控制目标：所有痛风患者，血尿酸 < 360 μmol/L，预防痛风发作；痛风石患者，血尿酸 < 300 μmol/L 有助于痛风石的溶解，血尿酸 < 240 μmol/L 将加速痛风石的溶解。因此，无论是原发性痛风还是继发性痛风，均应在急性期发作后尽早开始降尿酸治疗。

4. 手术治疗

痛风石的部位不同，大小不同，治疗方法也不同。

（1）位于关节腔内的痛风石对关节的损坏极大，极易导致关节的损害和畸形，应尽快手术取石。

（2）位于心内、肾、角膜及球后的痛风石可导致严重的心律失常、肾功能不全、闭塞性青光眼及失明等严重后果，应尽快手术取石及肾脏排石。

（3）位于关节周围较大的痛风石，可导致骨破坏，诱发和加重关节畸形，应尽快手术取石，以解除对关节的压迫。

（4）较小的痛风石，可应用别嘌醇，秋水仙碱和小苏打溶石治疗。

（三）常见并发症的治疗

痛风患者尤其是老年痛风患者常合并多种疾病如高血压、心脑血管疾病、糖尿病等，由于疾病和疾病之间及药物和药物之间存在相互影响，在制订治疗方案时需综合考虑、权衡利弊，对治疗方案进行优化，才能使患者多方面受益。

1. 痛风合并高血压

在痛风患者中高血压的患病率可达 50% ~ 60%，远高于普通人群。痛风与高血压互为因果、互相促进。痛风合并高血压降压药物选择时，应考虑降压效果，对血尿酸的影响和价格，因此建议如下。

（1）首选：氯沙坦或氨氯地平，这两种药物均有降压和降尿酸双重作用，其中氯沙坦可使血尿酸在原来的基础上进一步下降 7% ~ 15%。

（2）次选：血管紧张素转换酶抑制药（ACEI），如依那普利，福辛普利。

（3）尽量不选：β 受体阻滞剂，如普萘洛尔、美托洛尔等，因为该类药物长期使用，血尿酸水平升高。

（4）坚决不选：替米沙坦、排钾利尿剂，如呋塞米、吲达帕胺、复方降压片等，该类药物影响肾脏尿酸排泄，使血尿酸水平升高。

2. 痛风合并糖尿病

在痛风患者中糖尿病的患病率可达 20% ~ 30%，而且痛风病史越长，糖尿病的患病率越高。痛风合并糖尿病患者降糖治疗应遵循以下原则。

（1）如果没有禁忌证，首选胰岛素增敏剂，次选双胍类药物，可选 α-糖苷酶抑制剂，尽量不选胰岛素促泌剂或胰岛素，因为胰岛素促泌剂或胰岛素抑制肾脏尿酸排泄。

（2）若必须选择胰岛素促泌剂，可选择格列美脲。格列美脲不但促进胰岛素分泌，而且明显改善外周胰岛素抵抗，达到同样的降糖效果，所需内源性胰岛素量最少，从而间接降低血尿酸水平。该药与双胍类或胰岛素增敏剂联合应用，可进一步降低内源性胰岛素的用量。

（3）若必须选择外源性胰岛素治疗，最好与胰岛素增敏剂、双胍类或 α-糖苷酶抑制剂联合应用，以减少胰岛素的用量。

3. 痛风合并脂代谢紊乱

痛风患者中脂代谢紊乱的发病率高达 75% ~ 80%，因此降脂治疗也是痛风治疗的重要组成部分。治疗原则为尽量选择既能降脂又能降血尿酸的药物。

（1）单纯高三酰甘油血症：首选非诺贝特，因为该药在强效降三酰甘油的同时，使血尿酸在原来的基础上进一步下降 15% ~ 30%。

（2）单纯高胆固醇血症：首选阿托伐他汀钙，因为该药在降胆固醇和三酰甘油的同时，使血尿酸进一步下降 6% ~ 10%。尽量不选洛伐他汀，因为洛伐他汀抑制肾脏尿酸排泄，使血尿酸水平升高。

（3）混合型高脂血症：若以三酰甘油升高为主，首选贝特类药物。如果两者均明显升高，则首选阿托伐他汀钙。因为阿托伐他汀钙既能降胆固醇，又能降三酰甘油。

（4）痛风合并肾结石：肾结石通常分为三类，即钙盐结石、尿酸盐结石和混合型结石。痛风患者中肾结石的发病率一般为 20% ~ 30%，其中 80% 以上为尿酸盐结石。尿酸盐结石体积一般小于 $0.5 \, cm^3$，结构松散，可透过 X 射线，多在 B 超下发现。钙盐结石体积一般大于 $0.5 \, cm^3$，结构紧密，可在 X 射线下发现。根据肾结石的大小、数目和性质的不同，治疗方法建议如下。

1）直径 >2.5 cm 的肾结石建议手术治疗，否则易在泌尿系统嵌顿，引起肾积水，影响肾功能。

2）肾结石直径 <2.5 cm，且 >1 cm，伴有肾积水者，首选手术取石治疗。

3）肾结石直径在 0.6~2.5 cm 且无肾积水者，首选体外碎石治疗。

4）直径 <0.6 cm 的尿酸性结石，可考虑使用别嘌醇降血尿酸及柠檬酸氢钾钠和大量饮水排石治疗。

5）直径 <0.6 cm 的钙盐结石，不能碱化尿液，可采用排石合剂或微波碎石治疗。

6）对于直径 <0.6 cm 的混合性结石，可使用柠檬酸氢钾钠和大量饮水排石治疗。注意：在排石过程中每日饮水量 2 000~4 000 mL。

（四）关节畸形的治疗

（1）关节僵直：关节畸形严重，关节功能丧失，一般需做关节置换。

（2）关节功能存在，行走疼痛难忍：可考虑关节腔内局部应用关节润滑剂如玻璃酸钠和注射用糖皮质激素等。

（3）关节积液，长期不消：关节局部穿刺抽液，辅以抗炎、镇痛药物及小剂量秋水仙碱。

（4）关节疼痛，长期不缓解：降尿酸、碱性药物及小剂量秋水仙碱联合用药。

（高　伟　谢文皎）

参考文献

［1］赵家军，彭永德．系统内分泌学［M］．北京：中国科学技术出版社，2021.

［2］郭立新，李春霖．老年内分泌代谢病学［M］．北京：人民卫生出版社，2021.

［3］邓武权，许樟荣，马渝．糖尿病足临床治疗［M］．北京：人民卫生出版社，2020.

［4］母义明，陆菊明．内分泌科临床路径［M］．北京：人民军医出版社，2018.

［5］廖二元，袁凌青．内分泌代谢病学［M］．北京：人民卫生出版社，2019.

［6］母义明，郭代红，刘皋林，等．临床药物治疗学内分泌代谢疾病［M］．北京：人民卫生出版社，2017.

［7］拉里·詹姆逊．哈里森内分泌学［M］．胡仁明，主译．北京：科学出版社，2018.

［8］任国胜．内分泌系统疾病［M］．北京：人民卫生出版社，2018.

［9］薛耀明，肖海鹏．内分泌与代谢病学［M］．广州：广东科技出版社，2018.

［10］余学锋．内分泌代谢疾病诊疗指南［M］．北京：科学出版社，2016.

［11］吕社民，刘学政．内分泌系统［M］．北京：人民卫生出版社，2015.

［12］施秉银．内分泌与代谢系统疾病［M］．北京：人民卫生出版社，2015.

［13］童南伟，邢小平．内科学·内分泌科分册［M］．北京：人民卫生出版社，2015.

［14］葛建国．内分泌及代谢病用药指导［M］．北京：人民军医出版社，2015.

［15］杨传梅．内分泌科疾病诊疗新进展［M］．西安：西安交通大学出版社，2015.

［16］邱明才．内分泌疾病临床诊疗思维［M］．北京：人民卫生出版社，2016.

［17］迟家敏．实用糖尿病学［M］．北京：人民卫生出版社，2015.

［18］许樟荣．糖尿病足病规范化诊疗手册［M］．北京：人民军医出版社，2015.

［19］谷涌泉．糖尿病足诊断与治疗［M］．北京：人民卫生出版社，2016.

［20］赵秀琴．糖尿病并发症预防及护理［M］．沈阳：辽宁科学技术出版社，2016.